AF728565

www.ingramcontent.com/pod-product-compliance
Ingram Content Group UK Ltd.
Pitfield, Milton Keynes, MK11 3LW, UK
UKHW040952010926
14791UKWH00010B/645

9 781775 366775

سر فقدان الوزن الدائم

نظرة عامة

دليلك الشخصي لخسارة الوزن بشكل فعّال والحفاظ على خسارة الوزن هذه بشكل دائم

هذا الكتاب يبحث ويجيب على الأسئلة التالية:

- ما هي أكثر الأسباب شيوعاً للسمنة؟
- لماذا تفشل الحمية التقليدية على المدى البعيد؟
- هل نحتاج لممارسة الرياضة أصلاً؟
- كيف تخسر الوزن بشكل دائم دون الحاجة إلى اتباع الحميات الاستهلاكية؟
- ما هو السر لصحة الإنسان وتعميره؟
- كيف قام العلم الفاسد باختطاف العلم الحقيقي، ولماذا تم إعطاؤنا النصيحة الخاطئة حول الحمية الغذائية لعقود؟

سر فقدان الوزن

الدائم

ما لم ولن يخبرك به طبيبك

دكتور. توماس توروك

The Secret of Permanent Weight Loss – What Your Doctor Won't Tell You

Arabia Edition

Copyright © 2020 by Thomas Torok

ISBN 978-1-7753667-7-5

2-AR-2020

جميع الحقوق محفوظة.

لا يجوز نسخ أي جزء من هذا الكتاب أو الاحتفاظ به في نظام استرجاع أو نقله بأي شكل أو بأي وسيلة: إلكترونية أو الكتروستاتيكية أو مغناطيسية أو على شريط أو تسجيل أو تصوير ميكانيكي أو غير ذلك دون إذن كتابي من الناشر.

ملاحظة للقارئ

قد حرص الناشر كل الحرص خلال إعداد هذا الكتاب، ولكنه لا يقدم أي ضمان صريح أو ضمني من أي نوع ولا يتحمل أي مسؤولية عن أي خطأ أو إغفال. ويحذر القرّاء من الاعتماد على هذه المعلومات كمشورة طبية ويؤكد على ضرورة استشارة شخص مؤهل لديه من المؤهلات الطبية أو التغذوية أو مؤهلات اللياقة البدنية أو غيرها من الاحتياجات المهنية المناسبة.

الكشف عن المصالح المالية

ليس لدى الكاتب أي نوع من تضارب المصالح ليعلنه. كل ما ذكر في هذا الكتاب بعيد كل البعد عن أي نوع من البحوث التابعة للشركات الصناعية. لا يستقبل د.توروك أي دعم مالي من شركات الأدوية أو شركات المواد الغذائية.

قام بنشره د.توماس توروك

باري، أونتاريو، كندا

قام بالترجمة: محمد سميح أبوصفية

البريد الإلكتروني: mohd1539@outlook.com

المحتويات

الجزء الرابع: دليل د.توروك المتكامل حول الغذاء

الجزء الخامس: كيف تخسر الوزن بشكل دائم

مقدمة

أيام عصور الظلمات في أوروبا، بينما كان آلاف الأبرياء يحرقون على الأوتاد. أنشأ الخليفة هارون الرشيد في بغداد مكتبة بيت الحكمة في أواخر القرن الثامن الميلادي. وعندما نشطت حركة الترجمة، تمت ترجمة كل النتاج العلمي العالمي إلى العربية. احتوت مكتبة بيت الحكمة على أكثر من أربعمئة ألف مجلد. الكثير من طلاب العلم الذين عملوا ودرسوا في هذه المكتبة قاموا باكتشافات علمية قيّمة للغاية ووضعوا الأساسات للعلوم الحديثة مثل الرياضيات، الطب، علم الفلك، والبصريات. كان الكندي، ابن النفيس، ابن رشد، الرازي، وابن سينا أكثر الأطباء شهرة في العصر الذهبي للطب في الإسلام. لقد عرف الأطباء القدماء الذين عاشوا قبل ألف سنة القوة العلاجية للغذاء الصحي. هناك قول مشهور جداً عن الرازي يقول فيه "طالما يمكنك أن تُشفى بطعامك، لا تستخدم الدواء".

ما يحدث هذه الأيام، هو العكس تماماً: شركات الأدوية العالمية تبيع أدوية أكثر من أي وقت مضى في تاريخ البشرية، ولكننا كل عام نصبح أكثر مرضاً. مطعم ماكدونالدز والمطاعم الأخرى المشابهة التي تبيع طعاماً مصنعاً غير صحي تصبح أكثر رواجاً، بالأخص بين صغار السن.

السمنة هي طاعون الألفية الجديدة. منذ بداية القرن العشرين، أودت السمنة بحياة الكثيرين، أكثر من جميع الحروب وأحداث العنف والديكتاتوريات مجتمعة، بما في ذلك الحرب العالمية الأولى والثانية وحروب الإبادة الجماعية والحروب الأهلية والدكتاتورية الشيوعية والمجاعات التي هي من صنع الإنسان. الغالبية العظمى من الأمراض المنتشرة في وقتنا هذا مثل مرض السكري من النوع الثاني وأمراض القلب والسكتة الدماغية والسرطان والتهاب المفاصل وغيرها الكثير، ترتبط ارتباطاً وثيقاً بالسمنة. الصفة المشتركة والشائعة بين هذه الأمراض هي أنها أمراض تتأثر بشكل أساسيّ بنمط حياتنا، وفي كثير من الحالات، يمكن الوقاية منها ببساطة عن طريق اعتماد نمط حياة صحي.

هل سبق وأن تساءلت لماذا هناك أطباء بدينون؟ الأطباء يتعاملون مع جميع أنواع الأمراض؛ ذلك لأنهم خبراء في علم وظائف الأعضاء في جسم الإنسان. ومع ذلك، على الرغم من خبرتهم، فإنهم قد يصابون بالسمنة مثلنا. هل فكرت من قبل أننا قد نكون أُعطينا نصيحة خاطئة؟ كيف يتعامل الاتجاه السائد للرعاية الطبية مع السمنة؟ ما نوع التوجيه الذي تم إعطاؤه لنا؟ تناول كميات أقل من الطعام، ومارس المزيد من الرياضة. تجنب تناول الدهون، وتناول المزيد من الفواكه والخضروات. قم بعدّ السعرات الحرارية. اشرب أربعة أكواب من الحليب كل يوم. تناول ست وجبات في اليوم وبعض الوجبات الخفيفة بينها. تناول حبوب متعدد الفيتامينات والمكملات المعدنية. إنها الوصفة المثالية لعواقب كارثية، فالناس

يزدادون سمنة عاماً تلو الآخر. ولكن لماذا حدث هذا؟ يبدو الأمر كأن العلم الحقيقي قد اختطفه العلم الفاسد، وأننا لعقود قد أُعطينا النصائح الخاطئة حول الحمية الغذائية.

الاتجاه السائد للطب يعتمد بشكل كبير على نظرية مثيرة للجدل، تسمى فرضية الدهون وأمراض القلب. الفكرة بأكملها مبنية على فرضين أساسيين: الأول؛ هو أن الدهون في طعامنا ترفع من مستوى الكوليسترول في الدم، والثاني؛ هو أن مستويات مرتفعة من الكوليسترول في الدم تزيد من خطر الإصابة بمرض القلب. نال الكوليسترول سمعة سيئة للغاية خلال العقود الأخيرة. ولكن يجب التنويه أن هناك في العادة لبس بين الكوليسترول والبروتين الدهني منخفض الكثافة (**LDL**) والذي يعرف أيضاً باسم الكوليسترول السيء. رغم الارتباط المحدود بين مستويات البروتين الدهني منخفض الكثافة وأمراض القلب والأوعية الدموية، فإن هذه الارتباط أضعف بكثير مما كنا نعتقد. الكوليسترول نفسه ليس مضراً إطلاقاً، إنه يقوم بالعديد من الوظائف المهمة، كما أنه موجود في كل خلية من خلايا جسمنا. حرفياً، لا توجد أي حياة من دون الكوليسترول. لم يذكر قط في وسائط الإعلام الرئيسية أن الدهون في طعامك والكوليسترول الذي تتناوله لا يؤثر أبداً على مستويات الكوليسترول في دمك. منذ ولادتها، فرضية الدهون وأمراض القلب ينقصها الكثير من الأدلة العلمية. في بداية وباء مرض القلب التاجي الكبير في الستينيات، أصبحت فرضية الدهون وأمراض القلب قضية سياسية. المناظرة الطويلة حول التأثير المضر للكربوهيدرات المحسّنة (المكرّرة) مقابل تأثير الدهون قام السياسيون بتحديد نتيجتها في النهاية وليس العلماء.

في عام 1977، قامت لجنة التغذية في مجلس شيوخ الولايات المتحدة بنشر كتيّب بعنوان الأهداف الغذائية للولايات المتحدة. هذه كانت المرة الأولى في التاريخ التي تخبر فيها حكومة ما مواطنيها بتقليل استهلاكهم للدهون وزيادة ما يأكلونه من الكربوهيدرات. لسوء الحظ، أخذ الناس هذه النصيحة السيئة وفعلوا ما طلب منهم بالضبط. أصبحت الدهون والكوليسترول في الطعام عدو الناس الأول. ولكن كلما اتبعنا هذه النصيحة الخاطئة، وقللنا استهلاكنا من الدهون، وزدناه من الكربوهيدرات، وطورنا أيضاً عادة جديدة هي "إبقاء فمنا مشغولاً طوال الوقت"، أصبحنا أكثر وأكثر بدانة. منذ السبعينيات، ازداد عدد الأشخاص المصابين بالسمنة ثلاثة أضعاف. الأشخاص المصابون بزيادة الوزن، وأولئك المصابون بالسمنة يشكلون 70% من التعداد السكاني في الولايات المتحدة.

هذا ليس مجرد كتاب نظام غذائي عادي، ولكنه دراسة شاملة لفهم أسباب وعلاج السمنة. شخصياً أنا لا أؤمن بإتباع نظام غذائي على الإطلاق. الأنظمة الغذائية جميعها ببساطة، تفشل على المدى الطويل. بمجرد الانتهاء من النظام الغذائي، في غضون بضعة أشهر أو خلال سنة، سيعود الوزن تدريجياً لما كان عليه. من أجل تحقيق نتائج طويلة الأمد،

مقدمة

أنت تحتاج إلى تغيير نمط حياتك تماماً؛ لأن الإصلاح المؤقت لا يكفي. في هذا الكتاب، سوف أطلعكم على سر فقدان الوزن الدائم. السمنة والسكري وأمراض القلب والأوعية الدموية والعديد من الأمراض في العصر الحديث لها نفس السبب الكامن وراءها: نمط حياة غير صحي. إذا عالجت جذور هذه المشكلة، فإنك لن تتخلص فقط من الكيلوجرامات الزائدة، ولكنك أيضاً ستحمي نفسك من معظم الأمراض التي نعاني منها في عصرنا الحديث.

يلخص هذا الكتاب أربع سنوات من البحث العلمي. أنا حاصل على درجة الدكتوراة في علوم التغذية. كل النصوص في هذا الكتاب مدعمة بالأدلة العلمية، قم بمراجعة قسم *المراجع*. خطط خسارة الوزن المذكورة في هذا الكتاب ليست فقط مثبتة علمياً، بل قمت بتجربتها أنا شخصياً. لقد كنت أنا الحالة الأولى التي وُضعت تحت الدراسة. في الفصل رقم **52** يمكنك أن تقرأ قصتي، وكيف تمكنت من خسارة ما مجموعه **25** كجم.

تماماً كفيلم جيد، أفضل جزء يأتي في النهاية. إذا كنت متحمساً لفك شيفرة سر فقدان الوزن الدائم، يمكنك الذهاب مباشرة للفصل رقم 41 بعنوان *الأعمدة الخمسة الأساسية لصحة جيدة*، وأكمل القراءة من هناك لنهاية الكتاب. ستكون هذه الفصول دليلك لعبور غابة صناعة الطعام وستساعدك في أن تختار بحكمة ما هو جيد لك من الطعام وما هو سيء. المناقشات والتفسيرات العلمية يمكن إيجادها في الفصول 7-15. جميع أبحاثي ملخصة في الفصل رقم 15، وهو يفسر السبب الحقيقي وراء وباء السمنة هذه الأيام. لا تدع هذا الفصل يفوتك. باقي فصول الكتاب تحتوي على الكثير من المعلومات المفيدة حول الجوانب العلمية والاقتصادية والسياسية للسمنة.

أنا أتمنى لك وافر الحظ في رحلتك لخسارة الوزن وأن تصبح شخصاً أكثر صحة.

مع تحياتي

د. توماس توروك
باري، أونتاريو، كندا، 2020

الجزء

الأول

وباء السمنة

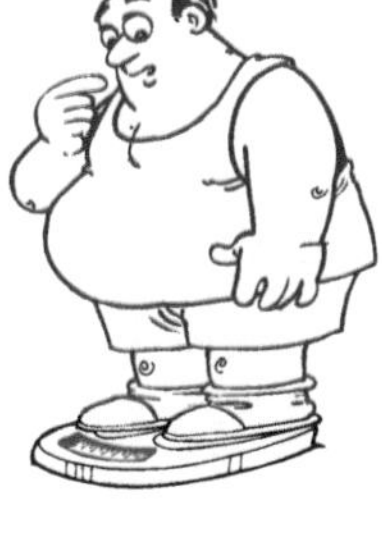

1

طاعون القرن الواحد والعشرين

وباء السمنة

تعرّف منظمة الصحة العالمية (WHO) مرض السمنة على أنه وباء عالمي. ازداد عدد المصابين بالسمنة حول العالم بشكل مفاجئ خلال الأربعة عقود الأخيرة. منذ عام 1975، ازداد معدل الإصابة بالسمنة حول العالم لثلاثة أضعاف تقريباً. في عام 2016، أكثر من 1.9 بليون شخص بالغ كانوا مصابين بزيادة الوزن. أكثر من 650 مليوناً من هؤلاء البالغين مصاب بالسمنة.[1] معدلات السمنة بين الأطفال والمراهقين في تزايد مقلق؛ 340 مليون منهم أصيبوا بزيادة الوزن أو السمنة في عام 2016.

مع مرور العقود الأربعة الأخيرة، كان مؤشر *كتلة الجسم* لكل من الرجال والنساء يتزايد بشكل ثابت فعلياً في كل دولة صناعية. ولكن فرنسا وسويسرا هما الدولتان الوحيدتان اللتان بهما مؤشر كتلة الجسم للنساء هو نفسه كما كان عليه منذ أربعين سنة. وبشكل مفاجئ، هنالك دولة ثالثة، كانت معدلات مؤشر كتلة الجسم فيها أقل مما كانت عليه في السبعينيات. النساء اليابانيات أصبحن أكثر نحافة مما كن عليه قبل 40 سنة. بالنسبة لبقية دول العالم، فنحن فقط نزداد وزناً أكثر فأكثر. يظهر الرسم البياني 1.1 دول الشرق الأوسط.

شركة مشاريع مسرحية المعروفة عالمياً وهي متخصصة في تخطيط وبناء المسارح، صالات الأوبرا، قاعات الحفلات، قاعات عرض الشركات. قامت بتصميم أكثر من ألف وخمسمئة منشأة فنون تعبيرية حول العالم. في عام 2010، نُشر مقال في وول ستريت جورنال بعنوان "العزف لجماهير منتفخة" يشرح أهمية زيادة حجم مقاعد المسرح في الولايات المتحدة.[2] خبراء المسرح يقولون إنه بسبب الارتفاع الحالي في معدلات السمنة في العقود الأخيرة، إن العرض القياسي للمقاعد يجب مراجعته. بينما كان العرض النموذجي لمقاعد المسرح هو 19 إنش في القرن التاسع عشر، ازداد عرض المقعد إلى 21 إنشاً بحلول نهاية القرن الماضي.

حالياً، إن عرض مقعد المسرح العادي المعياري هو 22 إنشاً. بالإضافة إلى المقاعد العريضة، فإن المسافة بين الصفوف ازدادت بشكل كبير أيضاً.

مؤشر كتلة الجسم، للرجال

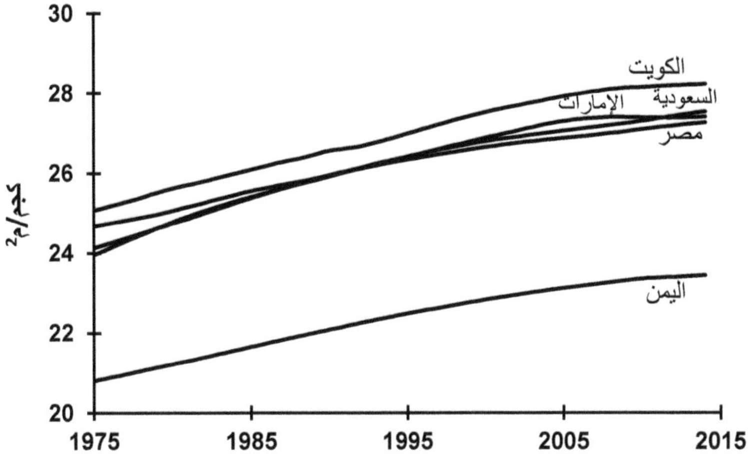

مؤشر كتلة الجسم، للنساء

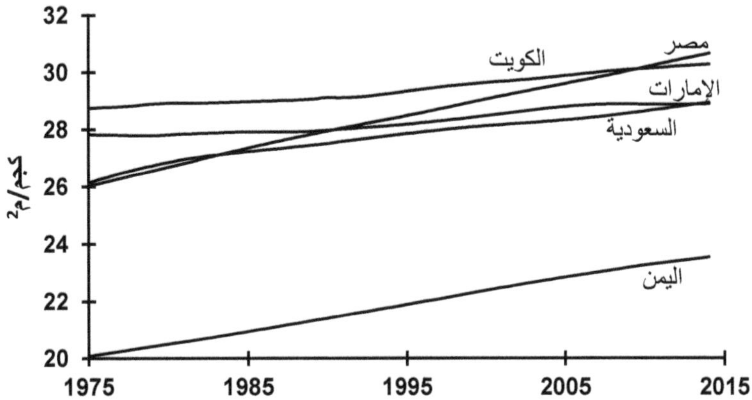

الرسم البياني 1.1. التغير في مؤشر كتلة الجسم بين عامي 1975-2014

منذ بداية القرن العشرين، أصبح رواد المسرح أكثر حجماً بكثير. إن القاعات المشابهة التي بُنيت منذ قرن، يمكنها استيعاب ضعف عدد الزوار مقارنة بالقاعات المصممة في أيامنا هذه.

الولايات المتحدة لديها أعلى معدل إصابة بالسمنة بين جميع الدول الصناعية. في عام 2016، 36% من الأمريكيين كانوا مصابين بالسمنة، منذ السبعينيات، ازداد عددهم ثلاثة أضعاف. الأشخاص المصابون بزيادة الوزن، والمصابون بالسمنة معاً يشكلون 70% من التعداد السكاني للولايات المتحدة.[3]

الرباعي المميت

أهمية الحفاظ على وزن صحي تذهب إلى مستوىً أبعد بكثير من مستوى الجماليات. ترتبط السمنة بالعديد من الأمراض والمشكلات الصحية. السمنة، ارتفاع ضغط الدم، السكري، ارتفاع مستويات ثلاثي الغليسريد في الدم، يعتبرها العلماء عوامل خطر رئيسية للإصابة بمرض القلب التاجي، ويطلقون عليها ما يسمى "الرباعي المميت". ارتفاع ضغط الدم مرتبط بأمراض القلب والأوعية الدموية وهو النتيجة الأساسية للسمنة. أثبتت الدراسات السريرية أن الحفاظ على مؤشر كتلة جسم منخفض، ويفضل أن يكون أقل من 25، هو الإجراء الأساسي والأكثر فاعلية للوقاية من ارتفاع ضغط الدم.

السكري من النوع الثاني والسمنة متلازمان؛ الأشخاص المصابون بالسكري من النوع الثاني هم أيضاً مصابون بالسمنة في العادة. قام الباحثون بدراسة خطر الإصابة بالسكري من النوع الثاني بين النحيف والمصاب بالسمنة من الرجال والنساء. النساء المصابات بالسمنة المفرطة (مؤشر كتلة جسم > 35) احتمال تعرضهن للإصابة بالسكري من النوع الثاني أكبر 93 مرة من النساء النحيفات (مؤشر كتلة جسم < 22). بينما بالنسبة للرجال، فإن نسبة خطر الإصابة أكبر 42 مرة لدى أولئك المصابين بالسمنة المفرطة مقارنة بذوي الوزن الطبيعي.[4] السكري من النوع الثاني ومرض القلب هما أكثر الأمراض المدمرة المرتبطة بالسمنة. إضافة إلى ذلك، بعض أنواع السرطان مثل سرطان المعدة، القولون، المستقيم، البنكرياس، المرارة، الكلية، الحالب، المبيض وسرطان البروستات مرتبطة ارتباطاً وثيقاً بالسمنة: هي مسؤولة عن خُمس الوفيات بسبب السرطان.

إنه لمن المعلوم أن الاستهلاك المفرط للكحول يسبب تراكم الدهون في خلايا الكبد، مسبباً ما يسمى مرض الكبد الدهني. ولكن ما هو أقل شهرة هو أن أولئك الذين لا يشربون الكحول أبداً، يمكنهم أن يصابوا بمرض الكبد الدهني أيضاً. الكبد هو أكبر عضو في جسم الإنسان. كما ويلعب دوراً مهماً في عملية الهضم، تخزين الطاقة، وإزالة المواد السامة من الجسم.

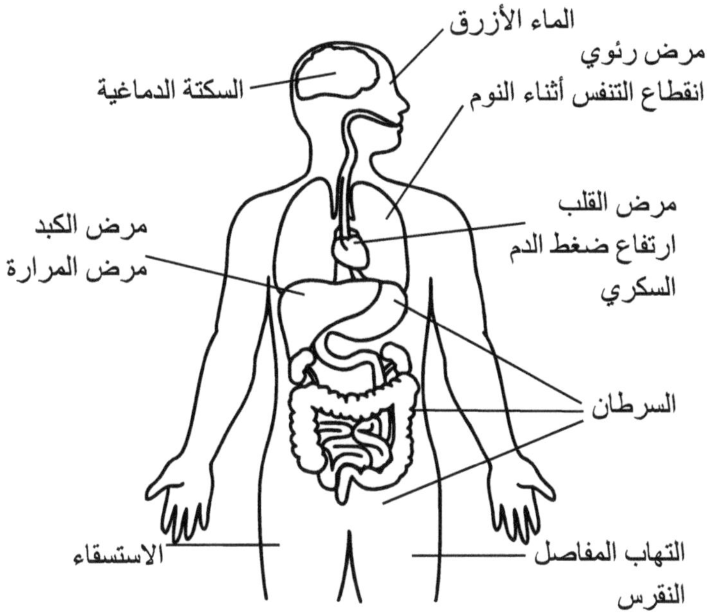

الرسم التوضيحي 1.2. الأمراض المرتبطة بالسمنة

كل من مرض الكبد الدهني الكحولي وغير الكحولي هو مرض خطير. في حالة مرض الكبد الدهني الكحولي، فإن الضرر ناتج من التسمم بالكحول أما في حالة مرض الكبد الدهني غير الكحولي، فإن الضرر ناتج من التسمم بالدهون نتيجة تراكم كميات كبيرة من الدهون في الجسم.

السكتة الدماغية هي ثالث أكثر الأمراض المسببة للوفيات حول العالم بعد مرض القلب التاجي والسرطان. تزيد السمنة من خطر الإصابة بالسكتة الدماغية بشكل كبير نظراً لأن الجسم يبقى في حالة مستمرة من الالتهاب منخفض الشدة بسبب كمية الدهون الكبيرة. إضافة إلى الالتهاب المستمر الناتج عن السمنة، فإنه يجب علينا أن نذكر عوامل خطر الإصابة الثانوية. الأشخاص المصابون بالسمنة عادةً ما يكون لديهم ضغط دم أعلى من ضغط الدم لدى الأشخاص ذوي الأوزان الطبيعية. ضغط الدم هو عامل الخطر الأول للإصابة بالسكتة الدماغية.

عادة ما يعاني الأشخاص المصابون بالسمنة من انقطاع التنفس أثناء النوم: حيث يكون هناك فترات أثناء النوم يقل فيها معدل التنفس تسمى "فترات انقطاع التنفس". كنتيجة للنوم

المتقطع، يختبر المرضى نعاساً شديداً وإرهاقاً خلال النهار. انخفاض مستويات الأكسجين وارتفاع ضغط الدم الناتج من انقطاع التنفس أثناء النوم يزيد بشكل إضافي من خطر الإصابة بالسكتة الدماغية عند الأشخاص المصابين بالسمنة. كل من سمنة البطن أو السمنة التي تتركز حول منطقة البطن ومؤشر كتلة جسم أكبر من 30 مرتبطان ارتباطاً وثيقاً بانقطاع التنفس أثناء النوم.

الأشخاص المصابون بالسمنة لديهم نسبة خطورة أكبر للإصابة بحصى المرارة. معدلات حدوث هذا المرض أعلى منها في النساء من الرجال. يزيد هرمون الإستروجين من مستويات الكوليسترول في العصارة الصفراوية ويقلل من انقباضات المرارة، والذي قد يسبب تكون حصى المرارة.

ارتجاع حامض المعدة ليس بالضرورة أن يكون مرضاً، ولكنه عملية فسيولوجية موجودة أيضاً عند الأشخاص الأصحاء. تصبح الأعراض مرضية عندما تحدث أكثر من مرة في أسبوع واحد. الارتجاع المستمر والمتكرر للحامض من المعدة إلى المريء قد سبب تآكل جدار المريء. *مرض* الارتجاع المعدي المريئي مرتبط ارتباطاً وثيقاً بالسمنة. في الولايات المتحدة، يعاني 40% من السكان من حرقة المعدة على الأقل مرة واحدة في الشهر.[5]

متلازمة نقص التهوية البداني هو مرض تنفسي قد يصاب به الأشخاص المصابون بالسمنة بسبب ضعف قدرة الجسم على الاستجابة لمستويات منخفضة من الأكسجين ومرتفعة من ثاني أكسيد الكربون. التنفس بشكل غير كافٍ قد يقود لمضاعفات شديدة الخطورة مثل فرط ضغط الدم الرئوي واستسقاء الساق. الصورة الشديدة من المرض والتي تصيب الأشخاص المصابين بالسمنة المفرطة تسمى بالمتلازمة البيكويكية. تشمل الأعراض تنفساً غير منتظم، انقطاعاً في التنفس، الإرهاق، النعاس خلال النهار ومرض قصور الجانب الأيمن من القلب.

الاستقاء هو تجمع السوائل بشكل غير طبيعي الجسم. قد يحدث تجمع السوائل في الرئتين (استسقاء رئوي) أو تحت الجلد، أو كالعادة في الساقين والكعبين. السمنة المفرطة غالباً ما تكون مرتبطة بانحباس كمية كبيرة من السوائل في الجسم. الأشخاص المصابون بالسمنة المفرطة قد تتجمع لديهم السوائل بكميات كبيرة نسبياً وبشكل خفي يمكن إغفاله بسهولة. الاستسقاء في العادة مرتبط بارتفاع ضغط الدم وقصور القلب.

بالإضافة إلى ذلك، إن واحداً من كل خمسة أمريكيين تم تشخيصه بالتهاب المفاصل. التهاب المفاصل هو مرض التهابي يصيب المفاصل وينتج عنه غالباً ألم شديد، انتفاخ وتصلب في المفصل. التهاب المفاصل التنكسي أو الفصال العظمي هو أكثر أنواع التهاب المفاصل انتشاراً، ويرتبط مباشرة بالسمنة. الأشخاص المصابون بالسمنة لديهم نسبة خطر أكبر للإصابة بهذا المرض بسبب زيادة الضغط على المفاصل التي تحمل وزن الجسم مثل

مفصل الركبة ومفصل الحوض. التهاب المفاصل الروماتويدي هو مرض مناعي ذاتي يقوم فيه جهاز المناعة في الجسم بمهاجمة نسيج المفصل. تفرز الخلايا الدهنية مواد كيميائية تحفز الالتهاب وقد تكون مرتبطة بحدوث هذا المرض. النقرس هو ثالث أكثر أنواع التهاب المفاصل انتشاراً يحدث بسبب تكون بلورات حمض اليوريك في المفاصل. تشمل الأعراض نوبات من الألم في المفاصل المتأثرة، في العادة مفصل إصبع القدم الكبير، مفصل الركبة، أو مفصل الكاحل. الأشخاص المصابون بالسمنة معرضون للإصابة بالنقرس أكثر بعشرة أضعاف.[6]

كما هو مذكور سابقاً، السمنة غالباً ما تكون مصحوبة بارتفاع ضغط الدم. إضافة لكونها عامل خطر رئيسياً لبعض الأمراض التي تهدد الحياة مثل مرض القلب، أو السكتة الدماغية، يمكن لارتفاع ضغط الدم أن يضر بقدرتك على الرؤية. ارتفاع الضغط في العين مرتبط بأمراض العين مثل إعتام عدسة العين، الماء الأزرق، واعتلال الشبكية السكري.

طاعون السمنة

السمنة هي مرض اختلال أيضي يؤثر على كل عضو في جسمنا. كما رأينا سابقاً، السمنة مرتبطة بمجموعة واسعة من الأمراض التي تهدد الحياة. يعتبر السكري من النوع الثاني وأمراض القلب أخطر المشاكل الصحية المرتبطة بالسمنة. أمراض القلب والأوعية الدموية هي سبب الوفاة رقم واحد عالمياً. منذ القرن العشرين، أودت السمنة بحياة الكثيرين، أكثر من جميع الحروب وأحداث العنف والديكتاتوريات مجتمعة، بما في ذلك الحرب العالمية الأولى والثانية وحروب الإبادة الجماعية والحروب الأهلية والديكتاتورية الشيوعية والمجاعات التي هي من صنع الإنسان.
تستحق السمنة أن تسمى طاعون القرن الوحد والعشرين.

2

السمنة في الدول النامية

الوباء العالمي

في الدول الصناعية، ثلث المواطنين مصابون بالسمنة والثلث الآخر يعاني من زيادة الوزن. ظاهرة السمنة ليست مقتصرة فقط على الجزء الغربي من العالم؛ أصيبت الدول النامية أيضاً بهذا الوباء. في أكثر من 70 دولة نامية، معدلات السمنة تضاعفت منذ عام 1980 ومؤشرات كتلة الجسم تستمر بالارتفاع في كل دولة[7] (انظر الرسم البياني 2.1). هناك القليل من الأماكن حول العالم بقي فيها عدد الأشخاص المصابين بالسمنة نفسه منذ 40 سنة.

إذا قمت بعمل استبيان صغير وسألت الناس فيه عن الدولة صاحبة أكبر عدد من المصابين بالسمنة، سوف تجد العديد من الإجابات تقول "الولايات المتحدة" أو دولة أوروبية أخرى. ربما يفاجئك الأمر، لكن أبطال السمنة ليسوا أمريكيين أو أوروبيين. هناك جزيرة صغيرة في المحيط الهادي تبعد حوالي ثلاثة آلاف كيلومتر عن أستراليا وعشرة آلاف كيلومتر عن المكسيك. تسمى بجزيرة ناورو، يعيش عليها أكثر الأشخاص وزناً في كوكب الأرض. سبعة من بين كل ثمانية أشخاص في هذه الجزيرة مصاب بزيادة الوزن، 61% من السكان مصابون بالسمنة.[8] كنتيجة للسمنة، إن معدلات انتشار السكري في ناورو هي الأعلى في العالم. أكثر من 42% من كبار السن تم تشخيصهم بالسكري.[9] هذه الإحصائيات تفوقها فقط أقلية من الناس يسمون: هنود البيما الذين يعيشون في محمية نهر جيلا في ولاية أريزونا. ناورو بعدد سكانها البالغ أحد عشر ألف نسمة تحتل المركز الثالث لأصغر دولة في العالم بعد الفاتيكان وموناكو. تم اكتشاف الفوسفات على هذه الجزيرة منذ قرن، وبعد ذلك بفترة قصيرة بدأ استغلال الاحتياطي الطبيعي منه. مع مرور العقود التي تلت، أصبحت صناعة استخراج المعادن مزدهرة جداً، وذلك بحلول الثمانينيات. كان في ناورو أعلى ناتج محلي إجمالي للفرد في العالم. في عام 1982، أطلقت صحيفة النيويورك تايمز على هذه الدولة الصغير للغاية لقب "أغنى جزيرة في العالم". على الرغم من ذلك، بعدما تم استهلاك مصادر المعادن، لم يتبق أي شيء لصناعة استخراج المعادن، فقط الفقر وحقول الفوسفات المهجورة.

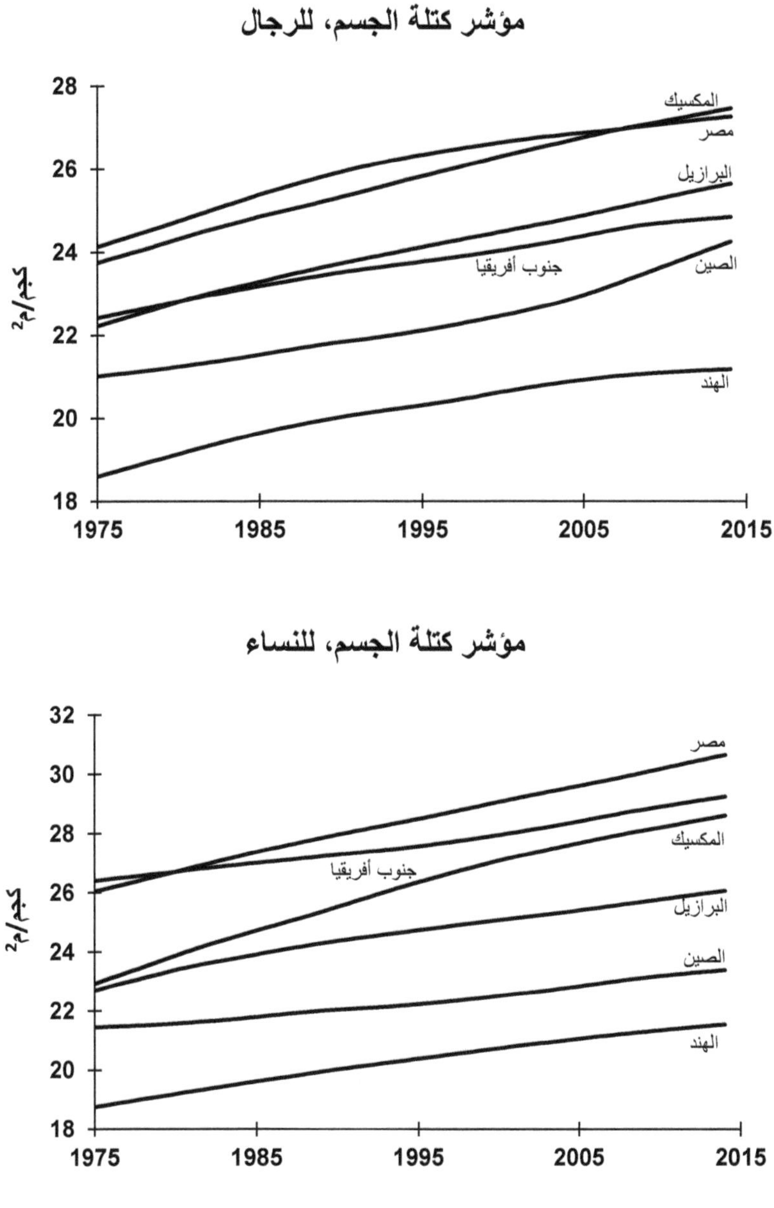

الرسم البياني 2.1. التغير في مؤشر كتلة الجسم بين عامي 1975-2015

بسبب الكارثة الطبيعية التي سببها استخراج الفوسفات، أصبحت الجزيرة غير قابلة للسكن، فيما عدا مناطق ضيقة بشكل حلقة حول الشاطئ. كان من المتوقع أن يصل معدل البطالة إلى 90%. الجزيرة الغنية سابقاً، والتي كانت أغنى دولة في العالم، أصبحت أكثر دول العالم مرضاً وانتشاراً للسمنة. كما سنرى في فصل لاحق من هذا الكتاب، السمنة والفقر متلازمان، مثل البطاطا المقلية والكاتشب في مطعم ماكدونالدز.

بدأ وباء السمنة في الولايات المتحدة، ومن ثم قفز إلى أوروبا، والآن أصبح خطراً حقيقياً يهدد صحة السكان حتى في أكثر الدول فقراً في العالم. بعض سكان هذه المناطق عانى من سوء التغذية قبل نصف قرن، ولكن اليوم هم يعانون من السمنة. كيف يكون كل هذا ممكناً؟ هناك العديد من التفسيرات.

بداية، السمنة من أمراض الشعوب المتحضرة. ستانسلا تانشو طبيب نابليون قام باكتشاف جدير بالملاحظة: السرطان لم يكن فعلياً موجوداً في الحضارات البدائية. تانشو كان في العادة يقول "السرطان، مثله مثل الجنون، يزداد مع التقدم الحضاري". إذا عاش د.تانشو في القرن الواحد والعشرين، لخرج في النهاية بالاستنتاج الآتي "السمنة مثلها مثل الجنون، تزداد مع التقدم الحضاري". معدلات انتشار السمنة في المراكز الحضارية الكبيرة عالية بشكل ملحوظ مقارنة بالمناطق الريفية حيث لايزال الناس يعيشون نمط الحياة التقليدي. سكان المدن يميلون لأن يكونوا أقل نشاط بدنياً؛ فهم يستخدمون الأجهزة التي تقوم بالأعمال عنهم، يركبون المواصلات، ونظامهم الغذائي الغربي يحتوي كمية لا بأس بها من الكربوهيدرات المحسّنة.

الدراسات الصينية

قديماً، كان الصينيون يعتبرون أناساً نحيفين للغاية. مع ذلك، هذا ليس بالضرورة صحيحاً اليوم. واحد من كل ثلاثة أشخاص في الصين مصاب بزيادة الوزن، 6% من السكان مصاب بالسمنة.[8] مع أن هذه الإحصائيات أحسن حالاً بكثير من إحصائيات معدلات السمنة في الولايات المتحدة، فإنه يجب علينا أن نتذكر أن ظاهرة السمنة لم تكن معروفة في الصين أيام السبعينيات. مع مرور العقود الأخيرة، شهدت الصين وتيرة سريعة للغاية من الغنى وتراكم الثروة. مع هذا النمو الاقتصادي غير المسبوق، عدم المساواة بين المناطق داخل الدولة كان أيضاً في تزايد سريع. يستفيد سكان الصين الذي يعيشون في المناطق الحضارية من توزيع الثروة أكثر من أولئك الذين يعيشون في المناطق الريفية ذلك بسبب التوزيع غير العادل. الصينيون الذين يعيشون في المناطق الحضارية يعيشون نمط حياة قليل الحركة ولديهم احتمال أكبر لاستهلاك الطعام الغربي الذي يحتوي كميات كبيرة من الكربوهيدرات المحسّنة (المكرّرة)، وبالأخص السكر، والذي لا يعتبر جزءاً من النظام الغذائي الصيني.

منذ الستينيات، إنتاج السكر لكل فرد في الصين ازداد ثلاثة أضعاف وأصبح القمح أكثر انتشاراً (انظر الرسم البياني 2.2). كنتيجة لانتشار نمط الحياة الغربي، أصبح الصينيون أكثر سمنة من ذي قبل، والآن هم يصبحون أكثر وزناً كل عام (انظر الرسم البياني 2.3).

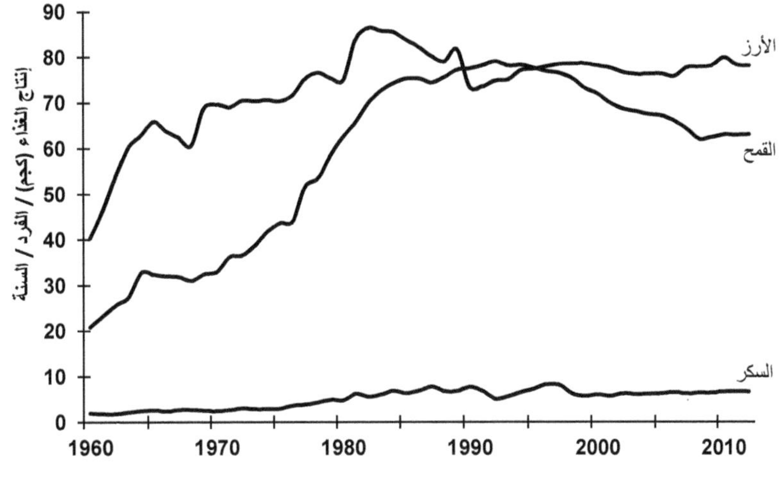

الرسم البياني 2.2. إنتاج الأرز، القمح، والسكر في الصين

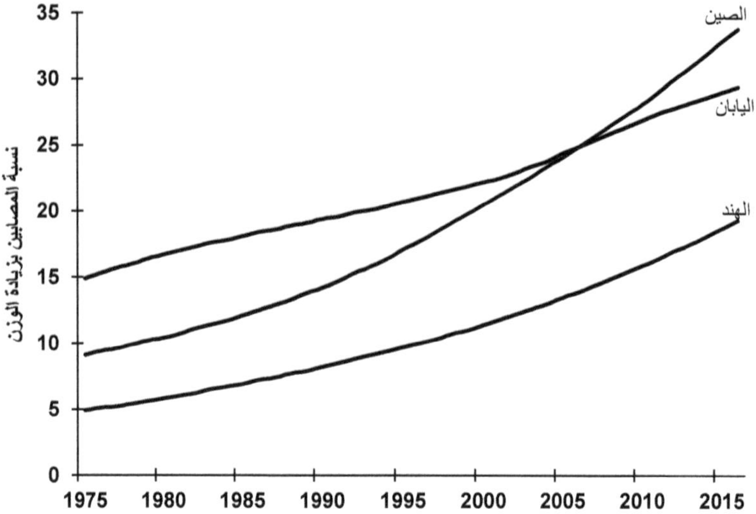

الرسم البياني 2.3. الأسطورة التي تقول إن سكان الصين هم الأكثر نحافة ليست صحيحة، لطالما كان سكان الهند أكثر نحافة من سكان الصين. حديثاً، تفوق الصينيون على اليابانيين في البدانة. هذا المخطط يبين نسبة المصابين بزيادة في الوزن في هذه الدول الثلاثة.

3

السمنة والأصل العرقي

الدراسات الأمريكية

أصبحت السمنة وباءً قومياً في الولايات المتحدة. على مدار العقود الأخيرة، ازداد عدد المصابين بالسمنة إلى أكثر من الضعف. في هذا الفصل، سنلقي نظرة على تأثير وباء السمنة على أكبر أقليتين في الولايات المتحدة. على الرغم من أن الدولة كلها تأثرت، إلا أن زيادة حالات السمنة كانت أكبر بشكل ملحوظ بين السود والمكسيكيين مقارنة بالمجموعات الأخرى.

بناءً على البيانات التي تم جمعها في استبيان فحص الصحة والتغذية القومي، واحد من بين كل ثلاثة بالغين بيض مصاب بالسمنة.[10] أكثر الأشخاص نحافة هم الآسيويون: فقط عُشرهم مصاب بالسمنة. أعلى معدلات السمنة كانت موجودة بين الأشخاص ذوي العرق الأسود 48%. يأتي بعدهم في المرتبة الثانية الأشخاص البالغون ذوو العرق الهسباني 42% (انظر الرسم البياني 3.1). هذه الإحصائيات تتضمن فقط أولئك المصابين بالسمنة، بمؤشر كتلة جسم 30 أو أكبر. هناك الثلث الثاني من الأمريكيين بمؤشر كتلة جسم يتراوح بين 25 و30، والمصنفون بأنهم مصابون بزيادة الوزن؛ والثلث الأخير من السكان أوزانهم طبيعية. أكبر فرق لافت للنظر في معدلات السمنة كان بين الآسيويين والنساء السود، واللاتي لديهن احتمال أكبر بخمس مرات أن يصبن بالسمنة.

هناك العديد من التفسيرات للفروق في معدلات السمنة بين الأعراق المختلفة. على سبيل المثال، مستويات الدخل المنخفض ترتبط مباشرة بالسمنة. العائلات التي تعيش تحت خط الفقر ليس لديهم القدرة على شراء الطعام المغذي المليء بالطاقة؛ سيميل الأطفال وآباؤهم لشراء أطعمة مصنّعة مليئة بالسكر. العائلات التي تعيش ضمن الأقليات والأحياء التي يسكنها ذوو الدخل المنخفض ليس لديهم فرصة الوصول للأسواق الكبيرة والطعام الطازج. المواطنون الذين يسكنون في المناطق الفقيرة ليس لديهم أيضاً وصول سهل للحدائق العامة ومنشآت الترفيه. كنتيجة لذلك، هم يميلون لأن يكونوا أقل نشاطاً. أهم العوامل التي تساهم في إصابتهم بالسمنة والأمراض المزمنة الأخرى هو نظام الحياة قليل الحركة.

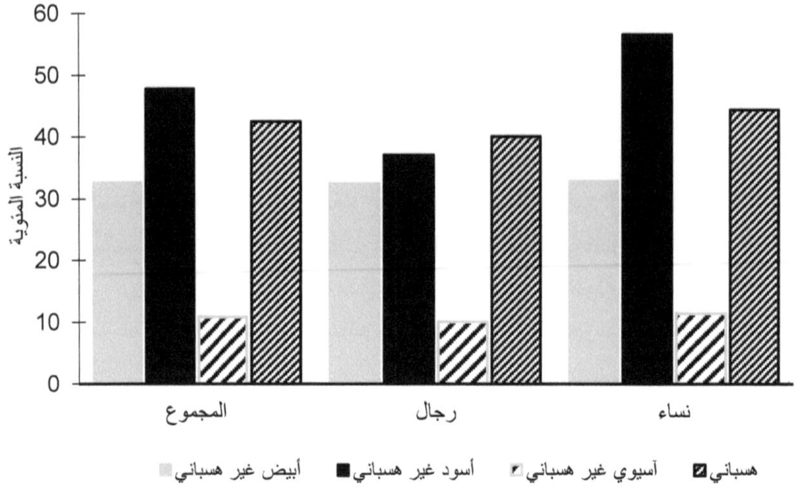

الرسم البياني 3.1. معدلات انتشار السمنة في الولايات المتحدة، حسب الجنس والعرق

الأقليات هم المستهدفون من قبل شركات الطعام الغير صحي والمطاعم. في حملاتها الإعلانية، توظّف هذه الشركات مشاهير الرياضة الأفارقة-الأمريكيين حيث يستهدفون جمهور الأشخاص السود. في المتوسط، الأطفال السود يشاهدون ضعف إعلانات الطعام التي يشاهدها الأطفال البيض، هذا يجعلهم أقل ميولاً لاختيار الطعام الصحي لاحقاً في حياتهم.[11]

السكان من أصل هسباني في الولايات المتحدة هم أكبر أقلية في البلاد. معدلات السمنة المرتفعة أصبحت أمراً مقلقاً للمجتمعات ذات الأصل الهسباني في أمريكا. إنه لصادم معرفة أن 81% من السكان البالغين من أصل مكسيكي مصابون بزيادة الوزن أو السمنة.[12] خلال العقود الأخيرة، عدد الأشخاص المصابين بزيادة الوزن من البالغين كان في زيادة مستمرة؛ قبل ثلاثة عقود "فقط" ثلثا الأمريكيين من أصل مكسيكي كانوا مصنفين على أنهم مصابون بزيادة الوزن. في نفس الوقت، نسبة الأطفال المصابين بالسمنة من الأمريكيين ذوي الأصل المكسيكي ارتفعت من 13% إلى 23%. زيادة انتشار الأطعمة غير الصحية والمشروبات المحلاة مرتبطة ارتباطاً وثيقاً بوباء السمنة اليوم.

بحسب مؤسسة صحة أمريكا، الأطفال من أصل لاتيني يستهلكون سكراً أكثر من متوسط ما يستهلكه الطفل الأمريكي العادي على شكل صودا، عصائر فاكهة، وحليب محلّى.[13] يقوم الآباء اللاتينيون بإطعام أبناءهم مشروبات محلّاة منذ طفولتهم المبكرة وحتى المراهقة المتأخرة. حوالي 74% من ذوي الأصل اللاتيني يستهلكون المشروبات السكرية من عمر سنتين، مقارنة بنسبة 45% من الأطفال البيض من أصل غير لاتيني. شركات الطعام تهتم كثيراً بالأطفال والمراهقين في إعلاناتها عن منتجاتها وذلك لأنهم يعتبرون مستهلكين مستقبليين. مشاهير كرة القدم والموسيقى اللاتينية يظهرون عادةً في إعلانات الطعام.

هناك تفسير آخر محتمل للفرق في معدلات السمنة بين المجموعات ذات الأصل العرقي المختلف. العادات الاجتماعية فيما يخص الوزن المثالي ربما تختلف بين الثقافات. هناك دراسة مثيرة للاهتمام أجريت على عينة ممثلة من 389 امرأة من الأعراق التالية أبيض، هسباني، وأسود.[14] تم تقييم الصورة الذاتية لكل منهن لمعرفة مدى رضى هؤلاء النساء عن أوزانهن. لقياس مقدار رضى المشاركين، قام الباحثون بابتكار مصطلح جديد "تباين صورة الجسم المثالية" (BD)، ومن ثم تمت مقارنته بمؤشر كتلة الجسم لهؤلاء النساء. من بين المجموعات العرقية المختلفة لم يكن هناك اختلاف في مستوى الرضى. لكن النساء البيض كانت صورتهن عن الجسم المثالي تقابل مؤشر كتلة جسم أقل نسبياً (مؤشر كتلة جسم=24.6)، والذي يعتبر أقل من النقطة المحددة لزيادة الوزن (مؤشر كتلة جسم=25). على النقيض، النساء السود وذوات الأصل الهسباني كانت لديهن صورة الجسم المثالي تقابل مؤشر كتلة جسم أعلى بكثير (مؤشر كتلة جسم=28.5، 29.2 على التوالي). بكلمات أخرى، النساء السود كن يعانين من ضغط اجتماعي أقل ليكن نحيفات، غالباً لأن الرجال السود يميلون لتفضيل أحجام جسم أكبر في شركائهم من النساء.

إضافة إلى العوامل التي تم ذكرها، فإن التركيب العرقي للحي الذي يعيش فيه الشخص يلعب دوراً مهما في الإصابة بالسمنة. على سبيل المثال، الذين يسكنون في الحي الصيني، حيث يوجد العديد من المحلات الآسيوية والمطاعم التي تحتوي على العديد من أصناف الطعام الصحي، يميلون لشراء طعام مصنّع أقل. البيانات الإحصائية تدعم الحقيقة التي تقول أن السكان البيض الذين يعيشون في الأحياء الآسيوية يميلون لأن يكونوا أقل إصابة بالسمنة.[15]

الدراسات الكندية

لطالما كانت كندا دولة متعددة الثقافات لوقت طويل. سكان كندا المتنوعون في الأصل العرقي يعطون فرصة كبيرة لدراسة الاختلافات في معدلات الإصابة بالسمنة بين

المجموعات العرقية المختلفة. بسبب قربها من الولايات المتحدة، هاتان الدولتان تشتركان في العديد من الصفات. على الرغم من ذلك، فإن معدلات الإصابة بالسمنة للبالغين في كندا أقل بكثير من الولايات المتحدة.

هذه النظرة العامة الموجزة التالية مبنية على معلومات من استبيانات صحة المجتمع الكندي التي قامت بعملها مؤسسة إحصائيات كندا.[16] أكثر من ستة وثمانين ألف شخص شاركوا في هذه الدراسة، حيث تم تصنيفهم بناء على أصلهم العرقي إلى المجموعات التالية: البيض، الصينيون، الجنوب آسيويين، السود، الفلبينيون، اللاتينيون الأمريكيون، الآسيويون الجنوب شرقيين، العرب، الآسيويون الغربيون، اليابانيون، الكوريون، السكان الأصليون، وغيرهم. وجد الباحثون أن الأشخاص الأكثر نحافة في كندا هم أولئك الذين يعود أصلهم إلى شرق / جنوب شرق آسيا بمعدل سمنة 3%. حوالي 17% من السكان البيض و28% من السكان الأصليين وُجد أنهم مصابون بالسمنة. بشكل عام، معدلات السمنة في كندا هي بشكل واضح أقل من تلك في الولايات المتحدة. وبشكل مدهش، المهاجرون حديثاً إلى كندا يميلون لأن يكونوا أكثر نحافة من أولئك الذين ولدوا في كندا. ولكن الفرق بين هاتين المجموعتين يميل لأن يختفي مع الوقت.

الدراسات البريطانية

معدلات السمنة في بريطانيا كما أي دولة صناعية أخرى، كانت في تزايد ثابت على مر العقود الأخيرة. الاستبيان الصحي السنوي لبريطانيا هو تقرير سنوي يعكس مدى الصحة العامة في المجتمع البريطاني. الحالة الصحية للعديد من الأقليات كانت محط تركيز استبيان عام 2004 [17] مع اعتبارات خاصة لأمراض القلب والأوعية الدموية. استناداً إلى بيانات التعداد السكاني عام 2001، 92% من سكان المملكة المتحدة هم من البيض، النسبة الباقية وهي 8% هم من الأقليات. في عام 2004، تم تحليل بيانات مؤشر كتلة الجسم، نسبة الخصر إلى الورك، ومحيط الخصر للأقليات التالية: السود من أصل كاريبي، الأفارقة السود، الهنود، الباكستانيون، أولئك من بنغلادش، الصينيون، الإيرلنديون، وكذلك المجتمع بشكل عام. يظهر الرسم البياني 3.2 نسبة الأشخاص المصابين بالسمنة بناءً على مؤشر كتلة الجسم، في ست مجموعات عرقية. أما بالنسبة لمعدلات السمنة، تظهر الدراسة اختلافاً كبيراً بين الأفارقة السود الرجال والنساء: احتمال الإصابة بالسمنة للنساء أعلى من الرجال. بشكل مثير للاهتمام، الرجال السود الأفارقة أقل إصابة بالسمنة، والنساء السود الأفارقة أكثر إصابة بالسمنة من السود من أصل كاريبي. كما في الدراستين السابقتين، الصينيون هم الأكثر نحافة من بين المجموعات العرقية الثمانية. معدلات السمنة للسكان البيض وُجد أنها مشابهة لبيانات الاستبيان الكندي.

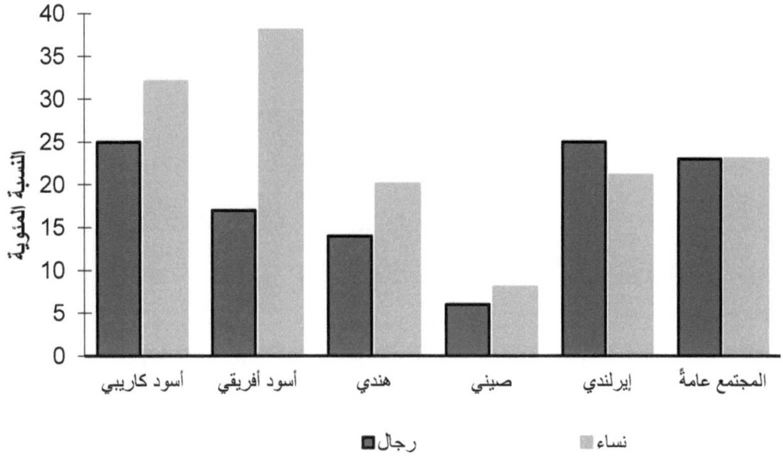

الرسم البياني 3.2. معدلات انتشار السمنة في بريطانيا، حسب الجنس والعرق

4

السمنة عند الأطفال

معدلات السمنة عند الأطفال تنذر بالخطر

في القرن الواحد والعشرين، وباء السمنة لم يعد مقتصراً على البالغين، عدد الأطفال والمراهقين المصابون بالسمنة وزيادة الوزن في تزايد مقلق. منذ السبعينيات، معدل انتشار السمنة بين الأطفال ازداد أكثر من ثلاثة أضعاف. في عام 2014، وُجد أن 20.5% من المراهقين مصابون بالسمنة: تقريباً واحد من بين كل خمسة مراهقين. هذا المعدل العام بالنسبة للدولة. على الرغم من ذلك، فإن الأطفال الذين ينتمون إلى بعض الأقليات، معدل الإصابة بالسمنة لديهم أعلى، كما رأينا في الفصل السابق.

بالنسبة للبالغين، مؤشر كتلة الجسم (BMI) هو المقياس المعتمد والأكثر شهرة لحساب السمنة. لكن بالنسبة للأطفال، تم تطوير طريقة أخرى لأن مؤشر كتلة الجسم لديهم في تغير مستمر. حالة وزن الطفل يتم تحديدها باستخدام مئين من مؤشر كتلة الجسم (لعمر محدد). تعرّف زيادة الوزن على أنها مؤشر كتلة الجسم المساوي أو الأكبر من المئين الخامس والثمانين للمجتمع الإحصائي المرجعي. بلغة أسهل، يكون الطفل مصاباً بزيادة في الوزن إذا كان يزن أكثر من 85% من الأطفال الآخرين من نفس عمره. الأطفال الذين يزنون أكثر من 95% من أقرانهم من نفس العمر يعتبرون مصابين بالسمنة.

نظرة عامة تاريخية

السمنة في مرحلة الطفولة ليست بالظاهرة الجديدة. منذ العصور الوسطى وعصر النهضة، قام الكثير من الرسامين برسم النساء والرجال والأطفال على أنهم مصابون بالسمنة. في تلك الأيام، لم تكن السمنة تعتبر مرضاً مزمناً، بل على العكس، علامةً على الغنى. بيتر بول روبنس الذي عاش منذ أربعة قرون، قام برسم المئات إن لم يكن الآلاف من الشخصيات المصابة بالسمنة في أعماله التي يبلغ عددها 1400. إذا قمنا بتبسيط فن روبنس، يمكننا أن نضع لوحاته في مجموعتين: اللوحات التي احتوت أشخاصاً بوزن طبيعي، واللوحات التي احتوت أشخاصاً مصابين بالسمنة. من المؤكد أن الولد الصغير في لوحته الشهيرة باخوس يقع ضمن المئين الخامس والتسعين من المجتمع الإحصائي المرجعي. مثال آخر هو خوان كارينو دي ميراندا، رسّام إسباني من عهد الباروك، قام برسم طفلة مصابة بالسمنة المفرطة عمرها 6 سنوات معروفة باسم يوجينيا مارتينيز

فاليخو، أو الوحش الذي يلبس فستان. والتي من المحتمل أن تكون مصابة بمتلازمة برادر- ويلي. عندما رأى الطبيب أندريا برادر -وهو أول من قام بتشخيص هذا المرض- اللوحة في مدريد، قام مباشرة بالتعرف على أعراض متلازمة برادر-ويلي في هذه الطفلة التي تبلغ ست سنوات من العمر.

بعيداً عن الحالات المتطرفة، السمنة في مرحلة الطفولة كانت نادرة للغاية حتى القرن العشرين. بدأت الأمور بالتغير منذ مئة عام في المناطق التي تعتبر مراكز حضارية في الولايات المتحدة. عندما وصلت الطبيبة الألمانية هيلدا بروخ إلى نيويورك عام 1934، لاحظت العدد الهائل من الأطفال المصابين بالسمنة ليس فقط في العيادات، ولكن أيضاً في الشوارع وأنفاق القطارات، والمدارس. أيضاً باستثناء بعض المناطق المتحضرة، لم تكن السمنة في مرحلة الطفولة موجودة في باقي العالم، وهذا يشمل حتى الولايات المتحدة.

تم نشر ورقة بحثية حول تاريخ السمنة في عند الأطفال في الولايات المتحدة.[18] هناك القليل من البيانات المتاحة حول الفترة التي تسبق الاستبيان القومي في عام 1963. باستخدام بيانات مؤشر كتلة الجسم من دراسة فيلز طويلة الأمد، قام الباحثون بتحليل معدلات انتشار السمنة بين الأطفال. تم جمع عينات ممثلة في مدينة دايتون، أوهايو من الفترة التي تتراوح بين عامي 1930 و1993. على مر العقود الست التي مضت، معدلات السمنة ارتفعت من 0% إلى 14% بين الأطفال الذكور، ومن 2% إلى 12% بين الأطفال الإناث. خلال العقدين التاليين، ارتفعت معدلات السمنة أكثر من ذلك لتصل نسبة 20%.

محاولات فاشلة لإيقاف وباء السمنة

تحالف الآباء، والمعلمون، وخبراء الحمية، والأطباء، والسلطات الصحية مرات عديدة وقاموا بجهود ضخمة للغاية لإيقاف وباء السمنة عند الأطفال. على الرغم من ذلك، قد فشلت كل المحاولات خلال العقود الماضية. بقي الأطفال يزدادون وزناً كل عام أكثر فأكثر. ربما يسأل القرّاء سؤالاً: لماذا كان مصير كل برامج الوقاية من السمنة للأطفال هو الفشل؟ الجواب بسيط للغاية: وهو نفس السبب الذي جعل البالغين يفشلون. الفكرة العامة التي ننظر من خلالها إلى السمنة خاطئة. بحسب تعريف منظمة الصحة العالمية: "السبب الرئيسي وراء السمنة والزيادة في الوزن هو عدم التوازن بين السعرات الحرارية التي نحصل عليها وبين تلك التي يستهلكها الجسم." هذا المنظور هو بالأساس نفس المنظور التقليدي السعرات الحرارية الداخلة، السعرات الحرارية المستهلكة والذي يعتبر النموذج الأكثر قبولاً منذ النصف الثاني من القرن العشرين. بالتطبيق العملي لهذه النظرية، نحن فقط نزداد وزناً أكثر فأكثر، عاماً بعد عام. في فصل *السعرات الحرارية الداخلة، السعرات الحرارية المستهلكة* من هذا الكتاب، ستجد تفسيراً مفصلاً لفشل هذه النظرية على المدى الطويل.

سنرى في فصل *السمنة والهرمونات* أن السمنة والسكري من النوع الثاني لهما نفس السبب الكامن وراءهما. لتحديد عوامل الخطر للإصابة بالسكري من النوع الثاني بين أطفال

المدرسة المتوسطة، تم عمل دراسة ذات نطاق واسع كان فيها عدد الأطفال المشاركين أكثر من ستة آلاف طالب من الصف السادس وحتى الثامن. عُرف هذا البرنامج باسم الدراسة الصحية.[19] تضمنت المهام الأساسية التالي:

- زيادة النشاط البدني للطلاب حتى 225 دقيقة كل أسبوعين
- تعليم الطلاب، المعلمين، والآباء حول خيارات الطعام الصحي
- تحدي "إطفاء التلفاز" ووقت مشاهدة تلفاز محدد هو 7 ساعات أسبوعياً
- تقليل محتوى الدهون في الطعام المقدم للأطفال في المدرسة
- تقليل محتوى الوجبات الخفيفة من الطاقة إلى أقل من 200 سعرة حرارية
- وجبتان من الفواكه والخضار على الأقل يومياً
- التوقف عن شرب الحليب كامل الدسم والمشروبات السكرية
- وجبتان من الطعام الذ يحتوي بشكل أساسي الحبوب و/أو البقوليات يومياً.

تم متابعة الأطفال من الحد الأدنى (الصف السادس) حتى نهاية (الصف الثامن). في بداية البرنامج، كان أكثر من نصف الأطفال مصاباً بالسمنة أو زيادة الوزن. بشكل مفاجئ، في نهاية البرنامج، لم يكن هناك فرق في معدلات السمنة بين أولئك الذين التحقوا في البرنامج وأولئك الذين لم يلتحقوا. في كلا المجموعتين، 45% من الطلاب كان ضمن المصابين بالسمنة أو زيادة الوزن. لسوء الحظ، كان البرنامج فشلاً ذريعاً. يبدو أن وباء السمنة بين الأطفال لا يمكن إيقافه عن طريق تدابير مثل "تحدي إطفاء التلفاز" أو وجبتين من الفواكه والخضراوات يومياً. لماذا؟

النتائج الجزئية

بجانب الدراسة الصحية، كانت هناك محاولات أخرى للحد من الوقت الذي يقضيه الأطفال في مشاهدة التلفاز. الجلوس لساعات طويلة أمام الشاشة كل يوم يؤثر سلباً على صحتنا في كثير من الجوانب: استبدال نشاطاتنا خارج المنزل ببرامجنا التلفازية المفضلة، أكل الوجبات الخفيفة بينما نشاهد العروض ونشتري طعاماً غير صحي بشكل أكبر بسبب الإعلانات التجارية. بمشاركة 192 طالباً من الصف الثالث والرابع، قام الباحثون باختبار العلاقة بين الوقت الذي يقصيه الأطفال بمشاهدة التلفاز، أو لعب ألعاب الفيديو، والسمنة.[20] بعد تحدي "إطفاء التلفاز"، أُعطي الأطفال وقتاً مسموحاً لمشاهدة التلفاز سبع ساعات أسبوعياً. بنهاية الشهر السابع من الدراسة، كان النتيجة أن مؤشر كتلة الجسم للأطفال المشاركين أقل بمقدار 0.45 ومحيط الخصر أقل بمقدار 2.3 سم. رغم أن النتائج كانت صحيحة إحصائياً، لكن التجربة كانت صغيرة، والنتيجة لم تكن ذات تأثير كبير على السمنة.

تأثير زيادة الوزن الذي تسببه المشروبات المحلاّة بالسكر معروف منذ قرون. تمت دراسة على 224 مشارك من المراهقين المصابين بالسمنة أو زيادة الوزن والذين يقومون

بالعادة بشرب الكثير من عصائر الفاكهة.[21] أولئك الذين قللوا من استهلاكهم للعصائر حتى الصفر، اختبروا تغيراً طفيفاً في مؤشر كتلة الجسم (0.57-) خلال سنة. على الرغم من ذلك، بعد سنة، بدأ هذا التغير يتلاشى، حيث عاد المشاركون تدريجياً لعادتهم القديمة بشرب المشروبات المحلّاة بالسكر. مما يثير الاهتمام، أن أولئك الذين هم من العرق الهسباني حققوا خسارة حقيقية في الوزن: 6.4 كجم بنهاية العام الأول، و8.8 كجم بنهاية العام الثاني.

المواليد المصابون بالسمنة

كما رأينا سابقاً، عدد أطفال المدرسة والمراهقون المصابون بالسمنة كان ولم يزل في تزايد مستمر منذ السبعينيات. من ناحية أخرى، فإن السمنة في الطفولة المبكرة هي ظاهرة جديدة نسبياً. تمت دراسة بمشاركة 120,000 طفل تتراوح أعمارهم بين 0 و6 سنوات. قام الباحثون في الفترة بين عامي 1980 و 2001 بحساب التغير في عدد أولئك المصابين بالسمنة وزيادة الوزن من بين هؤلاء الأطفال. بعد أكثر من عقدين، ازدادت معدلات السمنة في كل مجموعة من المجموعات العمرية في هذه الدراسة. الفرق الأكثر لفتاً للنظر كان لدى الأطفال الذين تتراوح أعمارهم بين 24 و36 شهر. في هذه المجموعة العمرية، ازداد عدد الأطفال المصابين بالسمنة للضعف فقط خلال 21 سنة (انظر الرسم البياني 4.1). بعمر صغير للغاية، يتعلم الأطفال حب المشروبات المحلّاة بالسكر ذات الطعوم المختلفة. يحتوي حليب الأم على ما نسبته 7% من الكربوهيدرات، معظمها في صورة سكر اللاكتوز. يجب التنويه أن حلاوة اللاكتوز ليست قريبة أبداً من حلاوة أنواع السكر الأخرى؛ على سبيل المثال السكروز (سكر المائدة) أحلى بست مرات من اللاكتوز. الكثير من مصنعي حليب الأطفال -بالأخص في الولايات المتحدة- يضيفون السكروز لمنتجاتهم لجعلها ألذ للأطفال. هم يستغلون ثغرة في قوانين بطاقة المادة الغذائية: ليس إلزامياً إبراز محتوى حليب الأطفال من السكر. قامت القناة المشهورة NBC 5 بشيكاغو بتوظيف مختبر مستقل لتحليل محتوى السكر في سبع منتجات حليب للأطفال.[23] وجد الخبراء ما يصل إلى 13.5 جم من السكر للوجبة الواحدة في العينات التي تم اختبارها. بسبب تأثير زيادة الوزن الذي يسببه سكر المائدة، قامت السلطات الأوروبية بمنع استخدام السكروز في حليب الأطفال في عام 2009. على النقيض، يدّعي المصنعون أن السكر مفيد، سهل الهضم، ويلعب دوراً أساسياً في نمو الأطفال. فقط الادّعاء الثاني من الادعاءات السابقة صحيح: السكر سهل الهضم. بينما باقي الادّعاءات ليس هناك أي دليل علمي ليثبتها.

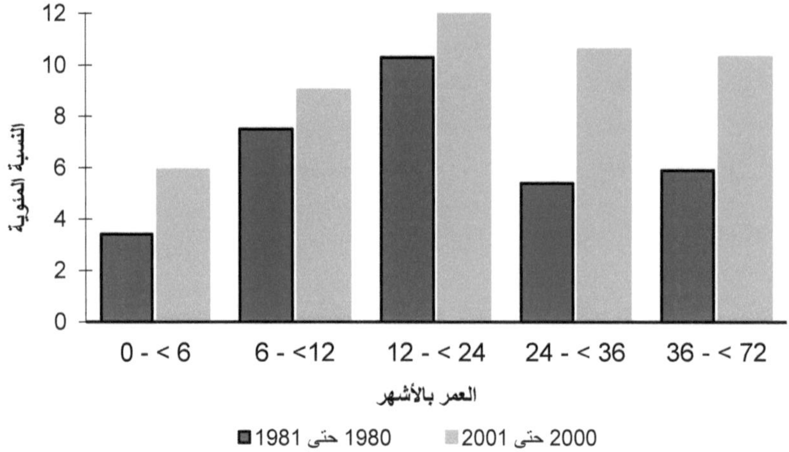

الرسم البياني 4.1. السمنة في مرحلة الطفولة المبكرة لمجموعات عمرية مختلفة

البيانات الإحصائية من دراسة إطعام الأطفال والرضّع تظهر أن الطفل العادي، بعمر يتراوح بين 2 و4 سنوات في الولايات المتحدة يستهلك كل يوم 221 سعرة حرارية من الحلويات والوجبات الخفيفة وأضف إلى ذلك 72 سعرة حرارية من العصائر السكرية.[24] مع الوقت، ومع نمو الطفل، يزداد استهلاكه للسكر. تمت دراسة لحساب محتوى السكر في حليب الأطفال، طعام الأطفال وسلع البقالة المخصصة للأطفال.[25] وجد الباحثون أن محتوى الطاقة في المتوسط في طعام الأطفال هو من السكر، ولكن هناك منتجات معينة تحتوي كميات أكبر منه. بكلمات أخرى، طعام الأطفال ليس أفضل من طعام البالغين الغير صحي؛ كلاهما يحتوي على كميات كبيرة من الكربوهيدرات المحسّنة (المكرّرة). في الجزء الثاني من هذا الكتاب، سنناقش بالتفصيل تأثير زيادة الوزن الذي تسببه الكربوهيدرات.

5

الفقر والسمنة

لماذا الفقراء أكثر عرضةً للإصابة بالسمنة؟

قديماً، كانت السمنة مرتبطة بالغنى والترف. الدول التي يعيش سكانها بمستويات دخل عالٍ تكون فها معدلات الإصابة بالسمنة أعلى من تلك التي يكون فيها مستوى الدخل منخفض. بشكل مثير للاهتمام، إذا قمنا بدراسة معدل انتشار السمنة في الولايات المتحدة أو أي دولة صناعية، سنجد العكس صحيحاً. الذين يعيشون في فقر هم أكثر عرضةً للإصابة بالسمنة من الأغنياء. في الولايات المتحدة، هناك 46 مليون إنسان يعيشون تحت خط الفقر: واحد من بين كل ستة مواطنين. هذا هو الرقم الأعلى منذ أكثر من 50 سنة. في مراجعة لحوالي 3139 مقاطعة في الولايات المتحدة، وُجدت علاقة وثيقة للغاية بين الفقر والسمنة. المقاطعات ذات نسب الفقر الأعلى (>35%)، لديها نسب أعلى للإصابة بالسمنة بمقدار 145%.[26] هناك الملايين يعيشون دون أمن غذائي في الولايات المتحدة. على الرغم من ذلك، انعدام الأمن الغذائي في الولايات المتحدة مختلف عنه في الدول النامية. بينما تعاني دول العالم الثالث المهمومة من سوء التغذية وذلك نتيجة لنقص الغذاء، تعاني الولايات المتحدة من نقص نوعي وليس كمّي في الغذاء. العائلات ذات الدخل المنخفض لا تستطيع شراء الأطعمة الصحية؛ من المحتمل أن يشتري الآباء وأبناءهم أغذية مصنعة كثيفة بالطاقة. كذلك فإن المواطنين الذين يعيشون في الأحياء الفقيرة لديهم فرصة محدودة جداً للوصول للأسواق المركزية أو المنتجات الطازجة. تسمى هذه المناطق أحياناً بالصحاري الخالية من الغذاء الصحي.

كثافة الطاقة للأطعمة هي دالة للتعبير عن محتواها من الماء. بشكل عام، الأطعمة الأقل كثافة بالطاقة تحتوي كميات أكبر من الماء، بينما الأغذية الكثيفة بالطاقة تكون جافة، وتحتوي كميات أكبر من السكر، النشا، والدهون. تقاس كثافة الطاقة للأغذية بوحدة ميجا جول/كجم (محتوى الطاقة في كجم واحد من الطعام مقاس بالميجا جول). على سبيل المثال، دقيق القمح معبأ بالطاقة وكثافة بالطاقة له تساوي 15.2 ميجا جول/كجم أو السكر فإن كثافة الطاقة له تساوي 16.2 ميجا جول/كجم. من جهة أخرى، القرنبيط له كثافة طاقة قليلة، فقط 1 ميجا جول/كجم. الأغذية ذات كثافة الطاقة العالية، على سبيل المثال القمح، الذرة، الأرز، السكر، تكون مدعومة بشكل كبير من الحكومات. كنتيجة لذلك، هذه الأغذية رخيصة نسبياً؛ نسبة الدولار لكل سعرة حرارية فيها هي الأقل بين جميع الأطعمة. لذلك، الأطعمة

الرخيصة، تحتوي على كميات كبيرة من الكربوهيدرات المحسّنة (المكرّرة)، وهي الخيار المتاح الوحيد للعائلات الفقيرة. هذه الأطعمة هي أكثر الأطعمة التي تسبب السمنة. استهلاك الأطعمة الغير صحية هو أحد العوامل الرئيسية وراء وباء السمنة اليوم.
بالإضافة إلى العادات الغذائية السيئة، تلعب قلة النشاط الرياضي دوراً أساسياً في الإصابة بالسمنة. المواطنون الذين يعيشون في الأحياء الفقيرة يميلون لأن يكونوا أقل نشاطاً بدنياً؛ يمكن تفسير هذا جزئياً بعدم قدرتهم على الوصول للمتنزهات والمنشآت الترفيهية، ومعدلات البطالة أعلى بينهم أيضاً.
الفقر والسمنة متلازمان. كان هناك صورة مثيرة للاهتمام تم نشرها في ويكيبديا.[27] كانت لرجل شديد البدانة يقف في طابور لاستلام تبرعات؛ حيث ينتظر أن يحصل على غداء مجاني في مكان يقدم الأطعمة للفقراء. ألا يبدو هذا منافياً للمنطق؟

6

أكثر الأشخاص الذين عاشوا بدانةً على الإطلاق

حياة روبرت إيرل هيوز

تم تسجيل روبرت إيرل هيوز (1926-1958) خلال حياته القصيرة ضمن موسوعة غينيس للأرقام القياسية كأكثر الأشخاص وزناً في التاريخ (الصورة 6.1). بعد ولادته، انتقلت عائلته للعيش في مزرعة قرب فشهوك، إلينوي. فشهوك هي مدينة صغيرة للغاية، حتى أنه لا يمكن إيجادها على الخريطة. يوجد في هذه المدينة سوق عام، كنيستان، ومدرسة فيها صف واحد.

عندما وُلد روبرت إيرل هيوز، كان يزن أكثر من الوزن الطبيعي بقليل. تقول زوجة أخيه أنه بعمر 6 أشهر كان يعاني من السعال الديكي و "تمزق في الغدة الدرقية". لا نعرف تماماً ما الذي حدث، ولكن منذ تلك اللحظة، بدأ هيوز باكتساب الوزن دون توقف. بعمر عشر سنوات، كان يزن 171 كجم.[28] عندما قام طبيب ما بفحص روبرت إيرل، أخبر والديه ألّا يتوقعا أن يعيش طفلهما أكثر من 15 سنة لأن قلبه لن يتحمل مثل هذا الضغط.

كان روبرت إيرل طفلاً موهوباً للغاية، وكانت لديه ذاكرة ممتازة. كان إذا قرأ شيئاً ما أو قابل أحدهم، يمكنه أن يتذكر ذلك للأبد. كان شخصاً سعيداً ولطيفاً للغاية وكان لديه العديد من الأصدقاء. في نظر زملاءه في الفصل، لم يبدُ روبرت إيرل مختلفاً أبداً، ولكنه كان أكبر قليلاً فقط.

كلما ازداد وزن روبرت إيرل، أصبحت مسيرته اليومية من المنزل إلى المدرسة أكثر صعوبة. يوماً ما، في طريق عودته من المدرسة، سقط روبرت إيرل في مجرى مياه موحل. كلف إخراجه منها استخدام جرار والعديد من الرجال لسحبه من الطين باستخدام الأحزمة. عندما أنهى روبرت إيرل الصف السابع، توقف عن الذهاب إلى المدرسة وبقي في المنزل لمساعدة أمه. بعمر 16 سنة، كان يزن 272 كجم وبعمر 20 سنة، كان يزن أكثر من 317 كجم. عندما ذاع سيط الولد البدين في أرجاء المقاطعات المجاورة، بدأ الزوار يتوافدون إلى فشهوك لرؤيته. لاحقاً، بدأ يظهر في الاحتفالات والمناسبات. كان الناس يقفون في طابور ويدفعون 25 سنتاً من أجل الدخول وشراء صور الرجل الذي يزن 317 كجم. عمل هيوز الجديد بدا مربحاً جداً، وكان يكسب نقوداً أكثر من أي رجل آخر في عائلته. بنهاية مهرجان خريف بايلز، حقق أرباحاً مقدارها 240$ (تساوي 2,000$ هذه الأيام).

في عام 1956، كان هيوز يزن 472 كجم. كان يتجول في الجنوب والشرق والغرب الأوسط، باستخدام شاحنته المخصصة. في يوم من الأيام، جاءه رجل يعرض عليه فرصة

حياته: وهي الظهور في العرض التلفزيوني الأكبر في نيويورك مقابل أربعين ألف دولار ودفع تكلفة الطيران كذلك. لكن كانت هناك مشكلة: لا توجد شركة طيران تستطيع نقل روبرت إيرل هيوز الذي يزن 472 كجم إلى نيويورك. أخيراً، وبعد إذن خاص من مجلس الطيران المدني، تم نقله في طائرة شحن. نقله الإسعاف إلى المطار وتم حمله إلى الطائرة باستخدام رافعة. خلال ظهوره في مدينة نيويورك، كان يجب عليه أن يرتدي أكبر بدلة سانتا كلوز في العالم. أُخذت مئات الصور لأكبر سانتا على الإطلاق. على الرغم من ذلك، بعد وقت قصير اختفى مموّل الفكرة. استدرك هيوز فجأة أنه كان ضحية احتيال: لا نقود، لا عرض تلفزيوني. علق روبرت إيرل هيوز في مدينة نيويورك دون مكان يقيم فيه، أو تذكرة للعودة لبيته. في النهاية، استطاع العودة إلى منزله بمساعدة جيش الإنقاذ.

خلال آخر سنتين من حياته، كان هيوز يسافر في أنحاء البلاد برفقة أخيه وزوجة أخيه. في ذلك الوقت، كان المشي شبه مستحيل لهذا الرجل الي يبلغ من العمر 31 سنة. في عام 1958 وخلال رحلته في الغرب الأوسط، كان هيوز البالغ من العمر 32 سنة في موعد مع الحصبة. بعد عدة أيام داخل المستشفى، توفي روبرت إيرل هيوز من فشل القلب الاحتقاني.

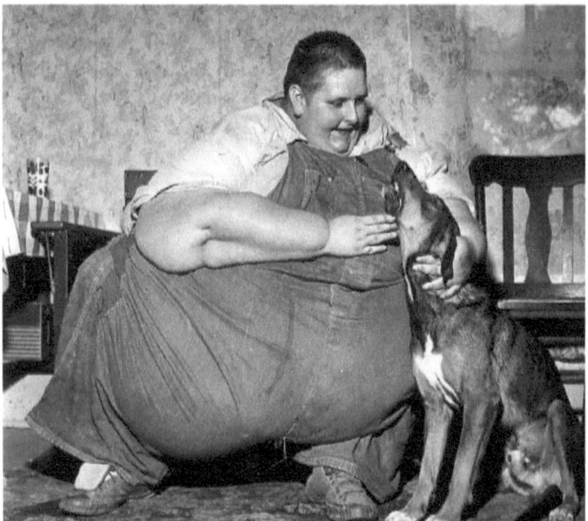

الصورة 6.1. روبرت إيرل هيوز

أناسٌ آخرون ثقيلون جداً

خلال العقود الستة اللاحقة بعد وفاة روبرت إيرل هيوز، جاء أناس آخرون مصابون بالسمنة وأخذوا لقبه بأثقل رجل في العالم. تسجل ويكيبيديا في لائحةٍ عشر أشخاص كانوا يزنون أكثر من هيوز. بحسب موسوعة جينيس للأرقام القياسية، فإن أثقل شخص في التاريخ الطبي هو جون براور مينوك (1941-1983).

مينوك كان يعاني من السمنة منذ صغره. بعمر 12 سنة، كان يزن 131 كجم، وبعمر 22 سنة، كان يزن 177 كجم. كان طوله 185 سم. في أعلى قيمة له، كان وزنه حوالي 635 كجم. هذا الوزن مجرد تقدير ذلك لأن حجمه كان كبيراً جداً، كان من الصعب استخدام الميزان. بناءً على هذا الوزن المقدّر، مؤشر كتلة جسمه يساوي حوالي 185 كجم/م^2. تصنف منظمة الصحة العالمية من مؤشر كتلة جسمهم أكبر من 30 على أنهم مصابون بالسمنة، ومن مؤشر كتلة جسمهم أكبر من 35 على أنهم مصابون بالسمنة المفرطة. أعلى تصنيف للسمنة هو مؤشر كتلة جسم أكبر من 60. مؤشر كتلة جسم مينوك أعلى ثلاث من هذا.

في عام 1978، تزوج امرأته جانيت التي تزن 50 كجم؛ لقد حطموا الرقم القياسي لأكبر فرق في الوزن بين الزوجين. لاحقاً، أصبح لدى جون وجانيت طفلان. في نفس السنة التي تزوج فيها، تم تشخيص مينوك بمرض الاستسقاء العام، وهو حالة طبية تتجمع فيها السوائل بكميات كبيرة في الجسم. تم إدخاله إلى المركز الصحي التابع لجامعة واشنطن في سياتل.

لم تكن عملية نقل مينوك مهمة سهلة. نقل الرجل البالغ وزنه 635 كجم من منزله إلى العبّارة ومن ثم إلى المستشفى. تطلب الأمر عشرات رجال الإطفاء ونقالة مخصصة. في المستشفى، كان يستلقي على سريرين موضوعين بجانب بعضهما. تطلب الأمر 13 رجلاً لتحريكه من أجل تبديل قماش السرير. مينوك كان موضوعاً تحت نظام غذائي شديد الصرامة يقلل من استهلاكه للطاقة إلى حد 1,200 سعرة حرارية في اليوم. بعد ستة عشر شهراً، عندما خرج من المستشفى كان مينوك يزن 215 كجم "فقط". خسر ما مجموعه 419 كجم.

جون براور مينوك كان رجلاً خارقاً كسر ثلاثة أرقام قياسية:

- أثقل البشر الذين عاشوا على الإطلاق
- أكبر فرق في الوزن بين الزوجين على الإطلاق
- حقق أكبر خسارة في الوزن سجلت في تاريخ البشرية

بعد سنة، حيث أن الاستسقاء الذي كان يعاني منه ازداد سوءاً، بدأ يزداد وزنه مرة أخرى وتمت إعادته إلى المستشفى. بما أن مرضه لا يمكن التعافي منه، قرر التوقف عن اتباع العلاج وتوفي عن عمر 41 سنة.

الجزء

الثاني

ما الذي يسبب السمنة؟

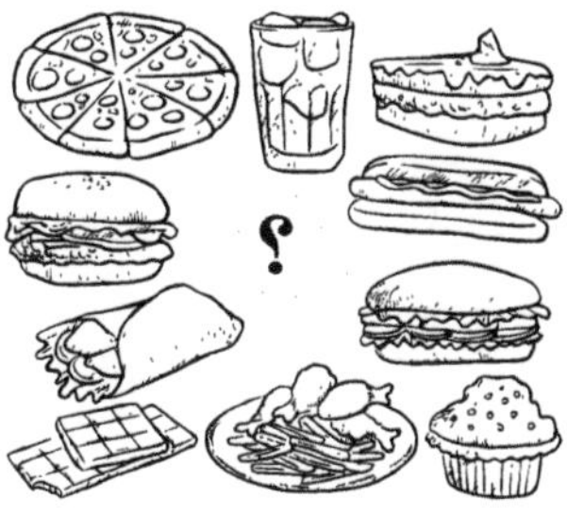

7

قصة هنود البيما

ماذا يمكننا أن نتعلم منهم؟

كل ورقة علمية بحثية معتبرة في موضوع السمنة تذكر قصة هنود البيما. هنود البيما هم مجموعة من سكان أمريكا الأصليين يعيشون في قلب أريزونا وجنوبها وفي الولاية المكسيكية سونورا. اليوم، على مستوى أمريكا الشمالية، معدلات الإصابة بالسمنة والسكري بين هنود البيما هي الأعلى. في الولايات المتحدة، وُجد أن ثلثا الرجال وثلاثة أرباع النساء من هنود البيما مصابون بالسمنة.[29] متوسط مؤشر كتلة الجسم لمجتمع هنود البيما بالكامل في أريزونا يبلغ أكثر من 30.[30] بحسب منظمة الصحة العالمية، الأفراد بمؤشر كتلة جسم أكبر من 30 مصابون بالسمنة المفرطة. كنتيجة لوباء السمنة، أعلى معدلات انتشار السكري من النوع الثاني في العالم هي بين هنود البيما، الذين يعيشون في محمية نهر جيلا الهندية في أريزونا. تقريباً 69% من نساء البيما اللاتي تتراوح أعمارهن بين 55 و64 سنة أصبن بالسكري.[31] هذه الأرقام هي أعلى بتسع مرات من معدل الإصابة القومي عند القوقازيين وأعلى أربع مرات منه عند الأمريكيين الأصليين الآخرين. مرض الكبد المزمن والفشل الكلوي الناتج عن السكري هي أيضاً مشكلات صحية منتشرة بين هنود البيما في أريزونا. على الرغم من أن الأمريكيين الأصليين لديهم أطول متوسط عمر في الولايات المتحدة (88 للنساء و84 سنة للرجال)، لكن متوسط سن الوفاة المتوقع لهنود البيما هو 60 سنة.

لم يكن هنود البيما من ضمن المجموعات العرقية التي تعاني من رعاية صحية فقيرة في الولايات المتحدة. في عام 1846، عندما عبر جيش الولايات المتحدة خلال أراضي البيما، وصف الجراح المساعد في كتيبة ما هنود البيما في مذكراته على أنهم "رفقاء هادئون ومرحون" وهو يقول أيضاً "يبدو أن هؤلاء الناس يتمتعون بصحة جيدة". لم يذكر شيئاً عن السمنة، السكري، مرض الكبد أو الكلية.

لطالما كان هنود البيما أناساً طيبين، وهادئين. لقد اعتادوا أن يكونوا مزارعين وصيادين بشكل مجموعات وكانت هذه المجموعات مقسمة إلى جماعتين تسميان النمل الأحمر والنمل الأبيض. قبل عدة قرون، بنى هنود البيما نظام ري معقد على الأراضي الخصبة لوادي جيلا. كانت مهمة الرجال نكش الأرض وحفر القنوات وزراعة المحاصيل. كل هذه المهام تطلبت عملاً بدنياً شاقاً، على اعتبار أن الأمريكيين الأصليين لم يستعينوا بالحيوانات للجر مثل الأحصنة والثيران. تقوم النساء بحصد المحاصيل وحملها، ويقمن بالأعمال المنزلية،

وكذلك ينسجن ملابسهن ويصنعن السلال. كان هنود البيما مزارعين أذكياء. اشتملت الحمية الغذائية التقليدية آنذاك على مجموعة واسعة من الأطعمة النباتية مثل القمح، الذرة، الحبوب المختلفة (العدس، الحمص، الفول، والفاصوليا)، القطيفة، بذور الشيا، المسكيت المخملي، المسكيت اللولبي، القمح الهندي، الفلفل، الطماطم، القرع، السورغم، بذور القطن، الصبار الأمريكي، الفطر، البلوط، التين، المشمش، الخوخ، البيلسان، البطيخ، ثمرة أنواع الصبار الصالح للأكل.

بعد عام 1849، عندما بدأت حمى الذهب في كاليفورنيا، عشرات الآلاف من المنقبين سافروا عبر أراضي البيما، متبعين طريق نهر جيلا. في تلك الأيام، كان لا يزال هنود البيما يعيشون في رفاهية. كان الطعام وفيراً وليس فقط كافياً لإطعامهم بل أنهم زودوا المسافرين بكل شيء يحتاجونه. على الرغم من ذلك، خلال العقود التالية بدأ الأمريكيون من أصل إنجليزي بالاستيطان بأعداد كبيرة في وادي جيلا، انتهى عصر ثراء هنود البيما. أخذ المستوطنون الجدد الأراضي من هنود البيما ووضعوهم في محميات. في السبعينيات والثمانينيات من القرن التاسع عشر، عندما قام المزارعون الغير أصليين بحرف مسار النهر، مُسحت مزارع البيما تماماً. بين عامي 1880 و 1920 واجه هنود البيما مجاعة كبرى. هذه هي النقطة التي تدخلت عندها الحكومة الفيدرالية وأعطت هنود البيما أطعمة مصنّعة رخيصة.

في بداية القرن العشرين، بدأ عالمان معروفان متخصصان في علم الإنسان (الأنثروبولوجيا) بدراسة هنود البيما. الأول هو فرانك راسل من جامعة هارفرد. في كتابه الذي صدر عام 1908، كتب راسل عن البيما: "إنهم بشكل ملحوظ أكثر وزناً من القبائل التي تعيش في سهل كولورادو" ... "العديد من كبار السن مصابون بالسمنة بشكل يتناقض بقوة مع الصورة المعتادة في أذهاننا عن الهنود طويلي القامة ومفتولي العضلات".[32] أصبحت إحدى الصور من الكتاب والتي تظهر امرأة سمينة للغاية مشهورة باسم "لويزا السمينة". قام راسل باكتشاف مذهل قبل أكثر من قرن: لقد أدرك أن بعض الأطعمة من نظامهم الغذائي جعلتهم أكثر وزناً بشكل ملحوظ عن بقية الهنود. "بعض السلع من نظامهم الغذائي يظهر أنها تسبب زيادة الوزن بوضوح".

في نفس السنة، قام أليش هردليتشكا بنشر كتاب بعنوان: مشاهدات طبية وفسيولوجية بين الهنود في الجنوب الغربي للولايات المتحدة، وشمال المكسيك. قابل هردليتشكا الهنود المصابين بالسمنة تقريباً في كل قبيلة، أكثرهم سمنة في العادة كن النساء وأولئك الذين يعيشون على أراضي المحميات. لقد لاحظ أنه "يوجد في كل قبيلة الأفراد الذين يحصلون على تغذية جيدة، رجالاً أو نساء، ولكن السمنة الحقيقية كانت بين أولئك الذين يعيشون فقط في المحميات." بين هنود البيما، كانت النساء بشكل كبير ولكن ليس بشكل خاص الأكثر سمنة." ومن العجيب أيضاً أنه سابقاً كانت السمنة نادرة بين هنود البويبلو الذين كان لديهم نظام حياة قليل الحركة منذ الأزل.

في النصف الثاني من القرن التاسع عشر، وعندما قام المستوطنون غير الأصليين بتهجير الهنود، كان على هنود البيما مغادرة أراضيهم والعيش في المحميات التي خصصتها لهم الحكومة الفيدرالية. في البيئة الجديدة، كان على هنود البيما ترك نظام حياتهم التقليدي. بكل تأكيد، كان لهذه التغييرات الرئيسية أثر كبير جداً على عاداتهم الغذائية كذلك. أصبح الصيادون والمزارعون السابقون يواجهون خطر المجاعة، والآن عليهم الاعتماد على نظام الحصص الغذائية من الحكومة. كان الطعام المصنّع الرخيص يوزع بالآلاف على الهنود. ظهرت محطات تجارية جديدة تبيع حصرياً طعام الرجل الأبيض في أراضي المحميات. أصبح السكر والقمح والدقيق وشحم الخنزير سلعاً منتشرة. اكتشف الأمريكيون الأصليون طريقة جديدة في الطهي: القلي باستخدام الدهون. ظهرت وصفة الخبز المقلي الهندي "الأصلية". وكلما أصبحت الأطعمة الجديدة أكثر انتشاراً، أصبحت أطعمة البيما التقليدية القديمة منسيةً شيئاً فشيئاً. باحث آخر اسمه أ. م. ريا قام بعمل قائمة بأكثر من 50 صنفاً من النباتات المنسية التي كانت جزءاً أساسياً في الحمية الغذائية لهنود البيما لقرون.[33] تحتوي هذه القائمة من النباتات المنسية على الأغذية الصحية للغاية التي اكتشفناها مؤخراً، بذور الشيا، الغنية بالأحماض الدهنية من نوع أوميجا-3، الألياف، البروتين، المعادن، والفيتامينات. كذلك الألياف الغذائية الذائبة الموجودة في بزر القطونة والتي تباع بأسماء تجارية مختلفة والتي تستخدم في العلاج والوقاية من العديد من الأمراض والحالات الصحية، ويمكن إيجادها على رفوف كل صيدلية. يعرف بزر القطونة أيضاً بالقمح الهندي وكان جزءاً من الحمية الغذائية التقليدية لهنود البيما حتى القرن العشرين.

قام مستشارو الزراعة الحكوميون بتعليم الهنود الذين كانوا يزرعون على حافة الصحراء لقرون كيفية استبدال أساليبهم الزراعية العضوية المستدامة بنماذج وأساليب الشركات. كنتيجة لهذا الإجبار على التجديد، أصبحت العديد من النباتات البرية التي تنمو في مناطق فيضانات الأنهار غير متاحة. تعدد المحاصيل الزراعية الصحراوية القديم تم إهماله وبحلول النصف الثاني من القرن العشرين، اختفت المحاصيل التقليدية وأصبحت بعيدة عن الاستخدام. خلال القرن الأخير، استمر مستوى الجودة الغذائية العام في التراجع. اليوم، مستوى جودة الحمية الغذائية العادية لهنود البيما أقل جودة بكثير من المستوى العام للشعب الأمريكي. ماذا يمكننا أن نتعلم من هنود البيما؟ إن كلاً من الأغذية المصنعة من كميات كبيرة من الكربوهيدرات المحسّنة (المكرّرة) مع نمط حياة قليل الحركة وإبعاد هنود البيما عن بيئتهم الطبيعية حوّلهم من طويلي قامة ونحيلين إلى مصابين بالسمنة يعانون من جميع أنواع المشاكل الصحية.

8

السمنة الوراثية

أسطورة جين السمنة

نحن نميل إلى نسب تصرفاتنا وتصرفات الآخرين إلى أسباب بيولوجية وراثية. مع تطور العلم، قمنا باختلاق تفسيرات وراثية لفشلنا في تغيير ما لا يمكن تغييره. التفسيرات الوراثية للاكتئاب، إدمان الكحول، إدمان المخدرات، الذكاء، الاضطرابات السلوكية وحتى الأعمال الإجرامية تظهر في عناوين الصحف بشكل دوري. السمنة ليست استثناءً من ذلك. يفترض الناس أن السمنة مرض وراثي من مقولة "السمنة تجري في العائلة"، ولا يمكننا فعل شيء حيالها.

إذا أخذنا نظرة عن قرب، فإن السمنة مرض معقد، يُحدد بمعادلة من الكثير من التأثيرات المختلفة مثل التأثيرات الوراثية، الهرمونية، العصبية، السلوكية، النفسية، وعوامل النمو. على الرغم من أن الجينات جزء مهم من المعادلة، الجينات وحدها لا تسبب السمنة (عدا بعض الحالات النادرة جداً).

بوضع التالي في عين الاعتبار وهو أنه في الدول الصناعية ثلث التعداد السكاني مصاب بالسمنة والثلث الآخر مصاب بزيادة الوزن، فإن جزءاً صغيراً فقط -يمكن إهماله- من الناس عندهم سبب وراثي أساسي وراء مشاكلهم مع الوزن. أحد الأسباب الممكنة وراء السمنة أحادية الجين المسبب هي طفرة في جين هرمون اللبتين. في هذه الحالات النادرة فإن الجينات التي تعرضت لطفرة تسبب توقفاً في إفراز هرمون اللبتين. اللبتين هو هرمون تفرزه الخلايا الدهنية ينظم توازن الطاقة في جسمنا من خلال تثبيط الإحساس بالجوع. في المرضى الذين يعانون من نقص اللبتين، يمكن علاج السمنة بسهولة باستخدام علاج اللبتين. من جهة أخرى، فإنه في بعض الحالات، بالرغم من مستويات مرتفعة من اللبتين في بلازما الدم، فإن الهرمون لا تأثير له بسبب طفرة في مستقبلات اللبتين في الخلايا. ظاهرة السمنة التي تسببها طفرة في جين واحد نادرة جداً: فقط بعض المئات من الحالات تم تشخيصها عالمياً.

متلازمة برادر-ويلي هي مرض وراثي من أعراضه الجوع المزمن، تناول الطعام بشكل مفرط، والسمنة التي تهدد الحياة والتي تكون مصحوبة بالسكري من النوع الثاني، وأيضاً قصر القامة، وضعف متوسط في القدرات العقلية وعجز في التعلم. تحدث متلازمة برادر-ويلي عندما تُفقد قطعة من الكروموسوم رقم 15 الذي من الأب أو عندما يحصل

الشخص على نسختي الكروموسوم رقم 15 من أبيه أو من أمه بدلاً من نسخة واحدة من كليهما. متلازمة برادر-ويلي لا تورّث؛ إنها ناتجة عن خطأ جيني يحدث عشوائياً أثناء الحمل، أو خلال مراحل تطور الجنين. على الرغم من أن متلازمة برادر-ويلي هي السبب الأكثر شيوعاً للسمنة المرضيّة عند الأطفال، إلا أن نسبة حدوثها هي حالة كل 25,000 ولادة.[4]

باستثناء بعض الحالات النادرة جداً، السمنة في معظم الحالات نتاج تفاعل العديد من الجينات. لا يوجد شيء يسمى "جين السمنة". تم التعرف على أكثر من 80 جين له علاقة بالسمنة، على الرغم من ذلك فإن كل واحد منها يلعب دوراً متواضعاً في التسبب بالمرض.

من وقت لآخر، تأتي الصحف بعناوين مثل "اكتشف العلماء كيف أن هذا الجين الأساسي يجعل الناس يصابون بالسمنة". هذا المقال بالتحديد نُشر في مجلة الولايات المتحدة الأمريكية اليوم بتاريخ التاسع عشر من أغسطس عام 2015، ويدّعي فيه الكاتب أن الجين الأساسي المسؤول عن السمنة تم اكتشافه أخيراً. على الرغم من أن المقال لم يذكر هذا الجين، إلا أن الذين قاموا بقراءة المقال أصبح عندهم انطباع أن المساعدة في طريقها وأنهم لا يجب أن يقلقوا بشأن اتباع حمية غذائية بعد الآن. في المستقبل القريب، عن طريق أخذ حبة سحرية، سنستطيع تناول الطعام بالقدر الذي نشاء -لا نحتاج للقيام بالتمارين حتى- بل العكس نتوقع أن نكون نحيلين ونعيش حياة صحية.

المقال الذي تم ذكره آنفاً كان يشير إلى الجين المرتبط بكتلة الدهون والسمنة (FTO)، وهو واحد من 80 جيناً يمكن أن تسبب السمنة. يقوم جين (FTO) بتنظيم عملية إنفاق الطاقة في الجسم ونضوج الخلايا الدهنية. هذا الجين يمنع تحول الخلايا الدهنية البيضاء إلى خلايا دهنية بنّية منتجة للحرارة. في الحيوانات المخبرية، تعطيل هذا الجين كان سبباً في نقصان الوزن من دون تغيير في النشاط البدني والشهية. في أوروبا، تمت دراسة بمشاركة 38,000 شخص. وجد العلماء ارتباطاً بين السمنة ووجود جين (FTO). بالمقارنة مع الأشخاص الطبيعيين، فإن الأشخاص الذين يحملون ذلك الجين كانوا يزنون أكثر بثلاثة كيلوجرامات، واحتمالية الإصابة بالسمنة بينهم أعلى بمقدار 1.67 ضعف.[34]

المقال من مجلة الولايات المتحدة الأمريكية اليوم يذكر التالي: "أشاد خبراء مستقلون بهذا الاكتشاف". حسب الباحثين، هل كل ما يتطلبه الأمر هو فرق ثلاثة كيلوجرامات في الوزن لنحدد ما إذا كان شخص ما نحيلاً أم بديناً؟ حسناً، إذا كنا نتحدث عن ثلاثين كيلوجراماً، فسيكون ذلك منطقياً بالتأكيد. من الواضح أن ثلاثة كيلوجرامات هي أقرب للا شيء. "الخبراء المستقلون" يسمون فرق الثلاثة كيلوجرامات هذا "شيئاً كبيراً". معظم العلماء سيتفقون أن فرق ثلاثة كيلوجرامات في الوزن لا قيمة له؛ يمكن لوزنك أن يتفاوت بهذا المقدار في يوم واحد.

دراسات التوائم والتبني

قام هيرنانديز بتقدير مساهمة العوامل الجينية في الإصابة بالسمنة على أنها بين 40 و70 بالمئة.[35] بجانب الجينات، هناك العديد من العوامل البيئية التي تلعب دوراً مهماً في الإصابة بالسمنة. تناول كميات كبيرة من الكربوهيدرات المحسّنة (المكرّرة) هو العامل الأول. إذا أخذت بعض الوقت لدراسة بطاقات المواد الغذائية التي نتناولها يومياً، سيصدمك أن تعرف أن السكر مضاف تقريباً لكل واحد منها. الناس يتناولون طعاماً سريعاً أكثر من أي وقت مضى، وتميل المطاعم لمضاعفة أحجام وجباتها. الطعام الغير صحي يمكن الوصول إليه بسهولة في أي مكان من خلال آلات البيع الموضوعة في المدارس، المستشفيات، محطات القطار، أماكن الأحداث الرياضية والمجتمعية.

النشاط الرياضي هو عامل بيئي آخر مهم أيضاً. بالمقارنة مع جيل أجدادنا فنحن أقل نشاطاً بدنياً. بدلاً من النشاطات خارج المنزل، نحن نقضي وقتاً أكثر أمام شاشات الحواسيب، التلفاز، ألعاب الفيديو، والهواتف الذكية.

لا شك في الدور المهم الذي تلعبه الجينات في الإصابة السمنة. حتى يومنا هذا، على الرغم من عدم وجود إجماع بين الباحثين حول السؤال الأول وهو ما مقدار التباين الذي يمكن تفسيره بالعوامل الجينية فقط. المقال الذي ذُكر سابقاً يقدر أثر الجينات على وزننا في المدى بين 40 و70 بالمئة، والذي قد يبدو عقلانياً من الوهلة الأولى. لكن إذا قمنا بالغوص قليلاً، فسنجد كمّاً كبيراً من البيانات المتضاربة.

دراسات التبني ودراسات التوائم هما طريقتان تقليديتان في تحديد آثار العوامل الجينية في الإصابة بالسمنة. هدف دراسات التبني هو تقدير أهمية دور التربية مقابل دور الجينات في انتقال السمنة من خلال مقارنة الأطفال المتبنين بآبائهم الذين تبنوهم ومقارنتهم مرة أخري بآبائهم البيولوجيين. في دراسات التوائم يتم تقدير قوة العوامل الجينية من خلال مقارنة درجة السمنة بين أزواج التوائم الذين يعيشون في بيئات مختلفة.

في طريقتنا هذه، بخصوص دور الجينات في الإصابة بالسمنة، فإن المدى الأول وهو 40-70% يجب توسيعه. مايس وآخرون قاموا بعمل تحليل شمولي للتشابه العائلي في مؤشر كتلة الجسم، بالاعتماد على نتائج دراسات التبني ودراسات التوائم.[36] قام الباحثون بتحليل بيانات الوزن التي تم جمعها من أكثر من خمس وعشرين ألف زوج توائم وخمسين ألف فرد من عائلاتهم التي تبنتهم وعائلاتهم البيولوجية. وجد مايس أن 50-90% من الفرق في السمنة بين أزواج التوائم يمكن تفسيره بالعوامل الجينية فقط. تظهر نتائج فحص مؤشر كتلة الجسم لسبعة آلاف زوج من التوائم الفنلنديين أنه كلما كبرنا في السن، فإن دور الجينات يصبح أقل أهمية، بينما يصبح دور البيئة أكثر أهمية في الإصابة بمرض السمنة. كانت هناك أيضاً قابلية أكبر للتوريث للرجال أكثر منه للنساء.

في إطار آخر، في دراسات التبني، وُجد أن قابلية توريث السمنة أضعف بكثير. كانت في المدى 20-60% في العلاقة بين الوالد/ة والطفل. في معظم الدول، البيانات حول الآباء

البيولوجيين للأطفال المتبنين سرية وليس من السهل أن يصل إليها الباحثون. هناك استثناء واحد وهو سجل التبني الدنماركي. قام ألبرت جـ. ستنكارد بعمل دراسة على 540 بالغ دنماركي متبنى.[37] كان يدرس الآلية التي تؤثر بها الجينات والعوامل الوراثية على السمنة. بالاعتماد على بيانات الطول والوزن المتاحة من السجل، قام ستنكارد بتصنيف الحالات إلى مجموعات حسب الوزن: المصابون بالسمنة، المصابون بزيادة الوزن، ذوو الوزن الطبيعي، النحيلون. وجد علاقة قوية بين المجموعة التي ينتمي إليها المتبنى ووالداه البيولوجيان. على النقيض، وجد أنه لا يوجد علاقة في الوزن بين المتبنى ووالداه الذين تبنوه. بكلمات أخرى، إذا كان ستنكارد محقاً، فإن البيئة التي يكبر فيها الأطفال الذين تم تبنيهم لا تأثير لها على أوزانهم. مصير الطفل مكتوب في جيناته. إذا كنت مولوداً لتصبح مصاباً بالسمنة، فستصبح مصاباً بالسمنة. إذا كنت مولوداً لتصبح نحيلاً، فيمكنك أن تأكل بالقدر الذي تشاء وستبقى نحيلاً طوال حياتك. على الرغم من أن ألبرت جـ. ستنكارد هو من أكثر المؤلفين الذين يستدل بكلامهم والمتخصصين في جينات السمنة: لكنه قام بالتركيز على دور العوامل الجينية في الإصابة بالسمنة في أعماله أكثر من اللازم. في الدراسة التي تم ذكرها سابقاً والتي قام بها مايس وآخرون، قام العديد من المؤلفين بذكر علاقة أضعف بكثير بين الجينات والسمنة. مما يثير الاهتمام، أن هناك باحثين آخرين وجدوا علاقة أقوى من تلك التي وجدها ستنكارد. تمت دراسة دور الجينات في الإصابة بالسمنة لعقود، لكن ما من إجماع بين الباحثين. هناك الكثير من البيانات المتضاربة وإيجاد تقديرات يُعتمد عليها غير متاح. بناءً على التقديرات المعتدلة، فإنه من الآمن القول إن أهمية الجينات في الإصابة بالسمنة يجب أن تكون في مكان ما في المدى من 10% إلى 90%.

هنود البيما – مرة أخرى

في الفصل السابق، رأينا كيف أن السمنة أصبحت أكثر الأوبئة دماراً في تاريخ هنود البيما في أريزونا. رأينا كيف أن هؤلاء الهنود الذين كانوا طوال القامة وأقوياء أصبحوا أكثر المجموعات العرقية وزناً في الولايات المتحدة. تقريباً ثلثا رجال البيما وثلاثة أرباع النساء منهم مصابون بالسمنة. كنتيجة لوباء السمنة، فإن أعلى معدلات انتشار السكري من النوع الثاني في العالم هي بين هنود البيما، الذين يعيشون في محمية نهر جيلا الهندية في أريزونا. بالإضافة لأولئك الذين يعيشون في الولايات المتحدة، هناك مجموعة قليلة من هنود البيما تسكن جنوب حدود الولايات المكسيكية تشيهواهوا وسونورا.

في محمية نهر جيلا الهندية، 69% من النساء الكبيرات في السن أصبن بالسكري. معدلات انتشار السكري من النوع الثاني بين النساء في مجتمع البيما الأمريكي كاملاً كانت 40%. هنا تأتي المفارقة: فقط جزء صغير من هنود البيما المكسيكيين عانى من السكري. المرض أكثر انتشاراً في الولايات المتحدة بمقدار 5.5 ضعف منه في المكسيك.[38] تُظهر السمنة نفس النمط. معدلات الإصابة بالسمنة بين رجال البيما في الولايات المتحدة أعلى

بعشرة أضعاف منها في المكسيك. بالنسبة للنساء، فإن معدلات الإصابة بالسمنة مقابل ذلك هي حالتان من أصل كل سبعة نساء. بالإضافة إلى ذلك، فإن هنود البيما في المكسيك يظهر أنهم أكثر صحةً من غير الهنود. كيف يكون كل هذا ممكناً؟

تم أخذ عينات حمض نووي DNA لتحديد العلاقة الجينية بين مجموعتي هنود البيما. بناءً على تحليل 309 علامة جينية مستقلة، فإن هنود البيما الأمريكيين والمكسيكيين بينهم صلة قرابة قوية، على الرغم من أن تجميعة جيناتهم ليست متطابقة. هنود البيما الذين يعيشون على الجانب الجنوبي من الحدود، أظهروا أيضاً تشابهاً جينياً ذو درجة كبيرة مع مجموعات الأمريكيين الأصليين الأخرى. إذا كان ستتكارد محقاً في أن السمنة موجودة في جيناتنا، إذن كيف من الممكن أن تكون مجموعتان من السكان متشابهتان جداً جينياً مثل هنود البيما في الولايات المتحدة والمكسيك تظهران هذا الفرق الكبير في معدلات السمنة؟ على الرغم من أن هنود البيما في المكسيك معرضون للإصابة بالسمنة، فإن الأمر يبدو كأنهم يملكون حماية خفية من السمنة، والسكري من النوع الثاني، وأمراض أخرى طوال حياتهم. إذا لم تكن جيناتهم هي التي تبقيهم نحيلين، يجب أن تكون عوامل الحماية من البيئة. بشكل مدهش، فإن المكسيكيين ممن ليسوا من هنود البيما والذين يعيشون نمط حياة مشابهاً لهنود البيما لديهم معدلات انتشار السمنة والسكري أقل بكثير من أولئك المكسيكيين الذين يعيشون في مدينة مكسيكو وفي الولايات المتحدة.

في هذا القسم، قمنا بمقارنة مجموعتين من الناس الذين تصل بينهم قرابة قوية، ولكنهم مختلفون جداً في نمط الحياة ويعيشون في بيئتين مختلفتين. المجموعة الأولى أفرادها نحيلون وأصحاء، بينما أفراد المجموعة الثانية مصابون بالسمنة ويعانون من شتى أنواع الأمراض. لربما نسأل سؤالاً: هل السمنة فعلاً سببها جيناتنا؟

خلاصة

من الأمثلة التي رأيناها في هذا الفصل، يمكننا أن نستنتج أن دور الجينات في الإصابة بمرض السمنة أقل أهمية بكثير مما يدعيه بعض الخبراء. على الرغم من أن الجينات تلعب دوراً أساسياً في المعادلة، إلا أن الجينات وحدها لا تسبب السمنة (باستثناء بعض الحالات النادرة جداً). هذه الحالات النادرة لا تشكل حتى واحداً بالمئة من مجموع المصابين بالسمنة. ماذا عن 60% من السكان المصابين بالسمنة وزيادة الوزن في الدول الصناعية؟ لا شك أن جيناتنا تجعلنا عرضةً للإصابة بالسمنة. لكن نمط حياتنا وبيئتنا هي ما ينشط هذه الجينات ويسبب لنا السمنة. الأخبار الجيدة هي أنه حتى لو ورثت جينات السمنة السيئة هذه، فإنه لا يجب أن تظهر وتنشط. تابع القراءة. لاحقاً في الكتاب، سأوضح بالتفصيل ما هي التغييرات التي يجب أن تقوم بها في نمط حياتك وحميتك الغذائية والتي ستمنع تنشيط جينات السمنة لديك وكيف يمكنك الوصول للوزن المثالي والبقاء نحيلاً ومعافًى.

9

الكربوهيدرات التي تسبب السمنة

فسيولوجيا التذوق

تم وضع أساسيات علم التغذية الحديث قبل حوالي مئتي سنة. أكثر الأعمال شهرة للفرنسي متعدد المعارف جان أنثيلمي بريل سافارين هو كتاب فسيولوجيا التذوق الذي تم نشره في عام 1825. استمرت طباعة الكتاب لأكثر من قرنين. ولد بريل سافارين لدى عائلة من المحامين أصحاب النفوذ. لقد درس القانون، الكيمياء، والطب في مدينة ديجون ليصبح محامياً لاحقاً. لم تتوقف خبرة سافارين على العلوم الطبيعية ولكنه كان خبيراً في الطبخ أيضاً. في كتابه فسيولوجيا التذوق، يدرس الكاتب العلاقة بين العادات الغذائية والصحة؛ قام أيضاً بتخصيص فصل كامل عن السمنة. نعرف من كتابه أن المصابين بالسمنة المرضيّة كانوا موجودين حتى في القرن التاسع عشر. كتب عن صديق له كان يبلغ طوله 157 سم، ولكنه كان يزن 227 كجم. ولكن أكثر الحالات التي قابلها بريل سافارين إثارة للدهشة كانت في نيويورك. كان هناك رجل ضخم يجلس على كرسي عند مدخل مقهى في برودواي. وصف سافارين قدماه على أنهما "سمينتان بشكل كافٍ لحمل كنيسة".

قام الكاتب بذكر ثلاثة أسباب للسمنة: الأول، هناك بعض الأشخاص الذين يولدون بوجود ميل للإصابة بالسمنة. (هذا سبق بكثير ظهور علم الجينات). النشا هو السبب الثاني للسمنة. كل الحيوانات التي تعيش على الأطعمة النشوية تصبح سمينة؛ الإنسان أيضاً يندرج تحت هذا القانون العام. المأكولات النشوية التي يضاف إليها السكر هي أكثر المأكولات التي تسبب السمنة. لاحظ الكاتب أيضاً التالي "نحن لا نأكل الحلويات إلا بعدما نشبع شهيتنا، الحلويات مجرد رفاهية، وهي شيء مغرٍ للجميع". أشار أن الكربوهيدرات في المشروبات تسبب السمنة تماماً كتلك الموجودة في الطعام. في الدول التي يتناول الناس فيها الجعة (مشروب كحولي يصنع من تخمير الحبوب) يكون لديهم بطون كبيرة. قام أيضاً بذكر بعض شاربي الجعة الباريسيين الذي أصبحت لديهم بطون كبيرة منذ أن توقفوا عن شرب النبيذ (مشروب كحولي يصنع من تخمير عصير العنب) لأنهم لا يستطيعون شراءه. السبب الثالث للسمنة هو الأكل والشرب كثيراً. الجنس البشري هو الوحيد الذي يأكل وهو لا يشعر بالجوع، ويشرب وهو لا يشعر بالعطش. الحيوانات ببساطة لا تقوم بهذا.

في تاريخ الطب، بريل سافارين هو أول شخص قام بدراسة الأسباب الكامنة وراء السمنة، حيث أسس نظريته على المبادئ العلمية الحديثة. على الرغم من أن بعض النتائج التي جاء

بها قديمة ولاغية، فلقد اكتشف ثلاثة عوامل خطر للإصابة بالسمنة: الجينات، الكربوهيدرات المحسّنة (المكرّرة)، والإسراف في تناول الطعام. لسوء الحظ تم نسيان تحذيراته حول الكربوهيدرات المحسّنة خلال القرنين الأخيرين.

أول كتاب حمية غذائية في العالم

كتب ويليام بانتينج أول كتاب حمية غذائية، وقد كان رجلاً إنجليزياً يعيش في لندن في القرن التاسع عشر، ولم يتلق أي تعليم طبي رسمي: ولكن بدلاً من ذلك كان نجاراً، وحانوتياً، وصانع أكفان. وهو في الثلاثينيات من عمره، بدأ بانتينج يكتسب الوزن. بمرور العقود التي تلت، كان قد كدّس كمية ضخمة من الدهون في جسمه. لم يستطع إيجاد دواء لسمنته لحوالي ثلاثين سنة. بدا أن لا شيء ينجح مع بانتينج؛ فقد قال "وحش الدهون حول معدتي ما زال يكبر". نصحه جراح مشهور صديق للعائلة ببذل مجهودات بدنية. باتباع نصيحة الطبيب، بدأ بانتينج كل صباح بممارسة رياضة التجديف الشديدة في نهر التايمز القريب.
على الرغم من أنه اكتسب قوة عضلية، وطورت لديه الأنشطة خارج المنزل شهيةً صحية للغاية. ولكن في النهاية، بدلاً من أن يفقد الوزن، أصبح أكثر وزناً. النصيحة التي تم إعطاؤها لبانتينج تبين أنها بلا فائدة تماماً كوصفة خسارة الوزن الشهيرة هذه الأيام: "قم بتمارين أكثر وتناول طعاماً أقل". كما رأينا في هذه القصة، استراتيجية زيادة مستوى النشاط البدني تفشل، ليس فقط اليوم، ولكن قبل 150 سنة أيضاً. أما بالنسبة للنصيحة الثانية، وهي "أن تأكل أقل"، فإن تقليل السعرات الحرارية التي يتناولها لم ينجح مع بانتينج أيضاً. لقد انتهى به المطاف متعباً ويحس بالجوع فيتناول طعاماً أكثر من ذي قبل. كان بانتينج مشاركاً في نشاطات بدنية أخرى أيضاً مثل المشي، ركوب الأحصنة، ولكن هذه الأنشطة لم تساعده في خسارة الوزن أيضاً. قام أيضاً بتجربة علاجات تعد في يومنا هذا شعوذة أو أنظمة غذائية استهلاكية مثل المشروب الكحولي ليكيور الذي يحتوي البوتاسيوم، هواء البحر، والحمام التركي. بحلول عام 1862، كان بانتينج سميناً للغاية، لدرجة أنه لم يكن يستطيع ربط حذائه وكان يعاني من آلام المفاصل المتكررة ومشاكل في العين والأذن.
لاحقاً، لفت بانتينج انتباه جراح أذن مشهور اسمه ويليام هارفي، والذي وصف حمية غذائية معينة لبانتينج. أمضى الدكتور هارفي سنوات عمله الأولى في باريس، مركز الطب التجريبي آنذاك. أُخبر بانتينج أن يمتنع عن تناول الخبز، الزبدة، الحليب، السكر، الجعة، والبطاطا، وتلك كانت المكونات الأساسية في نظامه الغذائي. الأطعمة المسموحة من ناحية أخرى كانت اللحوم، السمك، والخضراوات. تم تقليل استهلاك الخبز إلى 28 جراماً لكل وجبة. كنتيجة للنظام الغذائي الصارم ذو الكمية القليلة من الكربوهيدرات، خسر بانتينج 21 كجم خلال سنة. شعر أنه أصغر عمراً بكثير، وأكثر طاقة. ذهبت آلام المفاصل؛ لم تعد تصيبه حرقة المعدة واستطاع أن يربط حذائه مجدداً. تحسن كل من سمعه وبصره كثيراً. كان بانتينج مندهشاً بالنتائج. ألّف بعدها كتيّباً بعنوان: كتيّب عن السمنة، موجه للعامة والذي

يعتبر أول كتاب نظام غذائي. ذهب بانتينج بالمسودة إلى محرر مجلة ذا لانست. كانت مجلة ذا لانست أحد أكثر المجلات الطبية المرموقة ومازالت حتى يومنا هذا. لكن المجتمع الطبي لم يأخذ النجار السابق على محمل الجد. بعد ما تم رفض بانتينج من المحرر، قام بنشر الكتاب بنفسه، وفي النهاية أصبح أكثر الكتب مبيعاً وكانت منه عدة إصدارات. بحلول السبعينيات من القرن التاسع عشر، أصبح مصطلح "بانت" من معاني المصطلح "اتباع نظام غذائي".

على الرغم من أن الكثير من الأنظمة الغذائية الحديثة ذات الكمية القليلة من الكربوهيدرات والكبيرة من الدهون مشابه لحمية بانتينج، وهذه الأنظمة لها الكثير من المتابعين حتى في يومنا هذا، هناك القليل من المعلومات المهمة والمعروفة والتي لا يذكرها معجبو بانتينج. ويليام بانتينج لم يصل إلى الوزن الطبيعي، كما يدّعي بعض المؤلفين. خسر الوزن وانتقل من مؤشر كتلة جسم يساوي 33 إلى مؤشر كتلة جسم يساوي 26. هناك الكثير من صور ويليام بانتينج المتاحة على الإنترنت. إذا أخذنا نظرة عن قرب لصورة جسمه كاملاً، سنلاحظ الدهون المتضخمة المتراكمة حول بطنه بشكل واضح حتى بعد خسارة وزنه المزعومة. يدّعي بانتينج أنه خسر 21 كجم، ولكن نحن ليس لدينا أي معلومات فيما إذا حافظ على خسارة الوزن تلك لوقت طويل. هذه هي نقطة ضعف صناعة الأنظمة الغذائية، كل نظام غذائي يفشل على المدى البعيد. وأخيراً وليس بآخر، كان بانتينج كثير الشرب بشراهة. ذكر في كتيّبه أن 4 إلى 7 كؤوس من النبيذ كانت جزءاً من حميته اليومية. إدمان بانتينج الكبير على شرب الكحول يقوّض مصداقيته.

أبو الطب الحديث

السير ويليام أوسلر كان طبيباً كندياً، وكان يشار إليه عادةً "بأب الطب الحديث". في عام 1892، قام بنشر كتاب لطلبة الطب والأطباء الممارسين للمهنة بعنوان: مبادئ الطب وممارسته. تمت ترجمته إلى عدة لغات وأصبح أهم كتاب مدرسي في الطب للأربعين عاماً التي تلت. لعلاج السمنة، نصح أوسلر بحمية ذات محتوى قليل من الكربوهيدرات، تحتوي على الحليب، الفواكه والخضراوات، وتقليل استهلاك الخبز إلى 55 جم (حجم شطيرة الهامبرجر في أيامنا هذه) وتقليل استهلاك البطاطا إلى 100 جم في اليوم. بحسب حمية أوسلر، يجب أن يكون هناك "يوم صيام" بين الفينة والأخرى. نصح أيضاً أن الدهون والنشا يجب أن يتم تقليلها في طعام الأطفال، وأن يُمنعوا من تناول السكاكر.

القرن العشرون

منذ السنوات الأولى في القرن 1800 وحتى منتصف القرن الماضي، كانت النظرة تجاه الكربوهيدرات على أنها السبب الأساسي للسمنة. قبل عقود من انتشار وباء السمنة العالمي،

كان هناك العديد من الكتب حول تأثيرات الكربوهيدرات في التسبب بالسمنة، كتاب بنجامين سبوك بعنوان كتاب الفطرة السليمة في رعاية المولود والطفل هو واحد من أكثر الكتب مبيعاً في القرن العشرين حيث بيعت منه أكثر من 50 مليون نسخة. د.سبوك قال في كتابه المشهور عالمياً: "الحلويات الغنية بالسكر يمكن التوقف عن تناولها دون خطر، وهو واجب لمن كان سميناً وأراد أن ينقص وزنه. كمية الطعام العادي، والغني بالنشا (الحبوب، المخبوزات، البطاطا) التي تحصل عليها هي التي تحدد عند معظم الناس مقدار الوزن الذي يكتسبونه أو يخسرونه".

في عام 1963، بدأ كل د.باسمور ود.سويندلز مقالهما في المجلة البريطانية للتغذية بالجملة التالية[39]: "كل امرأة تعرف أن الكربوهيدرات تسبب السمنة: هذه معرفة العامة لا يشك فيها إلا القليل من أخصائيي التغذية."

حتى الستينيات من القرن الماضي، كان لا يزال هناك إجماع بين كبار العلماء حول تأثير الكربوهيدرات في التسبب بالسمنة، كما رأينا في مقال د.باسمور في المجلة البريطانية للتغذية.

كان مرض القلب سبباً غير شائع للوفاة في النصف الأول من القرن العشرين. لكن الأمور بدأت تتغير بعد الحرب العالمية الثانية. مع سرعة وتيرة النمو الاقتصادي والتطور الصناعي في الدول الغربية، أصبح مرض القلب التاجي القاتل الأول بين الرجال في متوسط العمر بحلول الستينيات. منذ انتشار وباء مرض القلب الكبير، كان الباحثون يبحثون جاهدين عن إجابة للسؤال التالي: ما الذي يسبب مرض القلب؟ في بداية الخمسينيات، جاء عالم الأحياء البحرية أنسيل كيز بنظرية غريبة وهي أن مرض القلب التاجي سببه أكل الدهون. في تلك الأيام لم يأخذه أحد على محمل الجد، كان البعض يسخر منه أحياناً بسبب فكرته الجريئة. كيز نفسه كان مشككاً بنظريته أيضاً. لكن في بداية وباء مرض القلب الكبير بدأت الأمور تتغير بسرعة. وجب على الحكومات والسلطات الصحية تحت ضغط من العامة أن تجد متهماً وراء أكثر الأمراض فتكاً في القرن العشرين. كانت الدهون في طعامنا هي أفضل متهم. فجأة تم نسيان تأثير الكربوهيدرات في التسبب بالسمنة، ومنذ تلك اللحظة أصبحت الدهون هي عامل الخطر الأكبر لمرض القلب. أخبرتنا السلطات أن نقلل الدهون في طعامنا ونزيد من محتوى الكربوهيدرات بدلاً من ذلك. للأسف، نسينا بسرعة حقيقة أن الكربوهيدرات المحسّنة (المكرّرة) تسبب السمنة وتم وضع جميع السكان تحت حمية قليلة الدهون، وعالية الكربوهيدرات.

ما قبل حمية أتكينز

اليوم، الأنظمة الغذائية قليلة الكربوهيدرات مرتبطة غالباً باسم روبرت أتكينز. ولكن د.أتكينز نفسه لم يخترع أي شيء جديد، لأن الحمية قليلة الكربوهيدرات كانت موجودة منذ بدايات القرن التاسع عشر. كان هناك عالم مشهور مهد الطريق لحمية أتكينز. د.ألفريد و.

بنينجتون كان مدير الدائرة الطبية في شركة دو بونت. كانت إحدى مهماته هي مساعدة موظفي الشركة في خسارة الوزن. في وقت قصير هو أكثر من مئة يوم، حقق متوسط خسارة في الوزن مقدارها 10 كجم لكل موظف حيث وَضَعهم تحت حمية غذائية صارمة قليلة الكربوهيدرات. في عام 1953، أصدر بنينجتون مقاله حول علاج السمنة باستخدام حمية قليلة الكربوهيدرات غير محددة السعرات الحرارية.[40] الطريقة التي تم وصفها في كتاب د. أتكينز ثورة في الحمية الغذائية مبنية على فكرة بنينجتون.

حمية أتكينز

كان هناك رجل شجاع قرر السباحة عكس التيار، كان اسمه د.روبرت كولمان أتكينز، أخصائي قلب صغير في السن من نيويورك. بدأ روبرت أتكينز باكتساب الوزن في ثلاثينيات من عمره وهذا جعله مُحبَطاً. يقول د.أتكينز "كنت أزن 193 باوند (87 كجم) وكانت لدي ثلاثة ذقون، وكنت لا أستطيع النهوض في التاسعة صباحاً ولم أر المرضى قبل العاشرة. لذلك قررت اتباع حمية غذائية." بحث الطبيب الصغير في المصادر الطبية وقرر الوقوف عند الطريقة التي عمرها 150 عاماً وهي تقليل الكربوهيدرات والتي قام ألفريد و. بنينجتون بتطبيقها منذ الأربعينيات.

رأى أتكينز أن تقليل الكربوهيدرات يعمل بالفعل – على الأقل على المدى القصير. بنهاية الشهر الأول، استطاع أن يخسر 9 كجم. بدأ د.أتكينز بوصف الحمية لمرضاه أيضاً. قامت شركة التلفون والتلغراف الأمريكية بتوظيف د.أتكينز كمستشار طبي. قام بعلاج 65 مريضاً وحقق 64 منهم هدفهم في خسارة مقدار كبير من الوزن. نُشر أول كتبه في عام 1972، بعنوان ثورة في الحمية الغذائية د.أتكينز. أخذت حمية أتكينز الكثير من الانتباه الإعلامي. أصبح أتكينز فجأة أكثر أطباء الحمية شهرة في الولايات المتحدة. العديد من الإصدارات من الكتاب بيعت منها أكثر من 15 مليون نسخة، الأمر الذي جعل هذا الكتاب من أكثر الكتب التي كتبت مبيعاً في التاريخ.

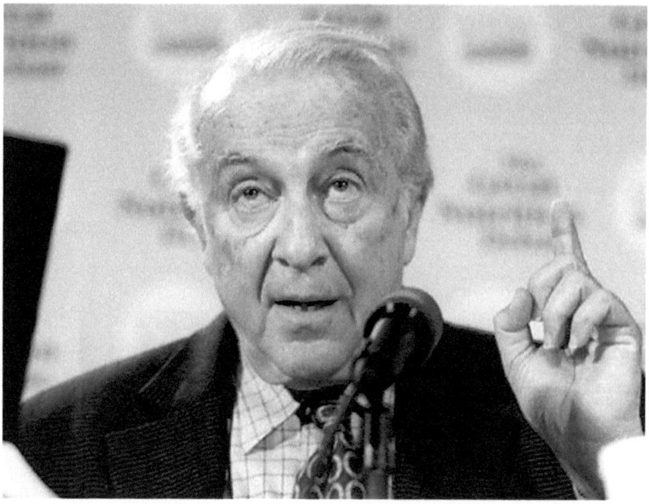

الصورة 9.1. روبرت أتكينز

على الرغم من الاحتفاء به كبطل دولي، لم يكن المجتمع الطبي منبهراً بأفكار د. أتكينز الثورية. عندما قامت لجنة الاستخبارات في مجلس الشيوخ بالتحقيق في الأنظمة الغذائية الاستهلاكية قالت ما يلي "حمية أتكينز هي ضرب من الحماقة". رئيس الكلية الأمريكية للتغذية قال فيها "من بين كل الأنظمة الغذائية التي طُرحت في الخمسين عاماً الماضية، هذه هي الأكثر خطراً على العامة إذا اتّبعوها لأي مدة من الوقت". أدلى رئيس مجلس الغذاء والتغذية التابع للجمعية الأمريكية الطبية بشهادته أمام اللجنة الفرعية في مجلس الشيوخ على النحو التالي: "لقد أصبح من الواضح أن النظام الغذائي كما هو موصى به يشكل تهديداً خطيرًاً على الصحة". جميع المنظمات العلمية والطبية المرموقة عارضت حمية أتكينز بمن فيهم الجمعية الطبية الأمريكية، أكاديمية التغذية وعلم النظم الغذائية الأمريكية، الأكاديمية الوطنية للعلوم، جمعية السرطان الأمريكية، جمعية القلب الأمريكية. لكن الانتقادات لم تحبط عزيمة أتكينز واستمر في بناء إمبراطورية نظامه الغذائي. شركة أتكينز للمواد الغذائية كانت تبيع مجموعة متنوعة من منتجات أتكينز المعتمدة. في عام 2012، حققت الشركة عائداً مقداره حوالي 311 مليون دولار.

وفاة د.أتكينز كانت أكثر إثارة للجدل من حياته. في عام 2003، سقط على رصيف متجمد وأصيب في رأسه. تم إدخاله إلى المستشفى وأجريت له عملية لإزالة خثرة من دماغه. لاحقاً، دخل في غيبوبة ومات من المضاعفات. هذه هي الرواية الرسمية من قصة وفاة د.أتكينز. لكن البعض يدّعي أن طبيب الحمية الغذائية الشهير كان سميناً للغاية ومات من مرض القلب أيضاً.

في الحادي عشر من فبراير في عام 2004، نشرت مجلة نيويرك تايمز مقالاً بعنوان ما الذي قتل طبيب الحمية الغذائية، وما الذي يجعل هذا الأمر موضع حديث حتى اللحظة؟

> "آخر الروايات كانت ما نشرته مجلة وول ستريت يوم الثلاثاء حول تفاصيل التقرير الطبي السري لدكتور أتكينز. مذكور في التقرير أن د.أتكينز الذي يبلغ من العمر 72 سنة، قد عانى سابقاً من نوبة قلبية ومن فشل القلب الاحتقاني، ويشير التقرير أيضاً إلى أن وزنه كان 258 باوند (117 كجم) عند وفاته"

فيرونيكا أتكينز، أرملة د.أتكينز، أنكرت أن مرض القلب الذي كان يعاني منه د.أتكينز كان هو السبب في وفاته. أحد مستشاريه إدّعى أن أتكينز كان يزن 88 كجم عندما تم إدخاله إلى المستشفى. الثمانية وعشرون كيلوجراماً التي اكتسبها كانت بسبب احتباس السوائل في جسمه بينما كان في غيبوبة. لوقت طويل، عانى د. أتكينز من اعتلال عضلة القلب، وهو مرض يصيب الجزء العضلي في القلب. غالباً، يكون السبب الكامن وراء اعتلال عضلة القلب غير معروف، لذلك نحن لا نعلم قطعاً إذا ما كانت حمية د.أتكينز لها علاقة بوفاته.

على الرغم من ذلك، فإنه من الحقيقة أن من عرف د.أتكينز على صعيد شخصي قد وصفه بالسمين. البليونير مايكل بلومبيرج الذي كان عمدة مدينة نيويورك وقتها قال إن أتكينز كان "سميناً" وقال إنه لا يعتقد أن الحادث كان سبب وفاة أتكينز؛ لقد قال عن الرواية الرسمية من القصة أنها "هراء". د.جون ماكدوغال كان يعرف أتكينز أيضاً. وقد وصفه بأنه "مصاب بزيادة الوزن بشكل فظيع" ويتوقع أنه كان يزن 18-27 كجم أكثر من الوزن الطبيعي.

حتى إذا قبلنا ما قاله مستشار أتكينز وأنه كان يزن 88 كجم عند دخوله إلى المستشفى، فإن مؤشر كتلة جسمه هو 26.4 حيث كان طوله 183 سم، ومؤشر كتلة الجسم هذا يقع في مجموعة المصابين بزيادة الوزن. عند هذه النقطة، كان وزنه أكثر بكيلوجرام مما كان عليه قبل أن يخترع حميته سيئة السمعة. هناك تفسيران محتملان: إما أن حمية أتكينز لا تنجح على المدى البعيد، أو أن أتكينز كان يغش أثناء اتباع حميته. بعد وفاة د.أتكينز، تناقص انتشار حميته المثيرة للجدل. في عام 2005، شركة أتكينز للمواد الغذائية، أو إمبراطورية النظام الغذائي سابقاً، وصلت حد الإفلاس. في ذلك الوقت، وصل مجموع خسارة الشركة إلى 340 مليون دولار.

دعنا نلقي نظرة سريعة على الحمية ذاتها. إنه من الحقيقة التي لا يمكن إنكارها أن بعض الذين يتبعون الحمية يختبرون خسارة كبيرة في الوزن بعد أسبوع أو أسبوعين من بداية البرنامج. ولكن النتائج مثيرة للشك كثيراً، لأن المرضى لا يخسرون كميات كبيرة من الدهون. يخزن الجسم فائض الكربوهيدرات على شكل جلايكوجين في العضلات الهيكلية والكبد. بما أن حمية أتكينز تعتمد على الحد من الكربوهيدرات، فإن مخازن الجلايكوجين في الجسم تُستنزف في الفترة الأولى من البرنامج. يميل الجلايكوجين لحبس كمية كبيرة من الماء؛ معظم خسارة الوزن التي يختبرونها ناتجة عن نقصان مستويات الجلايكوجين والماء

والكمية القليلة من الطعام التي تعبر القناة الهضمية، وليست من خسارة الدهون المتراكمة. تمت العديد من الدراسات لقياس تأثير حمية أتكينز والحميات الأخرى قليلة الكربوهيدرات. بعد تحليل نتائج 13 تجربة شاركت فيها 1,222 حالة، وجد الباحثون أنه في البداية، تكون نتيجة الحميات قليلة الكربوهيدرات هي خسارة الوزن بشكل أسرع، ولكن هناك ميل لاستعادة الوزن الأول الذي كان قبل بداية التجربة بعد سنة.[40]

في نسخة عام 1972 من كتاب ثورة في الحمية الغذائية د.أتكينز، لايزال الكاتب يدعي أن الذين يتبعون النظام الغذائي يمكنهم تناول كميات غير محدودة من أطعمة تمت الموافقة عليها: "يمكنك أن تأكل بالقدر الذي تشاء، وقتما تشاء". لم يكن هذا الكتاب ليكون عملاً علمياً. بعض الأجزاء كتبها روث وست والذي لم يكن طبيباً ولا عالماً، ولكن كاتب محتوى ومدير تسويق. في الطبعة الأولى، كتب المؤلفون بعض الجمل الخاطئة والتي تم مسحها من الطبعات اللاحقة. جملة " يمكنك أن تأكل بالقدر الذي تشاء، وقتما تشاء" تم تغييرها لاحقاً في إصدار عام 2002 إلى "بالقدر الذي تحتاج حتى تشعر بالشبع" والذي كان فرقاً كبيراً. المدراء في شركة أتكينز لا يحبون أن يتم تذكيرهم بالأخطاء التي ارتكبوها. قالت كوليت هايموتز من شركة أتكينز للمنتجات الغذائية "بعض وسائل الإعلام والمنافسون لأتكينز يقومون عادة بتهويل وتبسيط الحمية على أنها حمية -يمكنك-أن-تأكل-كل-شريحة-لحم. وهذا لم يكن صحيحاً إطلاقاً".

من المتوقع أن 20 مليون شخص حول العالم اتبع حمية أتكينز. أين هي نتائج المدى البعيد؟ على سبيل المثال، نحن لم نسمع بأحد اتبع حمية أتكينز قبل عشر سنوات، وخسر 25 كجم، وحافظ على هذه الخسارة في الوزن. نستنتج من ذلك أن حمية أتكينز يجب أن تكون ضمن الأنظمة الغذائية الاستهلاكية، وبالأخص النسخة الأولى التي تم نشرها في الكتاب الذي أصدر عام 1972. على الرغم من فشل هذه الحمية على المدى البعيد، قام روبرت أتكينز بتقديم مساعدة قيّمة لعلم التغذية الحديث: وسط هستيريا الكوليسترول، هو قام بالإشارة إلى تأثير الكربوهيدرات المحسّنة (المكرّرة) في التسبب بالسمنة، والأخيرة مرتبطة ارتباطاً وثيقاً بوباء السمنة اليوم.

لماذا تسبب الكربوهيدرات السمنة؟

لقد عُرفت حقيقة تأثير الكربوهيدرات في التسبب بالسمنة لأكثر من 200 سنة، كما رأينا في الأمثلة السابقة لبريل سافارين، ويليام بانتينج، ويليام أوسلر، ألفريد و. بينينجتون، روبرت أتكينز وغيرهم. على الرغم من أننا عرفنا منذ وقت طويل أن الكربوهيدرات تسبب السمنة، لم نعرف السبب. هناك تفسير منطقي هو أن السعرات الحرارية في الكربوهيدرات تجعلنا نصاب بالسمنة. هذا التفسير صحيح إلى حد ما، ولكننا سنناقش في الفصل القادم أن نموذج السعرات الحرارية الداخلة، السعرات الحرارية المستهلكة لا يمكنه وحده أن يفسر أسباب

السمنة. يمكن أيضاً أن تسأل: بالإضافة لمحتوى الكربوهيدرات الكبير من الطاقة، هل هناك أسباب أخرى؟

جميعنا سمعنا عن الإنسولين؛ معظمنا يربطه بالسكري. قام الطبيب الكندي فردريك بانتينج بعزل الإنسولين لأول مرة، وكان أول من عالج المرضى المصابين بالسكري باستخدام الإنسولين. عند الأشخاص الأصحاء، يُفرز الإنسولين من خلايا بيتا في البنكرياس. لدى المرضى المصابين بالسكري من النوع الثاني، يفرز البنكرياس الإنسولين، ولكن خلايا الجسم لا تستجيب بشكل طبيعي لهذا الهرمون. هذه المشكلة معروفة بمقاومة الإنسولين. هناك ارتباط وثيق بين السمنة ومقاومة الإنسولين. معظم الأشخاص المصابين بالسكري من النوع الثاني مصابون أيضاً بالسمنة. وفي المقابل، الكثير من الأشخاص المصابين بالسمنة لديهم حساسية معدومة للإنسولين، وهم -مع الوقت- في خطر أكبر للإصابة بمرض السكري.

يُعرف الإنسولين جيداً بتأثيره الخافض لمستوى السكر في الدم. هذا هو السبب الذي يستخدم مرضى السكري الإنسولين من أجله. ولكن ما ليس معروفاً كثيراً هو تأثيره كهرمون أيض بنائي. بجانب التحكم في مستوى السكر في الدم، يقوم الإنسولين بوظائف أخرى؛ فهو يحفز تخزين الدهون وتحويل السكر الفائض إلى جلايكوجين. يزيد الإنسولين أيضاً من تخليق البروتين ونمو الخلية. بسبب تأثيراته الأيضية البنائية، الإنسولين هو القوة المحركة الأساسية المسببة للسمنة.

بعد تناول الطعام بوقت قصير، يفرز البنكرياس الإنسولين في مجرى الدم. سابقاً، كان يُعتقد أن الكربوهيدرات وحدها هي من تسبب استجابة الإنسولين بعد الوجبة الغذائية، ولم يعط العلماء اهتماماً للأنواع المختلفة من الكربوهيدرات. ولكن اتضح أن بعض الأحماض الأمينية من الأغذية الغنية بالبروتين لديها القدرة على زيادة إفراز الإنسولين.[4] أما بالنسبة للكربوهيدرات، فإن هناك فرقاً كبيراً حسب نوع الكربوهيدرات التي نتناولها. الكربوهيدرات المحسَّنة (المكرّرة) جداً، بالأخص السكر والنشا يسببان ارتفاعاً مفاجئاً في كل من مستويات السكر ومستويات الإنسولين في الدم. لكن، بعد الاندفاع الأولي للإنسولين، وفي وقت قصير، ينخفض مستوى السكر في الدم بشكل أسرع من الطبيعي ونشعر بالجوع مجدداً. هذا هو السبب في أننا لا يمكن أن نشبع جوعنا بالأطعمة التي تحتوي كميات كبيرة من الكربوهيدرات المحسنة مثل السكر والنشا. الجزء الرابع من هذا الكتاب سيناقش بالتفصيل كيف نفرق بين الكربوهيدرات "السيئة" و "الجيدة".

10

السعرات الحرارية الداخلة – السعرات الحرارية المستهلكة

ما هي السعرة الحرارية؟

السعرة الحرارية هي من أكثر الكلمات استخداماً هذه الأيام. لا يمر يوم واحد من دون المرور على هذه الكلمة المشؤومة على بطاقات المواد الغذائية، في الإعلانات التجارية، الصحف، المقالات، وفي الإنترنت والوسائط الأخرى أيضاً. ما هي السعرة الحرارية بالضبط؟ السعرة الحرارية هي وحدة طاقة. السعرة الحرارية الواحدة تساوي مقدار الطاقة اللازمة لرفع درجة حرارة جرام واحد الماء درجة مئوية واحدة. الكيلوسعر يساوي ألف سعرة حرارية. غالباً ما تستخدم وسائل الإعلام المختلفة وحدة السعرة الحرارية أحياناً وأحياناً أخرى الكليوسعر ما يسبب بعض الحيرة. على الرغم من أن هذا غير صحيح تماماً ولكن في هذا السياق، السعرة الحرارية تساوي الكيلوسعر أو السعرة الحرارية الغذائية.

المسعّر هو جهاز يحسب محتوى الأطعمة المختلفة من الطاقة (انظر الرسم التوضيحي 10.1). تم بناء أول مسعّر على يد الكيميائي الفرنسي أنطوان لافوزييه في أواخر القرن الثامن عشر.

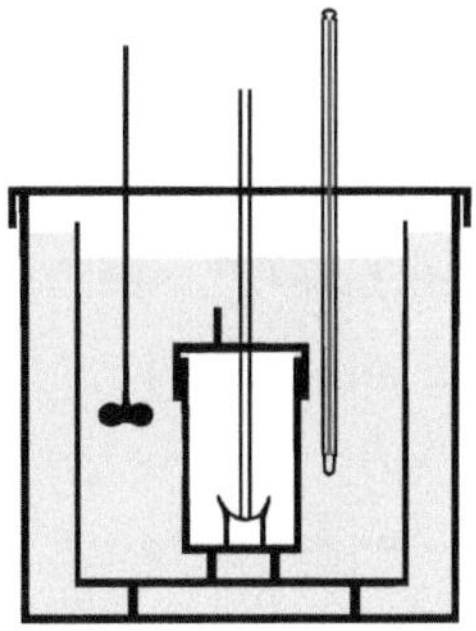

الرسم التوضيحي 10.1. مسعّر القنبلة. يتكون هذا الجهاز من خزان ملئ بالماء وحجرة احتراق حيث يحرق الطعام في وجود الأكسجين. يتم احتساب محتوى الطعام من الطاقة من التغير في حرارة الماء.

لقد تم إخبارنا أن "السعرة الحرارية هي ذاتها في أي طعام"

تم حساب محتوى الطعام من الطاقة لأول مرة على يد العالم الألماني ماكس روبنر في نهاية القرن التاسع عشر. باستخدام المسعّر، قام روبنر بحساب السعرات الحرارية الموجودة في كل من الكربوهيدرات، البروتين، والدهون. وجد أن الطاقة التي يتم امتصاصها خلال الهضم تكون دائماً أقل من تلك التي يمكن الحصول عليها مخبرياً، ذلك لأن جزءاً من المواد الغذائية يعبر القناة الهضمية للإنسان دون أن يتم هضمه. تم تعديل مقدار السعرات الحرارية الموجودة في الأطعمة المختلفة مع وضع الجزء الذي لا يتم هضمه في عين الاعتبار. يقول قانون التكافؤ الديناميكي لروبنر أن الطاقة التي يمكن الحصول عليها من طعام معين يمكن الحصول عليها من طعام آخر يحتوي نفس المقدار من السعرات الحرارية. هذه الأيام، الفكرة التي تقول أن السعرة الحرارية هي ذاتها في أي طعام مستوحاة من هذا القانون. بالإضافة إلى قانون التكافؤ الديناميكي، جاء روبنر بقانون مساحة السطح: مقدار ما ينفقه جسم الكائن الحي من الطاقة يتناسب مع مساحة سطح جسمه.

بعد ماكس روبنر، جاء ويلبور أولين أتواتر وهو من الولايات المتحدة، قام أيضاً بحساب القيمة الغذائية في المغذيات الكبيرة (المغذيات التي يحتاجها الجسم بكميات كبيرة) باستخدام طرق مشابهة. وجد أن محتوى الطاقة لكل من الكربوهيدرات والبروتين يساوي 4.1 سعرة حرارية لكل جرام، وللدهون يساوي 9.3 سعرة حرارية لكل جرام. تم استخدام طريقة أتواتر لعقود بعد ذلك.

كان وضع بطاقة المادة الغذائية أمراً إلزامياً في العديد من الدول منذ نهاية القرن الماضي. ولكن السعرات الحرارية لم تعد تُحدد مباشرة من خلال حرق الأطعمة في المسعّر. يُحسب مجموع ما يحتويه طعام معين من السعرات الحرارية من خلال جمع السعرات الحرارية من كل مادة غذائية (ينتج عنها طاقة) موجودة في الطعام: البروتين، الكربوهيدرات، والدهون.

عندما يكون مجموع اثنين واثنين يساوي خمسة

على الرغم من أن هناك العديد من الفرضيات التي تفسر سبب السمنة، إلا أن نموذج السعرات الحرارية الداخلة – السعرات الحرارية المستهلكة هو النموذج السائد بين الباحثين وأخصائيي الرعاية الصحية. منظمة الصحة العالمية (WHO) ليست استثناء من ذلك. يقول الموقع الإلكتروني لمنظمة الصحة العالمية ما يلي: "السبب الأساسي وراء السمنة وزيادة الوزن هو خلل في توازن الطاقة بين ما نحصل عليه من الطاقة، وما تنفقه أجسامنا منها".

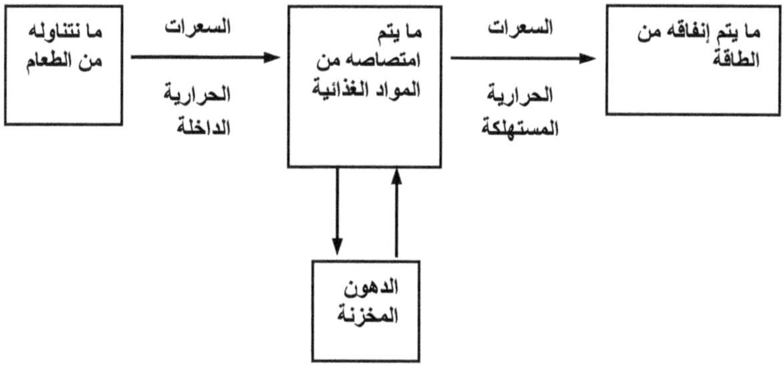

الرسم التوضيحي 10.2. نموذج السعرات الحرارية الداخلة – السعرات الحرارية المستهلكة

يتم امتصاص المواد الغذائية من الطعام الذي نتناوله (السعرات الحرارية الداخلة). يتم استخدام هذه الطاقة في الحفاظ على وظائف الجسم الأساسية مثل النمو، النشاط البدني، إلخ (السعرات الحرارية المستهلكة). الطاقة الفائضة يتم تخزينها على شكل دهون في الجسم (توازن طاقة إيجابي). إذا كان مقدار ما ننفقه من الطاقة أكبر من الذي نتناوله، سيتم تعويض النقص من الدهون المخزنة (توازن طاقة سلبي، انظر الرسم التوضيحي 10.2). بكلمات أخرى، إذا أكلت كثيراً وقمت بالقليل فقط من الأنشطة البدنية، فإنك عاجلاً أم آجلاً ستصبح سميناً. على النقيض، إذا أردت خسارة الوزن فإن عليك تقليل حجم وجباتك أو ممارسة التمارين بين الفينة والأخرى. هكذا يكون لديك توازن طاقة سلبي وستبدأ مباشرة في خسارة الوزن. إنها فقط مسألة وقت، وستعود لوزنك الذي كنت عليه أيام الثانوية.

دعني أخبرك مثالاً مبالغاً فيه، دعنا نقول أنك أنقصت ما تحصل عليه من سعرات حرارية بمقدار 100 سعرة يومياً. لا مشكلة، أنت لن تلاحظ حتى فرق 100 سعرة حرارية. على سبيل المثال، قطعة شوكولاتة واحدة تحتوي أكثر من 100 سعرة حرارية. سمعنا جميعاً بالمثل الذي يقول: "الأجزاء الصغيرة تضاف لبعضها البعض وتصنع الفرق". بالقليل من الجهد، سيقل مجموع ما تحصل عليه من السعرات الحرارية بمقدار 36,500 سعرة حرارية سنوياً، وستخسر حوالي 4.5 كجم في السنة الأولى. هذه فقط البداية، خلال سنوات قليلة، ستكون أكثر نحافة مما كنت عليه في الثانوية. خلال عقود، سيختفي جسدك عن الوجود فوزنك سيصبح صفراً. لا يعمل جسم الإنسان بهذه الطريقة.

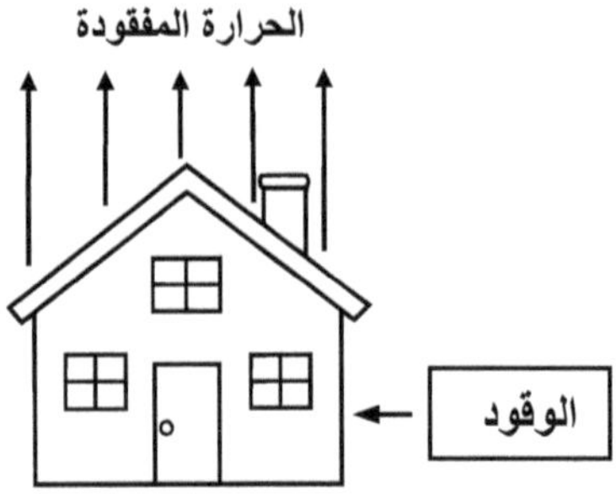

الرسم التوضيحي 10.3. نموذج السعرات الحرارية الداخلة – السعرات الحرارية المستهلكة. للحفاظ على درجة حرارة ثابتة داخل المنزل، يجب أن تتساوي الطاقة الناتجة من الوقود (السعرات الحرارية الداخلة) مع الحرارة المفقودة (السعرات الحرارية المستهلكة).

يشير مناصرو نموذج السعرات الحرارية الداخلة – السعرات الحرارية المستهلكة أحياناً إلى القانون الأول في الديناميكا الحرارية: الطاقة لا تفنى ولا تستحدث. القانون بحد ذاته صحيح بكل تأكيد، ذلك لكونه أحد قوانين الطبيعة الأساسية، ولكن لا علاقة له بالسمنة. على سبيل المثال، يمكنك أن تطبق القانون الأول في الديناميكا الحرارية عند تحليل توازن الطاقة في بيتك (انظر الرسم التوضيحي 10.3)، ولكن قانون حفظ الطاقة لا يمكن أن يفسر السمنة بذاته. الكائنات الحية هي أكثر تعقيداً بكثير من منزل فيه حوائط، وسقف ونوافذ وأبواب وفرن. يتم تنظيم كل العمليات في جسمنا بدقة من خلال الهرمونات والمركبات الكيميائية التي تعمل كإشارات بين الخلايا. خسارة الوزن واكتسابه ليست استثناءً. بالإضافة إلى الهرمونات، هناك عوامل أخرى تنظم الوزن أيضاً. المشكلة في نموج السعرات الحرارية الداخلة – السعرات الحرارية المستهلكة هي أنه يفرط في تبسيط عملية الأيض عند الإنسان بشكل فظيع.

يقول الاتجاه السائد في علم التغذية أن "السعرة الحرارية هي ذاتها في الأطعمة المختلفة". دعنا نلقي نظرة على ما هو خاطئ في أكثر خرافات علم التغذية انتشاراً. ما الذي سيحدث إذا حرقنا 100 سعرة حرارية من السكر أو من الملفوف في بيئة مختبرية؟ كما هو متوقع، فإن كلا الأطعمة سينتج عنه نفس كمية الحرارة. أنت سمعت بالفعل بمقولة "السعرة الحرارية هي نفسها في الأطعمة المختلفة" وهذا صحيح 100% في مسعّرات علماء الطعام. ولكن لكل منها تأثيرات مختلفة على العمليات الأيضية في جسمنا. السكر هو طعام كثيف جداً بالطاقة. مئة سعرة حرارية محشوة في كمية قليلة مقدراها خمس وعشرون جراماً من السكر، والذي يساوي ملعقتين كبيرتين. بعد تناول هذا السكر بفترة قصيرة، سيكون هناك ارتفاع شديد في مستوى الجلوكوز في الدم، والذي سيتبعه ارتفاع شديد في مستويات الإنسولين. الإنسولين هو هرمون بناء، وهو المحرك الأساسي وراء السمنة. تماماً مثل الهامستر أو السنجاب، يعمل الإنسولين جاهداً على حفظ كل ما أمكن من الطعام للاستخدام

لاحقاً. ولكن بعد الارتفاع الشديد في مستوى الجلوكوز في الدم، سينخفض مجدداً بشكل أسرع من الطبيعي وستشعر بالجوع أكثر من ذي قبل. وكنتيجة لذلك، سينتهي بك الأمر بأن تأكل طعاماً أكثر.

الملفوف، على العكس، ليس طعاماً كثيفاً بالطاقة. أربعمئة جرام، وهو ما يقارب نصف ملفوفة كاملة، يحتوي على نفس الكمية من الطاقة الموجودة في معلقتين كبيرتين من السكر. بجانب السعرات الحرارية، يحتوي الملفوف على الألياف والكثير من الماء. تمنع الألياف التغيرات الحادة في مستوى الجلوكوز في الدم عن طريق إبطاء عملية امتصاص المواد الغذائية. بما أنه لا يوجد تغيرات كبيرة في مستوى الجلوكوز، تبقى مستويات الإنسولين ثابتة في حدود طبيعية. ستخزن كميات أقل من السعرات الحرارية على شكل دهون. كما رأينا في المثال السابق، فإنه يوجد فرق كبير يعتمد على المصدر الذي نحصل منه على الطاقة. يتم هضم الدهون، والكربوهيدرات والبروتين بشكل مختلف في أجسامنا، حتى أن هناك اختلافاً في هضم أنواع الكربوهيدرات المختلفة مثل الجلوكوز، الفركتوز، السكروز، والنشا، كل هذه الأنواع له تأثيرات مختلفة على الأيض في أجسامنا.

افتراضات خاطئة

يفترض نموذج السعرات الحرارية الداخلة – السعرات الحرارية المستهلكة أن نوعية السعرات الحرارية التي نتناولها لا تؤثر على إنفاق الطاقة في جسمنا. يشعر الكثير من أولئك الذين يتبعون أنظمة غذائية ذات سعرات حرارية قليلة بالبرد كل الوقت، لأن رد فعل الجسم تجاه النظام الغذائي قليل السعرات الحرارية تكون عن طريق خفض مستوى الأيض والدخول في وضع حفظ الطاقة. على الناحية الأخرى، ربما تشعر بحرارة شديدة بعد تناول وجبة كبيرة في أحد أيام العطلة، ذلك لأن جسمك ينتج الكثير من الحرارة من السعرات الحرارية الفائضة. بكلمات أخرى، تناول كمية أكبر من السعرات الحرارية يزيد مما ينفقه جسمك من الطاقة، وتناول كمية أقل من السعرات الحرارية يقلل مما ينفقه جسمك من الطاقة. تمت دراسة العلاقة بين ما نحصل عليه من الطاقة وما تنفقه أجسامنا منها في العديد من الأبحاث.

من عام 1944 وحتى 1945، قام د.أنسيل كيز وزملاؤه بعمل دراسة عن جوع الإنسان في جامعة مينيسوتا. سميت هذه التجربة لاحقاً باسم تجربة الجوع في مينيسوتا. خلال الحرب العالمية الثانية، شارك في التجربة 36 شخصاً من المعارضين – الذين رفضوا الخدمة في الجيش -. كان هدف الدراسة الأساسي هو مراقبة التأثير الجسدي والنفسي للجوع على الإنسان من أجل المساعدة في إعادة تأهيل المواطنين الذين عانوا من نقص التغذية خلال الحرب. خلال الأشهر الثلاثة الأولى، أُعطي المشتركون حمية غذائية قياسية تحتوي على 3,200 سعرة يومياً.[42] تبع ذلك ستة أشهر من الجوع مع 1,570 سعرة حرارية يومياً فقط. احتوت حمية الجوع على أطعمة مشابهة لتلك التي كانت موجودة في أوروبا وقت

الحرب، غالباً البطاطا، اللفت، الخبز الأسود والمعكرونة، وجبتان كل يوم. بين الوجبات، سُمح للمشاركين شرب ما يشاؤون من الماء أو القهوة السوداء، ومضغ العلكة أيضاً.

اتبع المشاركون نمط حياة مليئاً بالنشاط، حيث كانوا يعملون في وظائفهم بشكل عادي وبالإضافة إلى ذلك، كان يُطلب منهم المشي مسافة 35 كيلومتراً في الأسبوع. توقع الباحثون أن المشاركين يحرقون 3,009 سعرة يومياً. ولكن تبين أن ما كانوا ينفقونه من الطاقة أقل بكثير. وجد كيز أن قوة الرجال قلت بنسبة 21%. كذلك انخفض معدل ضربات القلب لديهم من 55 إلى 35 ضربة في الدقيقة. انخفض معدل الأيض لديهم بشكل ملحوظ وكانوا يشعرون بالبرد طوال الوقت. مع نهاية التجربة، خسر المشاركون 17 كجم في المتوسط. وُجد أن خسارة الوزن التي تحققت فعلياً هي أقل بمقدار النصف من خسارة الوزن التي كانت متوقعة حسب نموذج السعرات الحرارية الداخلة – السعرات الحرارية المستهلكة.

في الولايات المتحدة، تمت دراسة عرفت باسم تجربة تعديل النظام الغذائي، مبادرة تحسين صحة المرأة شاركت فيها 48,835 امرأة فوق سن اليأس تتراوح أعمارهن بين 50 و79 عاماً. تم تعيين مجموعة من المشاركات ليتبعن نظاماً غذائياً قليل الدهون وذي سعرات حرارية قليلة. بينما استمرت المشاركات الأخريات في نظامهن الغذائي العادي مع تقليل ما يحصلن عليه من سعرات حرارية بمقدار 225 سعرة حرارية. بعد ثماني سنوات، قارن الباحثون نسب الإصابة بالسرطان، مرض القلب، السكتة الدماغية، والسمنة بين المجموعتين. نفت الدراسة دقة نموذج السعرات الحرارية الداخلة – السعرات الحرارية المستهلكة. في نهاية الدراسة، تمت مقارنة أوزان المشاركات مع أوزانهن عند بداية الدراسة. وُجد أن النساء اللواتي قللن ما يحصلن عليه من سعرات حرارية بمقدار 225 سعرة حرارية بقيت أوزانهن كما هي بعد ثماني سنوات من بداية الدراسة. أما اللواتي كنّ مصابات بالسمنة (مؤشر كتلة جسم > 30) فقد خسرن بعض الوزن. أما المشاركات اللواتي كنّ مصابات بزيادة الوزن (مؤشر كتلة جسم 25-30) فقد بقيت أوزانهن كما هي، أما النساء التي كان وزنهن طبيعياً فقد أصبحن أكثر وزناً، بالرغم من تقليص ما يحصلن عليه من سعرات حرارية.[43]

خلاصة

يفترض الاتجاه السائد للطب اليوم أن السمنة هي نتيجة خلل في توازن الطاقة بين تلك التي يحصل عليها الجسم، وتلك التي ينفقها. لذلك، فإن علاج السمنة أيضاً مبني على نفس الفكرة: لتخسر الوزن عليك أن تأكل طعاماً أقل وتقوم بتمارين بدنية أكثر. ولكن على مر العقود الأخيرة، تبين أن نموذج السعرات الحرارية الداخلة – السعرات الحرارية المستهلكة خاطئ. على الرغم من أن ملايين متبعي الأنظمة الغذائية حول العالم يعذبون أنفسهم بتقليل ما يتناولونه من الطعام وزيادة ما ينفقونه من الطاقة، لا شيء من هذه الأنظمة الغذائية ينجح على المدى الطويل. يميل متبعو الأنظمة الغذائية هذه لاكتساب الوزن مجدداً خلال فترة

زمنية قصيرة. على الرغم من أن القانون الأول في الديناميكا الحرارية صحيح بذاته، إلا أن نموذج السعرات الحرارية الداخلة – السعرات الحرارية المستهلكة لا يمكنه أن يفسر السبب الكامن وراء السمنة.

11

خرافة الدهون الكبيرة

هل الدهون تسبب السمنة فعلاً؟

في بداية القرن العشرين، كان مرض القلب التاجي سبباً غير شائع للوفاة. بالكاد كان الأطباء يصادفون هذا المرض؛ كان يعتبر طلبة الطب أنفسهم محظوظين إذا تمكنوا من دراسة حالة واحدة فقط. ولكن بعد الحرب العالمية الثانية، ازداد معدل انتشار مرض القلب بشكل كبير، كان هذا مصحوباً بالنمو الاقتصادي السريع. بحلول الستينيات، أصبح مرض القلب هو أكثر أسباب الوفاة شيوعاً في الولايات المتحدة.

لاحظ عالم الأحياء البحرية السابق، أنسيل كيز أن معدلات الوفاة بسبب مرض القلب في إيطاليا هي جزء بسيط فقط من معدلات الوفاة لنفس السبب في الولايات المتحدة. لاحظ كيز أن الإيطاليين يأكلون نصف ما يأكله الأمريكيون من الدهون. افترض بعدها أن مرض القلب سببه تناول كميات كبيرة من الدهون. اختار كيز ست دول بعناية ورسم مخططه المشهور الذي يبين خط ميل عام لا غبار عليه. في عام 1953، نشر كيز نظريته في مجلة مستشفى ماونت سيناي: كانت تلك لحظة ولادة فرضية الدهون وأمراض القلب. في تلك الأيام، أي الخمسينيات، لم يأخذه أحد على محمل الجد، وكان محط سخرية بسبب فكرته الجريئة. حتى أن كيز نفسه كان من أكبر المشككين في نظريته. على الرغم من ذلك، بدأت الأمور تتغير بسرعة مع بداية ظهور وباء مرض القلب الكبير. كانت الحكومات والسلطات الصحية تحت ضغط كبير من العامة، وكان عليهم إيجاد متهم وراء أكثر الأمراض فتكاً في القرن العشرين. كانت الدهون في الطعام الذي نتناوله هي المرشح الأفضل. فجأة تم نسيان تأثير الكربوهيدرات في التسبب في السمنة ومنذ تلك النقطة لاحقاً، تم اعتبار الدهون أحد عوامل الخطر الأساسية في الإصابة بأمراض القلب والأوعية الدموية. كان لفكرة كيز حول العلاقة بين الحمية الغذائية وأمراض القلب أثر كبير على البحث العلمي الطبي، الرعاية الصحية، وصناعة الطعام. بُنيت شركات الرعاية الصحية والأدوية والغذاء والرشاقة متعددة البلايين على فرضية الدهون وأمراض القلب الضعيفة.

منذ ذلك الوقت، كبر جيلان من الأشخاص الذي تم تعليمهم أن هناك ارتباطاً وثيقاً بين تناول الدهون وأمراض القلب. يعتبر الجميع الآثار الضارة للدهون حقيقة علمية غير قابلة للمساءلة، تماماً مثل قانون الجاذبية أو فيثاغورس. ولكن على الرغم من كونها نظرية فقط، إلا أن الدليل على صحتها ضعيف أيضاً. لأن الدهون اعتُبرت السبب وراء مرض القلب التاجي، كان هناك افتراض أنها السبب وراء السمنة أيضاً، بالرغم من عدم وجود أي دليل على هذا الادعاء.

لقد أعطونا نصيحة سيئة

نشرت لجنة مجلس الشيوخ الأمريكي المعنية بالتغذية والاحتياجات البشرية كتيّباً بعنوان أهداف غذائية للولايات المتحدة وذلك في عام 1977. كانت تلك نقطة تحول في التاريخ البشري: إنها أول مرة تخبر فيها حكومة ما مواطنيها أن يقللوا ما يتناولونه من الدهون. بحسب الكتيّب، كان الهدف الغذائي الأول هو "زيادة تناول الكربوهيدرات بحيث تشكل 55-60% مما نحصل عليه من الطاقة (السعرات الحرارية)". كان الهدف الثاني تقليل تناول الدهون لتقل نسبتها مما نحصل عليه من الطاقة من 40% إلى 30%. استجاب الناس للسلطات الصحية. قام معظم الأمريكيين بمجهودات مضنية لتقليل تناول الدهون وزيادة تناول الكربوهيدرات. تماشت صناعة الطعام بسرعة مع الأيدولوجيا الجديدة وأغرقت الأسواق بالمنتجات قليلة الدهون والمحسنة جداً. بدأت تظهر منتجات جديدة على رفوف متاجر البقالة مثل اللحوم قليلة الدهون، والحليب والألبان قليلة الدسم. لم تفتقد شركات الطعام القدرة على الإبداع؛ حيث أنهم جاؤوا من وقت لآخر بأفكار غريبة مثل السمن قليل الدهون، والمايونيز قليل الدهون أيضاً. كان صانعو الطعام يعلمون أنه من دون الدهون، سيكون مذاق طعامهم مثل نشارة الخشب. لجعلها لذيذة المذاق، قاموا بملء منتجاتهم "الصحية" بالكثير من السكر. بعيداً عن كمية الملح المفرطة، النكهات الصناعية، الغلوتامات أحادي الصوديوم، الملونات والإضافات الأخرى. المضحك في الجنون حول تقليل الدهون هو أن الاستهلاك العام للولايات المتحدة للدهون لم يقل أبداً؛ على العكس فإنه يزداد بمعدل ثابت منذ 1960. على الرغم من أن المنتجات مثل اللحوم قليلة الدهون، والحليب والألبان قليلة الدسم أصبحت أكثر شهرة بكثير، فنحن في النهاية نحصل على دهون أكثر من البطاطا المقلية، حلوى الدونات، الشوكولاتة، والمنتجات المصنعة الأخرى. النتيجة النهائية كارثية، المنتجات قليلة الدهون هي أكثر تسبباً في السمنة من المنتجات العادية. من اللافت للنظر هو أن ظهور كتيّب الأهداف الغذائية للولايات المتحدة تزامن مع بداية أكبر وباء سمنة في التاريخ البشري. لقد أعطونا نصيحة سيئة.

الدهون مقابل الكربوهيدرات

الدهون هي مادة غذائية كثيفة بالطاقة تحتوي على أكثر من ضعف ما تحتويه الكربوهيدرات (9.3 مقابل 4.1 سعرة حرارية لكل جرام). بالإضافة للفرق في محتوى الطاقة، فإن عملية أيض كل منهما مختلفة بشكل جوهري. بعد هضم الكربوهيدرات، فإنه ينتج عنها وحدات سكر بسيطة (مثل الجلوكوز) تتسبب في ارتفاع مستوى السكر في الدم، يتبع ذلك إفراز سريع للإنسولين. الإنسولين هو هرمون بناء، أي أنه يعمل جاهداً على تخزين السعرات الحرارية الفائضة على شكل دهون مخزنة في الجسم. على الناحية الأخرى، ليس للدهون أي تأثير مباشر على مستويات الإنسولين في الدم. الدهون الكثيفة بالطاقة تأثيرها أقل من الكربوهيدرات في التسبب في السمنة لكل وحدة طاقة. على سبيل المثال، إذا قارننا 100 سعرة حرارية من الدهون، و100 سعرة حرارية من الكربوهيدرات، فإن تأثير الدهون في

التسبب في السمنة سيكون أقل من تأثير الكربوهيدرات ذلك لأنها لا تسبب زيادة في إفراز الإنسولين. السعرات الحرارية من المواد الغذائية المختلفة ليست متساوية.

تمت دراسة في جامعة تورنتو في كندا بهدف تقدير تأثير الدهون على هضم الكربوهيدرات.[44] كان الافتراض أن الدهون والبروتينات تبطئ عملية امتصاص الكربوهيدرات. تناول المشاركون في الدراسة السكر مع كميات مختلفة من البروتين والدهون. بعد كل وجبة، أخذ الباحثون عينات الدم وقاسوا مستوى السكر في كل عينة. وُجد أن الدهون وحدها لها تأثير ضئيل جداً في خفض مستويات الجلوكوز في الدم عند تناولها مع وجبة من الكربوهيدرات. ولكن إذا أضيف كل من البروتين والدهون إلى الأطعمة الغنية بالكربوهيدرات، فإنهما معاً لهما القدرة على إبطاء عملية امتصاص الكربوهيدرات بنسبة 21%. مستويات أقل من الجلوكوز في الدم سينتج عنها إفراز إنسولين أقل حدة. كما ناقشنا سابقاً، إن الإنسولين هو القوة المحركة وراء السمنة.

في الفصل السابق، ذكرنا تجربة تعديل النظام الغذائي، مبادرة تحسين صحة المرأة. تم تعيين مجموعة من المشاركات لاتباع حمية قليلة الدهون وتقليل ما يحصلن عليه من السعرات الحرارية بمقدار 343 سعرة حرارية يومياً، بينما بقيت المجموعة الثانية على نظامها الغذائي العادي مع تقليل ما يحصلن عليه من السعرات الحرارية بمقدار 225 سعرة حرارية. مع نهاية العام الأول، خسرت المجموعة الأولى متوسط 2.2 كجم من الوزن. بحلول العام التاسع، على الرغم من أن الفرق بين المجموعتين اختفى تدريجياً، إلا أن المجموعة التي اتبعت الحمية قليلة الدهون وقللت مما تحصل عليه من سعرات حرارية كان متوسط أوزانهن أقل بمقدار 0.6 كجم من مجموعة المقارنة.[43]

يعتقد بعض الخبراء أن استهلاك الدهون بحد ذاته يسبب السمنة. على الرغم من عدم وجود أي دليل يدعم هذه الفرضية. مناصرو هذه النظرية يقولون أنه في الدول الغنية والتي يكون استهلاك الناس للدهون فيها أكبر تكون معدلات انتشار السمنة أعلى منها في الدول النامية والتي يكون استهلاك الناس للدهون فيها أقل. ولكن هذه المقارنة مضللة، ذلك بسبب وجود العديد من العوامل التي تؤثر على النتائج والتي لم توضع في عين الاعتبار مثل مستويات النشاط البدني، توفر الطعام، تعدد أنماط الحياة، وتنوع الدول.

قام والتر ويلت من كلية هارفرد للصحة العامة بجمع بيانات العديد من التجارب السريرية ليتأكد إذا كان هناك أي تأثير إيجابي للنظام الغذائي قليل الدهون على خسارة الوزن.[45] وجد ويلت أنه لا يوجد أي علاقة بين تناول الدهون والسمنة. في ختام دراسته، يقول ويلت:

> "الأنظمة الغذائية قليلة الدهون ليست السبب وراء ارتفاع معدلات انتشار السمنة في الدول الغربية؛ تقليص الطاقة التي نحصل عليها بتقليص استهلاك الدهون ليس له فوائد بل يمكنه أن يزيد الأمر سوءاً. التأكيد على تقليل تناول الدهون هو إرباك للجهود المبذولة لمحاربة السمنة وتحسين الصحة عموماً."

يمكننا أن نستنتج أن الدهون لا تسبب السمنة بحد ذاتها. على الرغم من كونها مادة غذائية مليئة بالطاقة، فإن الدهون والبروتين يبطئان امتصاص الكربوهيدرات، ما يقلل من شدة ارتفاع مستوى الإنسولين في الدم. لذلك فإن التوجه نحو حمية قليلة الدهون هو أمر مضر لا فائدة فيه.

12

السمنة والهرمونات

الإنسولين هو المتهم الأساسي

نموذج السعرات الحرارية الداخلة – السعرات الحرارية المستهلكة كان السائد في تفسير السمنة لأكثر من نصف قرن، نموذج الكربوهيدرات والإنسولين كان موجوداً لعقود أيضاً كنموذج بديل للمذكور آنفاً. بالرغم من كون تأثير الكربوهيدرات في التسبب في السمنة حقيقة معروفة منذ 200 سنة، وأن الإنسولين تم اكتشافه في أوائل القرن العشرين، إلا أنه لم يربط أحد بين السمنة والإنسولين حتى النصف الثاني من القرن الماضي. في عام 1972، ومن الأوائل، أكّد روبرت أتكينز في كتابه ثورة في الحمية الغذائية على أن تناول كميات كبيرة من الكربوهيدرات ينتج عنه ارتفاع في مستويات الإنسولين، الأمر الذي يسبب السمنة. حمية أتكينز مبينة على نفس الأفكار التي تسمى في يومنا هذا نموذج الكربوهيدرات والإنسولين.

الإنسولين والجلوكاجون هما هرمونان يتحكمان في مستوى الجلوكوز في الدم بشكل مباشر. كلاهما يُفرز من البنكرياس، وهو عضو رفيع له تركيب يشبه الغدّة موجود خلف المعدة. وجود الطعام في الأمعاء يحفز البنكرياس على إفراز الإنسولين. الوظيفة الأساسية للإنسولين هي تسهيل عملية امتصاص خلايا جسمنا للجلوكوز. بجانب التحكم في مستوى السكر في الدم، للإنسولين وظائف أخرى مثل تحفيز تخزين الدهون في الجسم وتحويل السكر الفائض إلى جلايكوجين. على الناحية الأخرى، فإن للجلوكاجون عكس تأثير الإنسولين. يفرز البنكرياس الجلوكاجون كنتيجة لانخفاض مستوى السكر في الدم. وظيفة الجلوكاجون الأساسية هي رفع مستوى السكر في الدم. الجلوكاجون هرمون هدم أي أنه يحفز تحرير الطاقة المخزنة على شكل دهون أو جلايكوجين.

يفترض نموذج الكربوهيدرات والإنسولين أن الأطعمة الغنية بالكربوهيدرات وبالأخص النشا والسكر، ينتج عنها فرط الإنسولين، وهي حالة تكون فيها مستويات الإنسولين في الدم أعلى من المستويات الطبيعية. تحفز المستويات المرتفعة من الإنسولين تراكم السعرات الحرارية في الخلايا الدهنية بدلاً من استخدامها في أنسجة الجسم غير الدهنية، الأمر الذي يؤدي في النهاية إلى السمنة. (انظر الرسم التوضيحي 12.1)

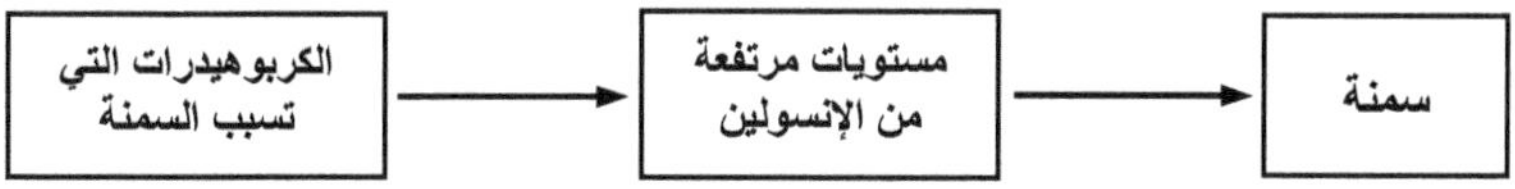

الرسم التوضيحي 12.1. نموذج الكربوهيدرات والإنسولين

الحلقة المفرغة

المبدأ الأساسي في نموذج الكربوهيدرات والإنسولين صحيح. الكربوهيدرات المحسّنة (المكرّرة) تسبب السمنة بالفعل، وأثرها في التسبب في السمنة معروف منذ قرنين. ولكن نموذج الكربوهيدرات والإنسولين غير مكتمل. إنه ينقص واحداً من أهم عناصر الإصابة بالسمنة، إنه عامل الوقت. الأشخاص الذين كانوا مصابين بالسمنة معظم حياتهم، يجدون صعوبة بالغة في خسارة الوزن. على النقيض، أولئك الذين أصيبوا بالسمنة حديثاً يمكنهم خسارة الوزن بسهولة وبمجهود أقل بكثير، كيف يكون هذا ممكناً؟

في النماذج التي ناقشناها سابقاً في تفسير السبب وراء السمنة، بما فيها نموذج الكربوهيدرات والإنسولين، لا يوجد أي اعتبار لعامل الوقت. من منظور هذه النماذج، لا يوجد فرق فيما إذا كنت مصاباً بالسمنة لسنة واحدة أو خمسين سنة. هذا الافتراض غير صحيح. المدة التي نعيشها ونحن مصابون بالسمنة لها أثر كبير على حساسية خلايا جسمنا للإنسولين. مع الوقت، يصبح لدى المصابين بالسمنة مقاومة للإنسولين. كلما طالت مدة الإصابة بالسمنة، تصبح مقاومة الإنسولين أكثر سوءاً. وظيفة الإنسولين الأساسية هي مساعدة الخلايا على امتصاص الجلوكوز الموجود في الدم. مع تفاقم السمنة، تصبح خلايا الجسم تدريجياً أقل حساسية للإنسولين. في حالة مقاومة الإنسولين، لا تستطيع خلايا الجسم امتصاص كمية الجلوكوز التي تمتصها في العادة. وكنتيجة لذلك، يتراكم الجلوكوز في الدم. بسبب مستويات الجلوكوز المنخفضة داخل الخلايا، فإنها تدخل في وضع الجوع. المستويات المرتفعة من الجلوكوز في الدم تحفز إفراز المزيد من الإنسولين. المستويات مرتفعة من الإنسولين تزيد مقاومة الإنسولين سوءاً، ما يجعل من الأمر حلقة مفرغة. (انظر الرسم التوضيحي 12.2).

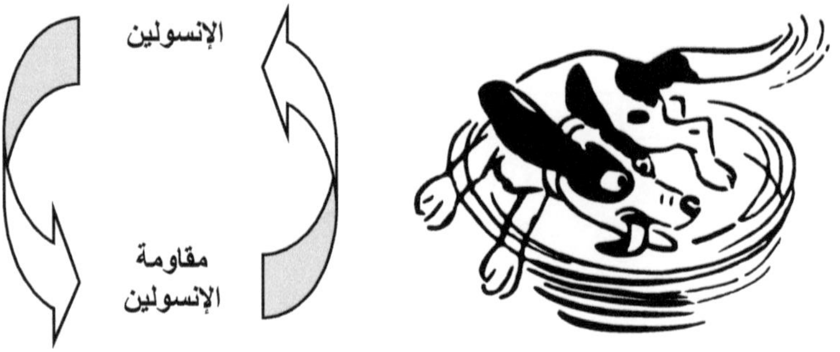

الرسم التوضيحي 12.2. الحلقة المفرغة من مقاومة الإنسولين

بإضافة مفهوم مقاومة الإنسولين إلى نظرية الكربوهيدرات والسمنة، فإننا نكون قد تقدمنا خطوة للأمام في حل لغز السمنة. لكن هذا النموذج ليس مكتملاً بعد؛ هناك الكثير من العوامل التي يجب النظر إليها أيضاً.

الكورتيزول

هرمون الكورتيزول الذي تفرزه الغدة الكظرية يلعب ثاني أهم دور في الإصابة بالسمنة بعد الإنسولين. نتيجة للتعرض للإرهاق لفترات طويلة، تفرز الغدد الكظرية هرمون الكورتيزول. تأثير الكورتيزول في التسبب في السمنة معروف جيداً منذ قرن. المثال المعتاد على ذلك هو متلازمة كوشينج والتي سميت على اسم هارفي كوشينج، والذي كان أول من وصف المرض. سبب المرض هو فرط إفراز الكورتيزول. أكثر الأعراض وضوحاً هي اكتساب الوزن بشكل سريع، بالأخص حول منطقة البطن وفي الوجه. على النقيض، فإن أولئك المصابين بمرض أديسون يكون لديهم قصور في إفراز الكورتيزول وأهم ما يميزهم أنهم نحيلون جداً. هناك علاقة سببية واضحة بين السمنة والمستويات المرتفعة من الكورتيزول، بالأخص السمنة حول منطقة البطن. التعرض للإرهاق لفترات طويلة هو أحد العوامل التي لا تسبب السمنة فقط، ولكن يمكنه أيضاً أن يسبب السكري، أمراض القلب والأوعية الدموية، والعديد من الأمراض الأخرى المهددة للحياة. تقليل مستوى تعرضنا للإرهاق بشكل مباشر هو أمر صعب، ولكن نيل قسط مناسب من النوم يمكنه أن يقلل مستوى إرهاقك بشكل كبير، الأمر الذي سيؤدي لانخفاض مستويات الكورتيزول.

درس كابتشيو وآخرون العلاقة بين السمنة وساعات النوم.[46] جمع الباحثون بيانات المشاركين في العديد من التجارب السريرية ليكون المجموع 600,00 مشارك. أظهرت الدراسات أن هناك علاقة سلبية قوية بين السمنة وعدد ساعات النوم. في المتوسط، تقليص ساعة من ساعات النوم مرتبط بزيادة مقدارها 0.35 كجم/م^2 في مؤشر كتلة الجسم. إضافة

إلى التسبب في ارتفاع مستويات الكورتيزول، تسبب قلة النوم اختلالاً في إفراز هرمونين آخرين: اللبتين والجريلين، الأمر الذي يسبب السمنة في النهاية.

اللبتين

بالإضافة للإنسولين والكورتيزول، اللبتين هو هرمون بروتيني يلعب دوراً مهماً في تنظيم الوزن أيضاً. تفرز الخلايا الدهنية هرمون اللبتين كنتيجة لتناول الطعام. على الرغم من أن وظيفة هرمون اللبتين هي تثبيط الشهية، إلا أن له دوراً في تنظيم إنفاق الطاقة في الجسم، وتنظيم جهاز المناعة، وله أيضاً تأثير على النمو. بما أن اللبتين يُفرز من الخلايا الدهنية، فإنه من المنطقي القول أن مستويات اللبتين عند الأشخاص المصابين بالسمنة تكون مرتفعة بالمقارنة مع الأشخاص النحيلين. تماماً مثل مقاومة الإنسولين، تحدث مقاومة اللبتين عند الأشخاص المصابين بالسمنة كنتيجة للمستويات المرتفعة من اللبتين.

خلال العقود الأخيرة، تمت العديد من التجارب بهدف علاج السمنة عن طريق إعطاء هرمون اللبتين. على الرغم من تحقيق نتائج مذهلة في علاج المرضى المصابين بطفرة في جين هرمون اللبتين (هؤلاء الأشخاص يكون لديهم إفراز اللبتين قليلاً جداً أو معدوماً)، إلا أن العلاج بإعطاء هرمون اللبتين غير مناسب في حالة السمنة الشائعة.[47] في حالة المصابين بالسمنة الذين لديهم بالفعل مقاومة اللبتين، إعطاء اللبتين من مصدر خارجي لا يزيد من أثره بصورة ملحوظة. لعلاج الأشخاص المصابين بمقاومة اللبتين، يجب أن تركز الأبحاث المستقبلية على تحسين حساسية الجسم لهرمون اللبتين.

الجريلين

نال الجريلين سمعة سيئة على أنه "هرمون الجوع". في حالة الصيام، يُفرز الجريلين من الغشاء المخاطي المبطن للمعدة. وظيفة هرمون الجريلين هي زيادة الشهية. عندما تتمدد المعدة، يتوقف إفراز الجريلين. بجانب تنظيم الشهية، يتحكم الجريلين في عملية هضم الجلوكوز وتخزين الدهون. الجريلين هرمون مثير للجدل والآلية التي يعمل بها ليست مفهومة تماماً. هناك حقيقة مثيرة للاهتمام وهي أن مستويات الجريلين في الدم تكون أقل عند الأشخاص المصابين بالسمنة بالمقارنة مع الأشخاص ذوي الوزن الطبيعي. ولكن بعد خسارة الوزن، تعود مستويات اللبتين لتصبح طبيعية.[48]

هرمونات أخرى

بعدما تعرفنا على العوامل التي تلعب دوراً أساسياً في التسبب في السمنة، دعنا نرى العوامل الجانبية. فردياً، هذه العوامل ليست ذات أثر مهم على السمنة، ولكن تأثيرها مجتمعة يمكن أن يكون له تأثير كبير على الوزن.

لدى هرمونات الغدة الدرقية علاقة معقدة مع الهرمونات الأخرى. قصور الغدة الدرقية (مستويات منخفضة من هرمونات الغدة الدرقية) يقلل من معدل الأيض، ويسبب السمنة في النهاية. على النقيض، فرط الدرقية (مستويات مرتفعة من هرمونات الغدة الدرقية) يزيد من معدل الأيض، ويسبب خسارة الوزن.

هرمونا الأدرينالين والنورأدرينالين يساعدان في حرق السعرات الحرارية من خلال زيادة معدل ضربات القلب، وضغط الدم وعمليات فسيولوجية أخرى متعلقة بإنفاق الطاقة. هناك علاقة بين انخفاض مستويات التستوستيرون في الدم والسمنة عند الرجال. يحفّز هرمون النمو تكسير الدهون في الجسم واستهلاك الجلايكوجين المخزن في الكبد.

دور الأستروجين ومثيله من الهرمونات في الإصابة بالسمنة هو محط جدال. عند الإناث، يحفّز الأستروجين بناء الدهون في مناطق معينة من الجسم. على الناحية الأخرى، بعد سن اليأس، تسبب مستويات منخفضة من الأستروجين تراكم الدهون في منطقة البطن.

في هذا الفصل، رأينا أن السمنة ليست فقط أطعمة وسعرات حرارية؛ يتم تنظيم الوزن بدقة من خلال منظومة كاملة من الهرمونات. لكن نظريتنا حول السمنة ناقصة حتى الآن. في الفصول التالية، سنعرف عن العوامل الأخرى التي تلعب دوراً مهماً في الإصابة بالسمنة.

13

ماذا نأكل مقابل متى نأكل

أهمية الوقت

في الفصول السابقة، ناقشنا دور الجينات في الإصابة بالسمنة، رأينا كيف أن المواد الغذائية والسعرات الحرارية تؤثر على عملية اكتساب الوزن، ورأينا أيضاً السمنة وعلاقتها بالهرمونات. استنتجنا أنه من بين جميع الهرمونات، الإنسولين هو المنظم الأساسي للوزن. بعد تناول وجبة من الكربوهيدرات، يتم تكسير النشا والسكاكر المعقدة إلى وحدات سكر بسيطة تنتقل بعد ذلك إلى الدم. هذه الأخيرة تؤدي إلى ارتفاع مستويات الجلوكوز في الدم. تسبب المستويات المرتفعة من الجلوكوز في الدم إفراز الإنسولين. بجانب تنظيم مستويات الجلوكوز في الدم، للإنسولين وظيفة ثانوية أيضاً: وهي أنه يحول المواد الغذائية إلى تراكمات دهون. من وجهة نظر علم التغذية، يمكن رؤية الإنسولين على أنه القوة المحركة وراء السمنة.

لم نذكر بعد أهمية الوقت، تأثير الأطعمة المختلفة في التسبب في السمنة لا يعتمد فقط على الأطعمة بذاتها، ولكنه يعتمد أيضاً على الوقت الذي نتناول فيه هذه الأطعمة. بكلمات أخرى، سؤال متى نأكل هو بنفس أهمية سؤال ماذا نـأكل، هناك مثل قديم يقول "أفطر إفطار الملوك، وتناول غداء الأمراء، واجعل عشاءك عشاء الفقراء". بالرغم من أن هذا المثل ليس صحيحاً تماماً، إلا أنه يوجد الكثير من الحكمة فيه. يشير هذا القول إلى أهمية الوقت. أكبر قدر مما نتناوله من السعرات الحرارية يجب أن يكون مخصصاً في الوقت بين ساعات الصباح الباكر والظهيرة. دعنا نرى لماذا. على سبيل المثال، إذا كنت تتناول وجبتين متماثلتين تماماً، واحدة في الصباح والثانية في المساء، فالاثنتان ليس لهما نفس الأثر في التسبب في السمنة. كما سيعتقد الكثير من الناس، الطعام نفسه إذا تناولناه مساءً يسبب اكتساب وزن أكثر مما سيسببه لو تناولناه صباحاً.

العمليات الفسيولوجية في أجسامنا لها نمط يتكرر كل 24 ساعة يسمى إيقاع الساعة البيولوجية. مثلاً، يكون إفراز هرمون الميلاتونين المسبب للنعاس بكميات كبيرة ساعات المساء وفي الليل. تماماً مثل الهرمونات الأخرى، للإنسولين نمط إفراز يومي أيضاً.

تمت دراسة بمشاركة عشرين متطوع ذي صحة جيدة بهدف بحث تأثير توقيت كل وجبة على مستويات الجلوكوز في الدم وعلى إفراز الإنسولين.[49] قُدمت للمتطوعين ثلاث وجبات متماثلة يومياً. وجد الباحثون أن المجموعة التي قُدمت لها الوجبة في المساء أظهرت

زيادة مقدارها 75% في مستويات السكر في الدم أعلى من الزيادة التي ظهرت لدى المجموعة التي قُدمت لها الوجبة في الصباح. بالإضافة لذلك، حساسية الإنسولين تكون أعلى بكثير في ساعات الصباح الباكر بالمقارنة مع ساعات المساء.

الصيام المتقطع

ربما يكون مصطلح الصيام المتقطع مألوفاً للكثير منا. من وقت لآخر، نصادف هذا المصطلح الشائع والمثير للجدل في وسائل التواصل الاجتماعي، مقاطع الفيديو، الجرائد، المقالات والتلفاز. لسوء الحظ، لم يكتشف الاتجاه السائد للعلم الإمكانيات العظيمة لهذه الأداة البسيطة الناجعة والتي ليست فقط أقوى من أي وسيلة أخرى لخسارة الوزن بل هي أيضاً مجانية! الصيام ليس فقط مجانياً، ولكنه أيضاً سيوفر لك نقودك لأنك لن تحتاج لأن تنفقها في برامج خسارة الوزن أو المكملات الغذائية أو الأدوية. من الممكن أن يسأل القرّاء الفضوليون: إذا كان الصيام مفيداً جداً لنا، فلماذا لا ينصحنا به أطباؤنا أو صيادلتنا أو خبراؤنا الصحيون؟ الجواب بسيط للغاية. بما أن الصيام مجاني، لا أحد سيكسب النقود عندما تصوم أنت. في طبنا الغربي المحكوم بالأرباح، بدلاً من التركيز على الوقاية من الأسباب الكامنة وراء المرض، يتم التركيز على استخدام أدوية باهظة الثمن لإخفاء الأعراض فقط، دون علاج المرض نفسه.

الصيام المتقطع هو أهم عنصر في كل من برامج خسارة الوزن، والحفاظ على الوزن. هناك العديد من الأنماط للصيام المتقطع، الميزة المشتركة بينها جميعاً هي الامتناع عن تناول الطعام والمشروبات المحلّاة لمدة طويلة من الوقت. (يشمل الصيام المتقطع الصوم عن تناول أي مأكولات أو مشروبات محلّاة، ولكن يسمح بشرب المياه والمشروبات التي لا تحتوي على السكر مثل القهوة). الطول المعتاد لفترة الصيام هو 24 ساعة، ويمكن لهذه المدة أن تكون أطول أو أقصر. يتبع يوم الصيام يوم تناول طعام عادي، أو يوم صيام آخر. إذا كان عندك يومان متتاليان أو أكثر من الصيام، بعد كل يوم صيام، ستحصل على وجبة. الأمر يعود لك في عدد أيام الصيام التي تود الالتزام بها. يمكن أن تكون يوماً واحداً أو سبعة أيام في الأسبوع. كلما استطعت الالتزام أكثر، ظهرت النتائج أسرع.

يشتمل الصيام والإفطار المتبادل على نمط تناول طعام متبادل: كل يوم صيام يتبعه يوم تناول طعام. في أيام الصيام، يسمح بعض المؤلفين بتناول كميات محددة من الطعام.[50] ولكن البرامج الصارمة تمنع ذلك. في رأيي، يجب علينا الامتناع عن تناول الطعام والمشروبات المحلّاة بالكامل في أيام الصيام. إذا استمرينا في تناول الطعام في أيام الصيام، فلا يمكن أن نسمي ذلك صياماً، ولكن مجرد حمية ذات سعرات حرارية محدّدة، والتي لا تعمل على المدى الطويل.

دعنا نرى التفسير العلمي لكيفية عمل الصيام المتقطع. من منظور نموذج السعرات الحرارية الداخلة – السعرات الحرارية المستهلكة، السمنة هي نتيجة توازن طاقة سلبي.

خلال الصيام، بما أنه لا يوجد أي سعرات حرارية داخلة، سيبدأ الجسم في تحرير الطاقة من الجلايكوجين ودهون الجسم. على الرغم من وجود بعض الحقائق في هذا التفسير إلا أنه يبسط المشكلة بشكل فادح. في فصل *السمنة والهرمونات*، رأينا أنه بجانب السعرات الحرارية والمواد الغذائية، يتم تنظيم أوزاننا بدقة عن طريق مجموعة كاملة من الهرمونات.

الإنسولين هو المنظم الأساسي لعملية أيض الطاقة في جسمنا. وظيفة هذا الهرمون الأساسية هي مساعدة خلايا جسمنا في امتصاص الجلوكوز من الدم. يوجد لكل خلية عضلية هيكلية وخلية دهنية في جسمنا مستقبلات للإنسولين. دعنا نقول أن هذه المستقبلات هي الأقفال، والإنسولين هو المفتاح. إنه يفتح قنوات النقل التي تسمح للجلوكوز بالدخول إلى الخلية. هذه هي الطريقة التي يعمل بها أيض الجلوكوز عند الأشخاص الأصحاء.

لكن ومع تفاقم السمنة، تصبح خلايا الجسم تدريجياً أقل حساسية للإنسولين. مع حساسية إنسولين معدومة، لا يمكن للخلايا امتصاص الجلوكوز كما تفعل بشكل طبيعي. كنتيجة لذلك، يتجمع الجلوكوز في الدم، وتدخل الخلايا في وضع الجوع بسبب مستويات الجلوكوز المنخفضة داخلها. تحفز المستويات المرتفعة من الجلوكوز في الدم إفراز المزيد من الإنسولين. المستويات المرتفعة من الإنسولين في الدم تزيد مقاومة الإنسولين سوءاً، ما يجعل من الأمر حلقة مفرغة. (انظر الرسم التوضيحي 12.2)

دعنا نرى كيف يمكننا كسر الحلقة المفرغة من مقاومة الإنسولين. خلال الصيام، بالرغم من أن السعرات الحرارية الداخلة تساوي صفر إلا أن استتباب الجسم يجب المحافظة عليه. من أجل تزويد الخلايا بالطاقة، سيبحث الجسم عن مصادر طاقة ثانوية. بعد استهلاك السكر من المصادر الخارجية، يتجه الجسم لتحويل مخزون الجلايكوجين في العضلات والكبد إلى جلوكوز. مصدر الطاقة هذا يمكنه أن يبقيك قادراً على الحركة لنصف يوم أو حول ذلك. في اللحظة التي ينفد فيها الجلايكوجين، تأتي الدهون. الدهون كثيفة بالطاقة. نظرياً، إذا كنت بوزن طبيعي وتوقفت عن الأكل بشكل كامل، ستبقيك دهون جسمك على قيد الحياة لشهر أو شهرين قادمين، هذا يعتمد برمّته على كمية الدهون المختزنة في الجسم. بحسب موسوعة غينيس للأرقام القياسية، استمر أطول صيام مسجل مدة 382 يوماً. بالرغم من أن الأشخاص الأصحّاء يمكنهم البقاء على قيد الحياة من دون طعام لأسابيع حتى، مدة الصيام المثالية في حميتك لا يجب أن تكون أطول من 24-36 ساعة. من أجل تحقيق خسارة سريعة ودائمة في الوزن، فترة صيام 24 ساعة هي كافية عند معظم الأشخاص. من أجل تجنب خسارة كتلة الجسم غير الدهنية، يجب ألا تتعدى مدة الصيام 48 ساعة. على نقيض الأنظمة الغذائية المحدّدة للسعرات الحرارية، والتي تبين أنها فشل ذريع على المدى الطويل، للصيام المتقطع العديد من الفوائد الصحية:

1. بما أن السعرات الحرارية الداخلة إلى جسمك تساوي صفراً، ليس لدى جسمك أي خيار سوى حرق الدهون. هذا الأمر نادراً ما يحدث مع الأنظمة الغذائية محدّدة السعرات الحرارية.

2. المستويات المنخفضة من الإنسولين والتي تستمر لفترات طويلة تعيد لخلايا جسمك حساسيتها للإنسولين. بما أن جسمك يصبح تدريجياً أكثر حساسية للإنسولين، يفرز البنكرياس كميات أقل منه. سيتم عكس الحلقة المفرغة شيئاً فشيئاً، يوماً بعد يوم. لأول مرة في حياتك، ستعالج السبب الكامن وراء السمنة وليس فقط الأعراض.
3. إعادة ضبط "منظم وزنك الداخلي". سيواجه العديد من متبعي الحميات الغذائية، حتى أولئك الشجعان الذين اتبعوا الأنظمة الصارمة وخسروا قدراً كبيراً من الوزن نفس المشكلة. في غضون أشهر أو سنة، سيعودون مجدداً لاكتساب الكيلوجرامات التي خسروها وسينتهي بهم الأمر بنفس وزنهم الأول أو حتى أكثر وزناً من ذي قبل. يبدو أن هناك آلية خفية تتحكم في أوزاننا. يدافع جسمنا باستماتة عن وزننا المحدد مسبقاً. تحافظ منظمات الوزن في جسمنا على الوزن نفسه على المدى الطويل، تماماً مثل منظم الحرارة التي ينظم حرارة منزلك. بجانب علاج السمنة الجراحي، يعد الصيام أكثر الطرق فاعلية في إعادة برمجة "منظم وزننا الداخلي".
4. إزالة السموم من جسمك. يدفع الناس قدراً كبيراً من المال في شراء الفيتامينات، المكملات الغذائية، والعلاجات المزيلة للسموم بهدف التخلص من "الفضلات الخطيرة" في أجسامهم. الصيام ينجح، بنتائج مضمونة.

المدى الزمني لتناول الطعام

إنه لأمر عجيب أن صدور الدليل الغذائي في عام 1977، والمسمى أهداف غذائية للولايات المتحدة تزامن مع بداية أكبر وباء سمنة على الإطلاق. لأول مرة في التاريخ، تخبر حكومة ما مواطنيها أن يقللوا ما يستهلكونه من الدهون ويزيدوه من الكربوهيدرات. لقد تم تحفيزنا إلى تناول الوجبات الخفيفة أيضاً. لسوء الحظ، أخذ الناس النصيحة السيئة: قللوا ما يتناولونه من الدهون، أكثروا من تناول الكربوهيدرات، وتطورت لديهم عادة "إبقاء الفم مشغولاً". نتيجة لذلك، ازداد وزن السكان عاماً بعد عام. لتوضيح سخافة ما قالت عنه السلطات الصحية صحياً قبل عقود، ها هي مقتطفات من كتيّب الحمية الغذائية: خطة تناول طعام لأمريكيين أصحاء الذي أصدرته جمعية القلب الأمريكية (AHA) عام 1991، من مجموعة الخبز والحبوب والمعكرونة والخضروات النشوية، أوصت (AHA) بست حصص أو أكثر كل يوم. قائمة الأطعمة "الصحية" اشتملت على: الخبز الأبيض، الحلوى الصلبة، اللبان، السكر، العسل، عصير الفاكهة (الشراب)، المربى، الهلام، المرملاد، شراب البنش، المشروبات الغازية. حتى أنها أوصت لحد 12 أونصات (0.36 لتر) من الجعة (!) ضمن الأطعمة الصحية.

حتى السبعينيات، كان الناس يأكلون ثلاث وجبات يومياً، تكون مُعدة في المنزل عادةً. ولكن على مر العقود الأربعة الأخيرة، استبدلت الوجبات المُعدة في المنزل بالوجبات السريعة. تغيرت جودة الطعام الذي نتناوله تماماً، كذلك تغير عدد المرات التي نتناول فيها الطعام. تحت ضغط "خبراء" الصحة والإعلانات التجارية، أدخلت ثلاث وجبات إضافية بين الفطور والغداء والعشاء. على مر العقود الأخيرة ومن خلال استغلال الدليل الغذائي الجديد، نمت صناعة طعام الوجبات الخفيفة المربحة جداً على أساس فكرة "إبقاء الفم مشغولاً". بحلول أوائل القرن الواحد والعشرين، أكثر من 60% من الأمريكيين كانوا يأكلون وجبات خفيفة ثلاث مرات يومياً على الأقل. بحلول عام 2006، في الولايات المتحدة، كان مجموع الطاقة من الوجبات الخفيفة 679 سعرة حرارية يومياً.[51] من الممكن أن تسأل السؤال: لماذا يعد تناول الوجبات الخفيفة عادةً سيئة؟ هناك العديد من الأسباب. أولاً، من وجهة نظر تقليدية، متناولو الوجبات الخفيفة يحصلون على سعرات حرارية إضافية أكثر بكثير. من أجل تجنب هذا الفائض الكبير في السعرات الحرارية، يجب أن نقلص حجم وجباتنا العادية، الأمر الذي سيؤدي لحالة من الجوع الدائم. بالإضافة لذلك، تقريباً كل الأطعمة التي تقع ضمن فئة الوجبات الخفيفة تعد أطعمة غير صحية: تحتوي هذه الأطعمة على كميات كبيرة من الكربوهيدرات المحسّنة (المكرّرة)، الملح، الإضافات، والدهون التقابلية. هذا ليس كل شيء، الجزء الأسوأ لم يأتي بعد، إنه الإنسولين، المدير التنفيذي لشركة إدارة الطاقة في أجسامنا.

يظهر الرسم التوضيحي 13.1 رسماً مبسطاً لإفراز الإنسولين لبرنامج غذائي يومي تقليدي يتكون من ثلاث وجبات يومياً. بعد تناول الوجبة الأولى بفترة وجيزة، يتزامن امتصاص المواد الغذائية مع زيادة حادّة في مستويات الجلوكوز والإنسولين في الدم، لكن بين الوجبات وخلال الليل، تنخفض مستويات السكر في الدم بشكل كبير. يكون الجسم في حالة من الإنسولين المنخفض، عدا نقاط الذروة الثلاث هذه، وبذلك يمكن تجاهل خطر مقاومة الإنسولين.

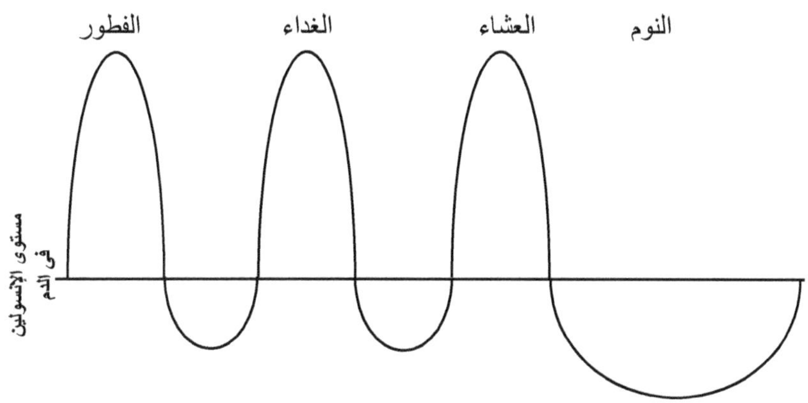

الرسم التوضيحي 13.1. مستويات الإنسولين في الدم خلال 24 ساعة، إذا كان نظامك الغذائي يتكون من ثلاث وجبات يومياً.

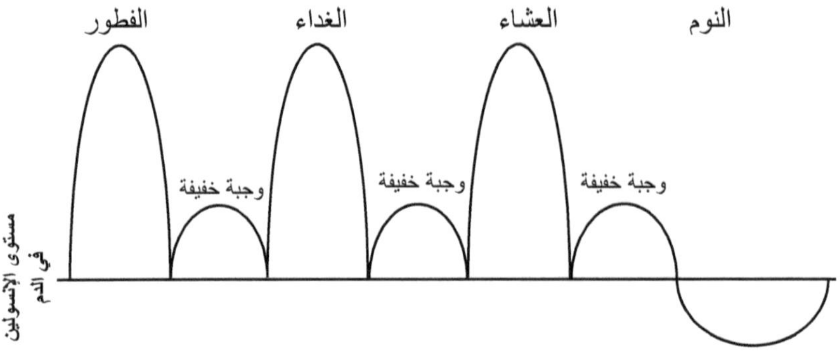

الرسم التوضيحي 13.2. مستويات الإنسولين في الدم خلال 24 ساعة، إذا كان نظامك الغذائي يتكون من ست وجبات يومياً.

على الناحية الأخرى، إذا تناولت ست وجبات يومياً، سيكون جسمك في حالة من الإنسولين المرتفع طوال الوقت. هناك وقت قصير في النصف الثاني من الليل تنخفض فيه مستويات الإنسولين بشكل كبير (انظر الرسم التوضيحي 13.2).

كما ناقشنا سابقاً، يحوّل الإنسولين المواد الغذائية إلى تراكمات دهون، لهذا يجب النظر إليه على أنه المحرك الأساسي وراء السمنة. تفسر مستويات الإنسولين المرتفعة طوال الوقت، والتي هي عادة نتيجة إبقاء فمنا مشغولاً، استحالة تحقيق خسارة كبيرة في الوزن مع برنامج يتكون من 6 وجبات يومياً.

خلال الفترات التي تكون فيها مستويات الإنسولين منخفضة، يستهلك الجسم الطاقة المخزنة بدلاً من تحويل المواد الغذائية التي تم امتصاصها إلى دهون مخزنة. عندما ينفد الجلوكوز من المصدر الخارجي (السكر في طعامنا)، يتم تحويل الجلايكوجين الموجود في العضلات والكبد إلى جلوكوز. في اللحظة التي ينفد فيها مخزون الجسم من الجلايكوجين، يأخذ هذا من 16-20 ساعة، تصبح الدهون المصدر الأساسي للطاقة. من أجل تحقيق أقصى خسارة في الوزن، يجب أن يكون هدفنا الأساسي تقليص المدى الزمني لتناول الطعام قدر الإمكان. المدى الزمني المثالي لتناول الطعام هو ثماني ساعات. بكلمات أخرى، يجب ألا تتجاوز المدة الزمنية بين أول وجبة في اليوم وآخر وجبة ثماني ساعات. على سبيل المثال، يجب أن يكون الفطور الساعة الثامنة صباحاً، والغداء وقت الظهيرة، والعشاء الساعة الرابعة مساءً؛ ليس من المسموح تناول الطعام والمشروبات المحلّاة خلال اليوم. لأولئك الذين لا يمكنهم التكيّف مع حمية ذات مدى زمني لتناول الطعام هو 8 ساعات، يمكن تمديد ذلك إلى 10 ساعات. كقاعدة عامة، كلما كان المدى الزمني لتناول الطعام أضيق، كانت خسارة الوزن أسرع. بأي حال من الأحوال، لا يجب أن يكون المدى الزمني لتناول الطعام

أكثر من 12 ساعة. بوجود مدى زمني ضيق لتناول الطعام، يتسارع حرق الدهون، بينما يؤثر تناول الطعام لفترات طويلة سلباً على خسارة الوزن.

ظاهرة الوجبة الثانية

عُرفت ظاهرة الوجبة الثانية أو تأثير ستوب-تراوجوت منذ قرن. إذا تناولت وجبتين متشابهتين في ظرف أربع ساعات، فإن تأثير الوجبة الثانية في رفع مستوى السكر في الدم سيكون أقل بكثير من تأثير الوجبة الأولى. يمكننا الاستفادة من ظاهرة الوجبة الثانية في إعداد برنامجنا الغذائي. إذا تناولت وجبتين في ظرف أربع ساعات، فإن تأثير الوجبة الثانية في التسبب في السمنة سيكون أقل قليلاً.

الصيام المتقطع خلال شهر رمضان

أود أن أعطيك بعض النصائح العملية إذا أردت أن تجمع بين الصيام المتقطع وصيام رمضان. في رمضان، هناك في العادة وجبتان، السحو والفطور. لكن إذا أردت الجمع بين صيام رمضان والصيام المتقطع، فعليك الالتزام بوجبة واحدة فقط. الأمر يعود إليك في اختيار الوجبة التي تريدها. معظم الناس سيختار وجبة الفطور بصحبة العائلة على وجبة السحور. أريد أن أؤكد أنه إذا أردت الجمع بين الصيام المتقطع وصيام رمضان، لا تزال قادراً على تناول المشروبات التي لا تحتوي أي سعرات حرارية في الصباح قبل الفجر، مثل الماء، والقهوة أو الشاي بدون سكر. بالنسبة لوجبة الفطور، أنصحك بتناول كمية متوسطة من الطعام لا تحتوي على كربوهيدرات محسّنة (المكرّرة). يجب عليك أيضاً أن تتجنب الأطعمة التي تحتوي السكر، والمشروبات المحلّاة.

هذا دليل سريع خاص فقط بالجمع بين الصيام المتقطع وصيام رمضان. ليس ضرورياً أن تفعل ذلك في كل يوم من أيام رمضان، الأمر يعود إليك في تحديد عدد الأيام التي ستلتزم فيها بالصيام المتقطع. يمكن أن يكون ذلك يوماً واحداً في الأسبوع، أو حتى سبعة أيام، كلما كانت قدرتك على الالتزام أكبر، كانت النتائج أسرع.

خلاصة

يمكننا أن نستنتج أن سؤال متى نأكل هو بأهمية سؤال ماذا نأكل. يجب أن يكون تضييق المدى الزمني لتناول الطعام أحد أولوياتنا العليا عند اتباع نظام غذائي. خلال ساعات الصيام، يتوقف مؤقتاً إفراز الإنسولين وتزداد حساسية خلايا الجسم له بشكل كبير. استعادة حساسية الإنسولين هي المفتاح لبرنامج تنظيم وزن ناجح وطويل المدى. الصيام المتقطع هو أداة قوية للغاية في المعركة ضد السمنة.

تقول *جمعية السكري الأمريكية* عن السكري من النوع الثاني أنه مرض متفاقم لا يمكن الشفاء منه ويزداد سوءاً مع الوقت. بعكس الاعتقاد السائد، في الكثير من الحالات، بالإضافة لتحقيق خسارة الوزن، يمكن للصيام علاج السكري من النوع الثاني.[52]

بجانب الصيام المتقطع، هناك فكرتان مفيدتان يمكن لهما زيادة كفاءة خسارتك للوزن. الأولى، لا تتناول الطعام متأخراً في الليل. تأثير الطعام في التسبب في السمنة يكون أقل عند تناوله في الصباح. الثانية، إذا كانت هناك وجبتان متتابعتان بينهما مدة أربع ساعات، سيكون للوجبة الثانية تأثير أقل في رفع مستوى السكر في الدم. هذه الظاهرة تسمى ظاهرة الوجبة الثانية.

14

أهمية ممارسة الرياضة

مفارقة ممارسة التمارين

هناك العديد من وجهات النظر المتضاربة حول دور التمارين البدنية في تنظيم الوزن. مناصرو نموذج السعرات الحرارية الداخلة – السعرات الحرارية المستهلكة يفسرون السمنة على أنها فقط نتيجة خلل في توازن الطاقة بين ما نحصل عليه من سعرات حرارية وما تنفقه أجسامنا. إذا كان الأمر هكذا، فإن الأمر الوحيد الذي عليك القيام به من أجل خسارة الوزن هو تقليل ما تتناوله من سعرات حرارية أو زيادة ما ينفقه جسمك منها. هذا النموذج مبني على سلسلة من الافتراضات التي تبين أنها خاطئة بالكامل. تنظيم عملية الأيض في جسمنا هو أمر أكثر تعقيداً بكثير من عدّ السعرات الحرارية.

بالرغم من وجهات النظر المتضاربة حول فائدة التمارين البدنية، بدأ جنون التمارين البدنية بالصعود منذ السبعينيات. بُنيت صناعة اللياقة البدنية متعددة البلايين على فرضية عدّ السعرات الحرارية الهشة والمشكوك فيها. على مر العقود الأربعة الأخيرة، فشلت كل جهودنا العظيمة في إيقاف وباء السمنة؛ كل ما بذلناه من وقت وجهد في ممارسة التمارين، كانت مقابله زيادة في مؤشر كتلة الجسم.

لم ينقص حملة ميشيل أوباما "هيا نتحرك!" أي طموح. كان هدف زوجة الرئيس السابق أوباما هو التخلص من السمنة في جيل واحد من الناس. كانت الأهداف الأساسية للبرنامج تقديم طعام صحي في المدارس وزيادة مستوى النشاط البدني عند الطلاب. تزويد الطلاب بمأكولات صحية وزيادة مشاركتهم في التمارين البدنية فكرة ممتازة، ولكن هذه الإجراءات لم تمنع وباء السمنة في مرحلة الطفولة من الاستمرار في الانتشار. منذ عام 2010، عندما أُطلقت الحملة، لم تنخفض معدلات السمنة في مرحلة الطفولة على الإطلاق. ما يهم هنا هو أنه بالرغم من الجهود البطولية التي بذلت، إلا أن معدلات السمنة عند الشباب خلال السنوات السبع الأولى من حملة "هيا نتحرك" استمرت في الصعود، من 16.9% إلى 18.5%. لماذا تفشل كل برامج اللياقة البدنية هذه على المدى الطويل؟ سنرى لاحقاً في هذا الفصل أن التمارين البدنية هي وسيلة غير فعالة إطلاقاً في إنفاق الطاقة. بالإضافة إلى ذلك، فإن ممارسة التمارين البدنية بشكل اعتيادي والقيام بالعديد من النشاطات المختلفة خارج المنزل ينمّي لدينا شهية صحية وإنه من شبه المستحيل خسارة الوزن من خلال ممارسة التمارين البدنية فقط.

على النقيض من حركة اللياقة البدنية، بعض مناصري نموذج الهرمونات والسمنة يقولون أنه عند الإصابة بالسمنة، لا يصنع النشاط البدني أي فرق على الإطلاق. بما أنهم يرفضون تماماً نموذج السعرات الحرارية الداخلة – السعرات الحرارية المستهلكة، فإنهم يعتقدون أن السمنة تتحكم بها الهرمونات فقط. وبالأخص المتحكم الأكبر هو الإنسولين، والمتحكم الجزئي هو الكورتيزول، وهناك هرمونات أخرى أيضاً. الاعتماد على أي من نموذج السعرات الحرارية أو الهرمونات في تفسير السمنة يبسّط الأمر بشكل فظيع. تنظيم خسارة الوزن واكتسابه تحدده العديد من العمليات الفسيولوجية المعقدة.

دعنا نلقي نظرة سريعة على جسم الإنسان وكيف يستجيب للتغييرات في إنفاقنا للطاقة. معدل الأيض الأساسي هو كمية الطاقة التي ينفقها أو يحرقها الجسم وقت الراحة، وذلك من خلال الحفاظ على الوظائف الأساسية لأعضاء الجسم. يشكل هذا حوالي 70% من مجموع ما ننفقه من طاقة يومياً. هناك 10% مما ننفقه من الطاقة تذهب في توليد الحرارة. فقط 20% مما ينفقه جسمنا من الطاقة مخصص للأنشطة البدنية. من منظور نموذج السعرات الحرارية الداخلة – السعرات الحرارية المستهلكة، المشاركة في الرياضات التي تتطلب مجهوداً كبيراً هو حل غير مفيد على الإطلاق لخسارة الوزن. على سبيل المثال، قطعة شوكولاتة صغيرة بوزن 25 جراماً تحتوي على 122 سعرة حرارية من الطاقة. من أجل حرق هذه الكمية من السعرات الحرارية، عليك التعرق في الصالة الرياضية لخمسة عشر دقيقة أو المشي لنصف ساعة. الأمر بالتأكيد لا يستحق هذا العناء. بالإضافة لعدم فائدة التمارين البدنية، هناك أمر آخر: تؤدي التمارين البدنية الشديدة والأنشطة المختلفة خارج المنزل إلى زيادة الشعور بالجوع. في النهاية، بدلاً من خسارة الوزن، سينتهي بك المطاف باكتساب وزن إضافي. بجانب هذه المشاكل، هناك مشكلة أخرى أيضاً. إذا مارست التمارين في الصباح الباكر فإن معدل الأيض الأساسي لجسمك سينخفض كثيراً لاحقاً؛ الأمر الذي سيجعلك تشعر بالخمول لباقي اليوم وستبذل طاقة أقل على الأنشطة البدنية الأخرى التي ستقوم بها. كنتيجة لذلك، ستكون المحصلة صفراً في النهاية. بكلمات أخرى، حسب نموذج السعرات الحرارية الداخلة – السعرات الحرارية المستهلكة فأنت لن تخسر الوزن.

قامت كلية هارفرد للصحة العامة بعمل دراسة[53] بمشاركة 538 طالباً وذلك لتحديد فيما إذا كانت التمارين البدنية تؤدي إلى توازن طاقة سلبي (سعرات حرارية مستهلكة أكثر من الداخلة). وجد الباحثون أن الأطفال الذين شاركوا في ساعة واحدة من التمارين الخفيفة -وكنتيجة لازدياد شهيتهم- كانوا يحصلون على 99 سعرة حرارية أكثر من تلك التي يحرقونها خلال التمارين. أما أولئك الذين كانوا يشاركون في التمارين متوسطة الشدة كان وضعهم أكثر سوءاً: بالكاد استطاعوا حرق السعرات الحرارية الإضافية التي حصلوا عليها. فقط الأطفال الذين كانوا يمارسون التمارين الشديدة استطاعوا حرق 93 سعرة حرارية في الساعة. تظهر هذه التجربة صعوبة خسارة الوزن من خلال التمارين فقط. بعد ممارسة التمارين، وبسبب آلية تعويض الطاقة في الجسم، يحتاج جسمنا لتعويض الطاقة التي

استُهلكت (وأحياناً أكثر من التي استُهلكت) من خلال تناول المزيد من الطعام. بدلاً من مساعدتك في خسارة الوزن، يمكن للتمارين البدنية الخفيفة أن تتسبب في اكتسابك للوزن من خلال تحفيز شهيتك.

تم تقييم أثر دروس الصحة البدنية في دراسة أخرى[54] شارك فيها 955 طالباً من الصف الرابع. تم تسجيل الطلاب في مجموعة التدخل في دروس صحة بدنية مطولة مع زيادة 41 دقيقة إضافية من التمارين أسبوعياً. أما الأطفال في مجموعة المقارنة فأكملوا بمنهاجهم المعتاد. تم قياس مستوى النشاط البدني لدى الطلاب باستخدام مقياس تسارع (جهاز إلكتروني صغير يراقب حركات الجسم من خلال حساب التسارع). مع نهاية السنة الرابعة والخامسة في المدرسة، تم جمع البيانات وتحليلها. كانت النتائج مثيرة للجدل كثيراً. كان مستوى اللياقة العام للأطفال في مجموعة التدخل أعلى، ولكن مقدار ما ينفقونه من الطاقة بقي كما هو. الأطفال الذين كانوا يمارسون التمارين في المدرسة، كانوا خاملين في بيوتهم. مجموع إنفاق الطاقة لكلا المجموعتين كان نفسه تماماً. وما يثير الدهشة أكثر هو أن مجموع إنفاق الطاقة عند الإناث اللواتي كن في مجموعة التدخل كان أقل بمقدار 12% من الإناث اللواتي لم يقمن بالكثير من التمارين. هذه هي العملية التي ذكرناها سابقاً؛ عملية تعويض الطاقة: يدافع الجسم عن الوزن الافتراضي، والذي يحدده "منظم وزن" أجسامنا.

أنفقت شركة كوكاكولا 4 بلايين دولار على الإعلانات في عام 2016. كانت الشركة ترعى الألعاب الأولمبية، بطولات كرة القدم الدولية، شركة ناسكار، والكثير من الأحداث الرياضية المهمة. في موقعهم الإلكتروني، هناك مئات المقالات، الأخبار، المقابلات مع مشاهير الرياضة. بنت الشركة صورة قوية ومقنعة ربطت بها منتجاتها بالشباب، والرياضة، والحركة ونمط الحياة النشطة. توحي رسالتهم أنه بالرغم من محتواها المليء بالسكر، فإن شرب الكوكاكولا ليس سيئاً، طالما حافظت على ممارسة التمارين وكان نمط حياتك مفعماً بالنشاط. مثل هذه الإعلانات التجارية تبرمج اللاوعي لدينا لنؤمن أنه يمكننا التخلص من السعرات الحرارية الفائضة ببساطة عن طريق ممارسة التمارين. من الصعب الحكم فيما هو أكثر ضرراً على صحتنا: الأيدولوجيا خلف هذه المنتجات أم المنتجات نفسها.

لماذا تعد ممارسة التمارين أمراً مهماً

من منظور نموذج السعرات الحرارية الداخلة – السعرات الحرارية المستهلكة، ممارسة التمارين الرياضية ليست أفضل من شرب الماء في خسارة الوزن. بعد التمرين، تدخل آلية تعويض الطاقة، يتباطأ معدل الأيض في جسمك وستشعر بالرغبة في تناول المزيد من الطعام. حتماً سنصل للسؤال المهم وهو: هل التمارين ضرورية بالأساس؟ لدي بعض الأخبار السيئة، والإجابة هي نعم. دعنا نرى لماذا.

كما رأينا سابقاً، كل من السمنة والسكري من النوع الثاني لهما نفس السبب الكامن وراءهما: مقاومة الإنسولين. التمارين البدنية تزيد حساسية الجسم للإنسولين بشكل كبير

وذلك من خلال تأثيرين أساسين. كنتيجة لانقباض العضلات، تتحرك ناقلات الجلوكوز من نوع GLUT4 إلى سطح الخلية وتسهل عملية دخول الجلوكوز إلى الخلايا.[4] هذا النوع من ناقلات الجلوكوز لا يحتاج إلى الإنسولين. بعدما يُستنفذ التأثير الأول، يأتي التأثير الثاني. التأثير الثاني والطويل المدى هو زيادة حساسية خلايا الجسم لتأثير الإنسولين. بما أن حساسية الإنسولين تتحسن بشكل كبير، يفرز البنكرياس كمية أقل منه. ونتيجة للمستويات المنخفضة من الهرمون، تخزن كمية أقل من الطاقة على شكل دهون.

رغم أن اختلال توازن السعرات الحرارية ليس السبب الأساسي وراء السمنة، إلا أنه عند بعض الأشخاص يمكن تحقيق خسارة لا بأس بها في الوزن من خلال ممارسة التمارين البدنية فقط. ولكن يجب الحذر من الإفراط في تناول الطعام، ذلك لأن فوائد النشاط البدني يمكن بسهولة فقدانها إذا تناولنا طعاماً أكثر.

ممارسة التمارين البدنية بشكل معتاد تساعدك على حرق الدهون وبناء أنسجة جسم غير دهنية جديدة. للأنسجة العضلية معدل أيض أعلى من الأنسجة الدهنية. حتى إن لم يتغير وزنك، فستظل تحرق طاقة أكثر.

بالإضافة للفوائد الصحية التي ذكرناها، فإن نمط حياة مليئاً بالنشاط يقلل بشكل كبير من خطر الإصابة بمجموعة واسعة من الأمراض الخطيرة المهددة للحياة مثل مرض القلب التاجي، السكتة الدماغية، الجلطات، السكري من النوع الثاني، والسرطان. كذلك فإن ممارسة التمارين البدنية بشكل معتاد يلعب دوراً مهماً في الوقاية من التهاب المفاصل، هشاشة العظام، الخرف، والاكتئاب.

خلاصة

المشاركة في ممارسة التمارين البدنية بشكل معتاد أمر بسيط جداً، وهو أيضاً وسيلة فعالة للغاية في الوقاية من الأمراض المزمنة. بالرغم من أثر التمارين البدنية الضئيل على السعرات الحرارية، إلا أن ممارستها بشكل معتاد يزيد من حساسية خلايا الجسم للإنسولين. باستعادة حساسية الإنسولين الطبيعية، سيكون على البنكرياس إفراز كمية أقل من الإنسولين. تحمي مستويات الإنسولين القليلة من السمنة وتحفز خسارة الوزن أيضاً. ممارسة التمارين البدنية بشكل معتاد لها القدرة على جعل مستويات الإنسولين في الدم طبيعية لساعات، ما يعطينا حماية تمتد ليوم بعد ممارسة التمارين.

لكل شخص بصحة جيدة، يُوصى بممارسة تمارين متوسطة الشدة لمدة نصف ساعة خمس أو ست مرات في الأسبوع على الأقل. من أجل الاستمتاع بجميع الآثار الوقائية للتمرين، يجب أن تحتوي الجلسة الواحدة على 25-30 دقيقة من التمرين المتواصل. بالإضافة للتمارين المعتادة، إن المشاركة في أنشطة رياضية أخرى لا بأس به، ولكن فائدتها قليلة.

15

الوصفة الطبية لخسارة الوزن

معضلة البيضة والدجاجة

في الجزء الثاني من هذا الكتاب مررنا على أكثر النظريات شهرة في تفسير السمنة: الجينات، الكربوهيدرات المسببة للسمنة، السعرات الحرارية الداخلة – السعرات الحرارية المستهلكة، نظرية الدهون، وأخيراً الدهون والهرمونات بما فيها نموذج الكربوهيدرات والإنسولين. جميع هذه النظريات تحتوي فقط على أجزاء من الحقيقة ما عدا واحدة: نظرية الدهون، والتي تبين أنها خاطئة تماماً. الدهون بذاتها لا تسبب السمنة. مقدار معين من السعرات الحرارية من الدهون تأثيره في التسبب في السمنة أقل بكل تأكيد من نفس الكمية من الكربوهيدرات.

يحكم الاتجاه السائد للعلم والطب هذه الأيام نموذج السعرات الحرارية الداخلة – السعرات الحرارية المستهلكة. أكثر النظريات البديلة شهرةً هي نظرية الكربوهيدرات والإنسولين، بالأخص بين مناصري الأنظمة الغذائية قليلة الكربوهيدرات. راجع الرسوم التوضيحية المبسّطة 10.2، 12.1 في الفصول السابقة.

يعتبر النموذج التقليدي للسمنة الحصول على الطاقة وإنفاقها أمرين منفصلين (انظر الرسم التوضيحي 15.1). الإفراط في تناول الطعام وقلة ممارسة الرياضة يؤديان إلى زيادة مستويات الوقود الأيضي في الدم (الجلوكوز، الدهون). ستتراكم المواد الغذائية الفائضة في الأنسجة الدهنية. السمنة بذلك هي نتيجة اختلال في توازن السعرات الحرارية. من أجل خسارة الوزن، الشيء الوحيد الذي عليك القيام به هو إما أن تقلل ما تتناوله من طعام أو أن تمارس رياضة أكثر. هذه الطريقة أثبتت أنها فاشلة تماماً. الملايين من متبعي الأنظمة الغذائية حول العالم يأخذون هذه النصيحة على محمل الجد ويفشلون كل عام.

تسمى النظرية البديلة للنظرية السابقة بنموذج الكربوهيدرات والإنسولين (انظر الرسم التوضيحي 15.2). الكربوهيدرات المحسّنة (المكرّرة) تسبب فرط الإنسولين. تحفز مستويات الإنسولين المرتفعة تراكم السعرات الحرارية في الخلايا الدهنية، الأمر الذي يؤدي في النهاية إلى السمنة. بما أن السعرات الحرارية تتوجه إلى أن تُخزن على شكل دهون، فإن بقية الجسم يدخل في حالة من الجوع. قلة الطاقة تؤدي إلى جوع أكثر، وإلى التعب وقلة النشاط.

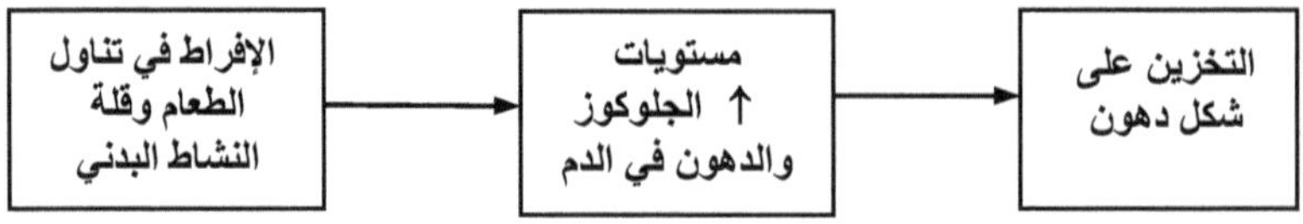

الرسم التوضيحي 15.1. النموذج التقليدي للسمنة

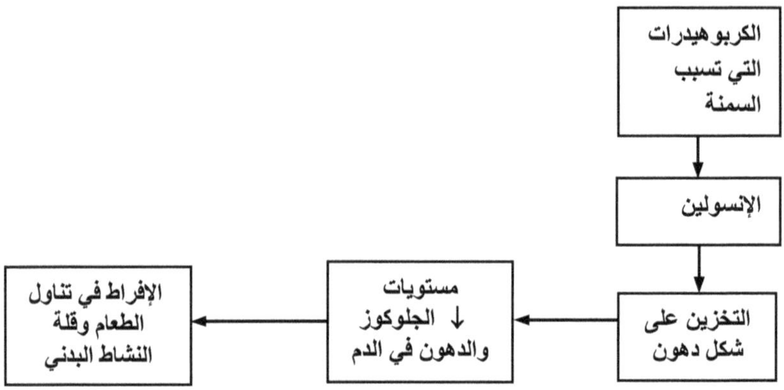

الرسم التوضيحي 15.2. نموذج الكربوهيدرات والإنسولين في تفسير السمنة

الإفراط في تناول الطعام هو نتيجة للسمنة وليس سبباً لها، في الرسم التوضيحي الثاني، تشير الأسهم بعكس الاتجاه الذي تشير إليه الأسهم في الرسم التوضيحي الأول. يعرف النموذج التقليدي للسمنة باسم نموذج الدفع، ونموذج الكربوهيدرات والإنسولين بنموذج السحب.

ربما يعتبر المشككون أن النموذج البديل للسمنة هو أمر جديد، ليس مثبتاً بما فيه الكفاية، وينقص الدليل العلمي على صحته. ولكن هذا غير صحيح، الفكرة الأساسية خلف النظرية البديلة للسمنة كان أول من اقترحها العالم الألماني غوستاف فون بيرجمان عام 1908، ومن بعد ذلك أخذها الباحث التشيكي-النمساوي جوليوس باير. اكتشف بيرجمان أنه في مناطق معينة من الجسم، تتراكم في الخلايا الدهنية كميات كبيرة من الدهون، الأمر الذي يمنع المواد الغذائية من الوصول إلى مناطق أخرى، فتدخل الأخيرة في حالة من الجوع. سمّى هذه الظاهرة حب الدهون. في عام 1929، كتب باير: "مثل ورم خبيث، أو مثل الجنين في بطن أمه" ... "النسيج غير الطبيعي المحب للدهون يستحوذ على المواد الغذائية، حتى في حالة نقص التغذية". في ورقته البحثية عام 1942، يقول باير: "النظرية الحالية التي تفسر السمنة على أساس الطاقة، وأنها الفرق بين ما نحصل عليه من طاقة من الطعام وما تنفقه أجسامنا

ليست مُرضية." بعدما خسرت ألمانيا الحرب العالمية الثانية، ضاع أيضاً الدليل العلمي على النظرية البديلة للسمنة، حتى تم اكتشافه مجدداً بحلول نهاية القرن العشرين. خلال تلك الفترة، كان علماء التغذية المدعومون من شركات الطعام غير الصحي يمطروننا بالعبارة التي تقول: "السعرة الحرارية هي ذاتها في الأطعمة المختلفة". بحسب هذه النظرية، جميع السعرات الحرارية متساوية من أي طعام، وليس هناك أي فرق بين السعرات الحرارية "الجيدة" و "السيئة".

بالرغم من أن نظرية الكربوهيدرات والإنسولين تبدو أكثر النظريات السابقة دقة في تفسير السمنة، إلا أنها ما زالت غير كاملة، تاركةً وراءها بعض الأسئلة دون إجابات. بعض الناقدين يشير أحياناً إلى عبارة "الإفراط في تناول الطعام يسبب السمنة". هذا صحيح. من ناحية أخرى، هناك آلية تعويضية، في دراسات فرط الإطعام (قام الأشخاص في هذه الدراسة بتناول كميات كبيرة من الطعام واكتساب كمية كبيرة من الدهون) كان من المتوقع بحسب نظرية الكربوهيدرات والسمنة أنه عندما تنتهي فترة تناول الكثير من الطعام، سيعود الوزن لما كان عليه قبل تلك الفترة.[55] لكن هذا لم يحدث، لم تخسر الحالات نفس مقدار الوزن الذي اكتسبته، فقط جزء منه. بكلمات أخرى، التأثير التعويضي جزئي فقط.

بالإضافة لكونها غير كاملة، كان هناك بعض التناقضات في نظرية الكربوهيدرات والإنسولين. تقترح النظرية أنه بسبب النشاط المفرط للخلايا الدهنية، ستقل مستويات الجلوكوز والدهون في الدم في غضون 2.5 إلى 5 ساعات من تناول الطعام. ولكن على النقيض فإن السمنة مرتبطة بمستويات مرتفعة من هذه المواد. حسب ديفيد لودويغ، فإن مستويات الجلوكوز والدهون القليلة في الدم تحدث خلال المرحلة الديناميكية للسمنة.[56] في المرحلة المتأخرة من الإصابة بالسمنة، ترتفع مستويات هذه المواد في الدم. مستويات الجلوكوز والدهون في الدم تعطي مؤشراً غير مباشر وغير دقيق عن حالة الأيض للخلايا. مستويات الوقود الأيضي في الدم ليست دليلاً على عدم صحة النظرية. ولكن لا يجب النظر إلى نموذج الكربوهيدرات والإنسولين على أنه نظرية كاملة تستطيع تفسير أسباب السمنة بالتفصيل، بالرغم من ذلك يمكن اعتبارها إطاراً مفاهيمياً لفهم أسباب الإصابة بالسمنة.

النموذج الجديد للسمنة

قلقي الأعظم حول النظريات الحالية في تفسير السمنة هي أن كل واحدة منها تدعي أنها هي الصحيحة في تفسير السمنة. هذه النظريات تبين أنها تختزل الأمر كثيراً، السمنة ليس ذات سبب واحد بل عدة أسباب. كان الهدف وراء بحثي العلمي هو جمع النظريات التي تحمل بعض الصحة في إطار واحد لعمل نموذج صحيح لأسباب السمنة. نموذج السمنة والهرمونات هو نقطة بداية جيدة. يبين الرسم التوضيحي 15.3 النموذج الجديد للسمنة والذي بني على الأساسات التي بنيت عليها نظرية السمنة والهرمونات. سيشرح باقي الفصل دور كل عامل في الإصابة بالسمنة.

العوامل الجينية

يقول الكثير من الناس: "لا يمكنني أن أخسر الوزن، السمنة في جيناتي". إذا كان هذا ينطبق عليك، فعلي أن أقول أنك لست وحدك. حوالي 70% من سكان العالم معرضون للإصابة بالسمنة. بالرغم من أن الجينات تلعب دوراً مهماً في المعادلة، إلا أن الجينات بذاتها لا تسبب السمنة (عدا بعض الحالات النادرة). كمثال، يمكن أن تشمل الأسباب الجينية للسمنة طفرة جين هرمون اللبتين، أو متلازمة برادر-ويلي. بالرغم من أن متلازمة برادر-ويلي هي أكثر الأسباب الجينية شيوعاً للسمنة المرضية، إلا أنها تحدث فقط مرة واحدة كل 25,000 ولادة. إذا أخذنا بعين الاعتبار حقيقة أن ثلث التعداد السكاني في الدول الصناعية مصاب بالسمنة، والثلث الآخر مصاب بزيادة الوزن، فإن جزءاً بسيطاً من هؤلاء الناس (يمكن إهماله) لديه سبب جيني للسمنة. معظمنا عرضة للإصابة بالسمنة لكن الطبيعة التي نعيش فيها ونمط حياتنا ينشطان هذه الجينات ويجعلاننا مصابين بالسمنة. في فصل *السمنة الوراثية* من هذا الكتاب، أناقش الخلفية الجينية للسمنة بتفصيل أكثر.

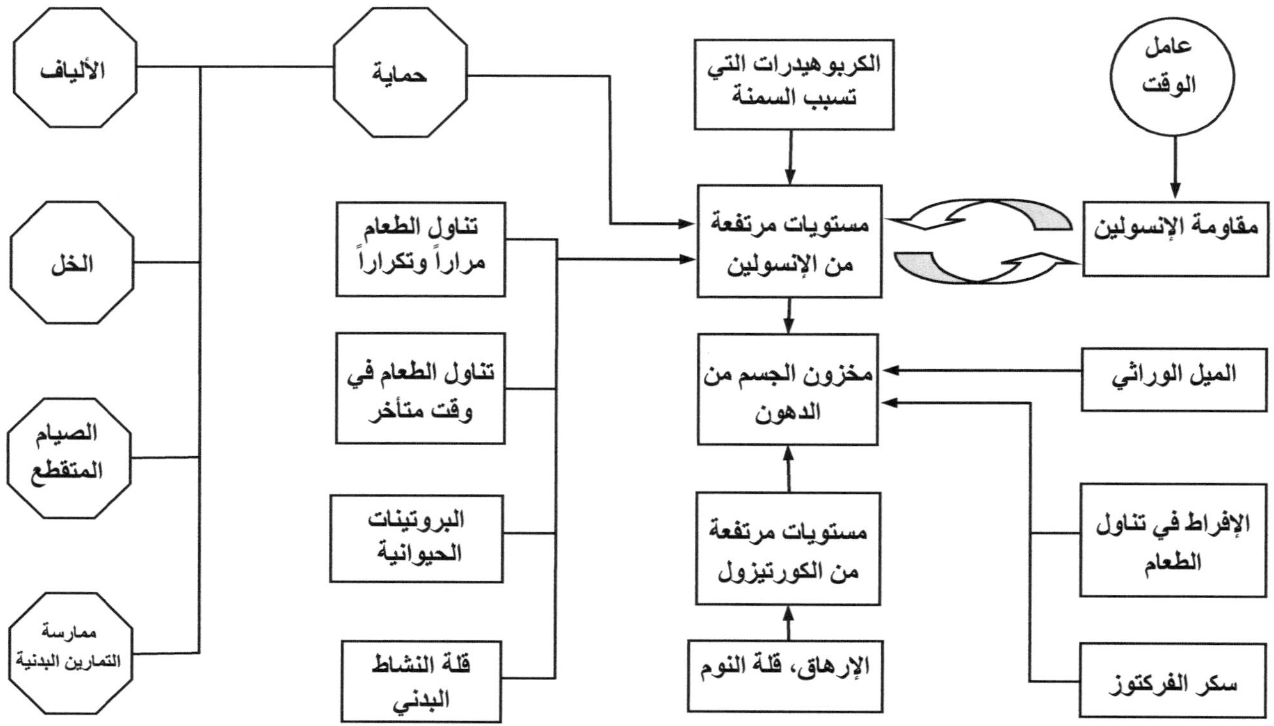

الرسم التوضيحي 15.3. النموذج الجديد للسمنة. العوامل الوقائية موضوعة في الشكل ثماني الأضلاع، عوامل الخطر موضوعة في المستطيلات

الإنسولين هو المتهم الأساسي

الأطعمة التي تحتوي على الكربوهيدرات سهلة الهضم، بالأخص السكر والنشا، تسبب فرط الإنسولين، وهي حالة تكون فيها مستويات الإنسولين في الدم أعلى من الطبيعي. مستويات الإنسولين المرتفعة تحفز تراكم السعرات الحرارية في الخلايا الدهنية بدلاً من استخدامها لإنتاج الطاقة في أنسجة الجسم غير الدهنية، الأمر الذي يسبب السمنة. فصل *السمنة والهرمونات* من هذا الكتاب يشرح بالتفصيل كيفية تأثير الهرمونات على السمنة.

الأشخاص الذين أصيبوا بالسمنة معظم حياتهم من المحتمل أن يجدوا خسارة الوزن أمراً صعباً. على النقيض، أولئك الذين أصيبوا بالسمنة حديثاً يستطيعون التخلص من الكيلوجرامات الزائدة بجهد أقل بكثير. كيف يكون هذا ممكناً؟ مع الوقت، يصبح لدى المصابين بالسمنة مقاومة للإنسولين، كلما زادت فترة الإصابة بالسمنة، تصبح مقاومة الإنسولين أسوء. مع تفاقم السمنة، تصبح خلايا الجسم أقل حساسية لتأثير الإنسولين، ما يسبب مستويات مرتفعة من السكر في الدم. كنتيجة لذلك، يفرز البنكرياس المزيد من الإنسولين. مستويات الإنسولين المرتفعة تزيد من مقاومة الإنسولين سوءاً، ما يجعل من الأمر حلقة مفرغة.

الكورتيزول

بعد الإنسولين، يأتي الكورتيزول كثاني أهم هرمون له علاقة كبيرة بالإصابة بالسمنة. نتيجة التعرض لمستويات عالية من الإرهاق، تفرز الغدة الكظرية هرموناً من نوع الستيرويد يسمى هرمون الكورتيزول. هذا الهرمون يحفز تخزين الطاقة في الكبد على شكل جلايكوجين، وتكون تراكمات الدهون حول أحشاء البطن. دهون أحشاء البطن تحيط بالأعضاء الداخلية الموجودة في التجويف البريتوني (تجويف البطن). تسبب الكمية الكبيرة من دهون أحشاء البطن السمنة حول منطقة البطن. الدهون في منطقة البطن مختلفة عن الدهون الموجودة تحت الجلد؛ السمنة في منطقة البطن هي أحد أهم عوامل خطر الإصابة بأمراض القلب والأوعية الدموية. يمكن للتعرض للإرهاق لفترات طويلة التسبب في السمنة. بجانب تحفيز إفراز الكورتيزول، يزيد الإرهاق من الشهية. تقليل تعرضنا للإرهاق ربما يكون صعباً، ولكن الحصول على قدر كافٍ من النوم يلعب دوراً مهماً في تقليل شعورنا بالإرهاق وبالتالي تقليل مستويات الكورتيزول.

أهمية الوقت

لقد قرأت في فصل *ماذا نأكل مقابل متى نأكل* أن سؤال متى نأكل هو بنفس أهمية سؤال ماذا نأكل. تناول الطعام بشكل متكرر وتناول الوجبات الخفيفة بين الوجبات الرئيسية يبقي مستويات الإنسولين عالية. وكما ناقشنا سابقاً، الإنسولين هو القوة المحركة الأساسية وراء السمنة. تقليص المدى الزمني لتناول الطعام (الفترة الزمنية بين أول وجبة وآخر وجبة في اليوم) يجب أن يكون أحد أولوياتنا العليا في استراتيجيتنا لخسارة الوزن.

بالإضافة لتقليص المدى الزمني لتناول الطعام، هناك أمر مفيد يمكنك القيام به لزيادة كفاءة خسارتك للوزن. تتبع العمليات الفسيولوجية في أجسامنا نمطاً يومياً. وجد الباحثون أن حساسية خلايا الجسم للإنسولين تكون أفضل في الصباح منه في أوقات الليل المتأخرة. بكلمات أخرى، الطعام نفسه يكون له أثر أقل في التسبب في السمنة عند تناوله في الصباح. لذلك، يجب تجنب الأكل مساءً أو تناول الوجبات الخفيفة.

الإفراط في تناول الطعام

بالرغم من أننا شرحنا سابقاً أن نموذج السعرات الحرارية الداخلة – السعرات الحرارية المستهلكة لا يعطي تفسيراً كاملاً للإصابة بالسمنة، لكن السعرات الحرارية ما زالت مهمة. يحاول بعض مناصري نموذج السمنة والهرمونات أن يقنعونا أن السعرات الحرارية لا تقوم بأي فرق. كلا الفكرتين، أي إنكار أهمية السعرات الحرارية وعدّ السعرات الحرارية خاطئتان بالقدر نفسه. إنه من الحقيقة التي لا جدال فيها أن الإفراط في تناول الطعام عند معظم الأشخاص يؤدي إلى السمنة. ما يسبب الارتباك بالأساس هو أن هناك العديد من آليات التعويض التي تتعارض مع نموذج السعرات الحرارية الداخلة – السعرات الحرارية المستهلكة. بعض هذه الآليات يحفز خسارة الوزن وبعضها يحفز اكتسابه. مثلاً، تناول طعام أقل، يبطئ من معدل الأيض لديك، وهذا هو سبب فشل جميع الأنظمة الغذائية محدّدة السعرات الحرارية على المدى الطويل. على النقيض، إذا أكلت طعاماً أكثر من المعتاد، فستحرق أيضاً كمية أكبر من الطاقة. ونتيجة لذلك، قليل من السعرات الحرارية سيتم تخزينها على شكل دهون، بعكس ما قد تتوقعه طريقة عدّ السعرات الحرارية. عامل مهم آخر له تأثير كبير هو أن الأطعمة لها مؤشر جلايسيمي مختلف، وكل منا له أثر مختلف على مستوى السكر في الدم، وكذلك مستويات الإنسولين، وبالتالي لها أثر مختلف في التسبب في السمنة. ليست السعرات الحرارية من الأطعمة المختلفة متشابهة.

مع ذلك يمكننا أن نستنتج أن ما نحصل عليه من سعرات حرارية ليس هو السبب الأساسي للسمنة. ولكن الإفراط في تناول الطعام حتماً يقود للسمنة.

عوامل أخرى

الفركتوز موجود في الفواكه بتراكيز معتدلة. هذا النوع من السكر تستخدمه شركات الطعام غير الصحي بكثرة: إنه المكون الأساسي في جميع المشروبات المحلّاة تقريباً، وتتم إضافته عادةً إلى الأطعمة المصنّعة أيضاً. يميل المصنعون إلى استخدام الفركتوز في منتجاتهم لأنه أكثر حلاوة من أي نوع آخر من أنواع السكر ويمكن استخلاصه بسهولة وبسعر رخيص من الذرة. النظام الغذائي الذي يحتوي على أطعمة فيها الكثير من الفركتوز له العديد من التأثيرات السلبية على الصحة: يزيد الفركتوز من خطر الإصابة بمقاومة الإنسولين، ويرفع من مستويات ثلاثي الغليسريد في الدم، الأمر الذي قد يسبب مرض الكبد الدهني غير الكحولي.

تناول كميات كبيرة من اللحوم هو أيضاً عامل خطر للإصابة بالسمنة، البروتينات النباتية فيها نسبة أحماض أمينية مختلفة عن تلك الموجودة في البروتينات الحيوانية. تسبب البروتينات النباتية في استجابة إفراز إنسولين أقل حدة من تلك التي تسببها البروتينات الحيوانية وبذلك هي أقل تسبباً في السمنة.[57]

العوامل الوقائية

على صعيد شخصي، أحب أن أسمي الألياف بأفضل صديق للإنسان، على الأقل من وجهة نظر علم التغذية. للألياف في طعامنا العديد من الفوائد الصحية، بما فيها تقليل خطر الإصابة ببعض السرطانات، الوقاية من فرط الدهون في الدم، ارتفاع ضغط الدم، مرض القلب التاجي والسكري من النوع الثاني. تقلل الألياف من سرعة امتصاص الكربوهيدرات، وبذلك يكون إفراز الإنسولين بعد وجبة الطعام أقل حدة. وكنتيجة لمستويات الإنسولين الأقل حدة، تختزن طاقة أقل في الخلايا الدهنية. تؤخر الألياف أيضاً عملية إفراغ محتويات المعدة إلى الأمعاء، والذي ينتج عنه إحساس مطوّل بالشبع.

الخل، وهو مكون غذائي يستخدم منذ الأزل، هو صديقنا المفضل الثاني. الفائدة الرئيسية للخل هي تقليل مستويات الجلوكوز والإنسولين في الدم بعد تناول وجبة من الكربوهيدرات. نظراً لقدرته على خفض مستويات الإنسولين، إضافة الخل إلى نظامنا الغذائي اليومي هو أداة قوية لخسارة الوزن.

في فصل *أهمية ممارسة الرياضة*، رأينا أن الحفاظ على نمط حياة مليئ بالنشاط لا يساعدك في خسارة الوزن فقط، بل ويقيك من العديد من الأمراض المزمنة. بالنسبة لدور التمارين البدنية في خسارة الوزن، هناك سوء فهم شائع. يقول بعض الخبراء أنه لا يمكنك أن تخسر الوزن ببساطة من خلال التمارين البدنية. دور التمارين البدنية في خسارة الوزن معقد أكثر من ذلك بكثير. بالرغم من الحقيقة العلمية التي تقول أن ممارسة التمارين البدنية هي أداة

غير فعالة أبداً في خسارة الوزن، إلا أنه لا زالت هناك العديد من الفوائد الصحية غير المباشرة للرياضة.

المشاركة في التمارين الرياضية بشكل اعتيادي يحسن من حساسية خلايا الجسم للإنسولين، ويقلل من إفراز الإنسولين. استعادة مستويات طبيعية من الإنسولين يحمينا من السمنة ويحفز خسارة الوزن. على النقيض، فإن نمط الحياة قليل النشاط هو أحد أهم عوامل خطر الإصابة بالسمنة.

الصيام المتقطع هو أكثر التدابير الغذائية قوةً. يمكنك أن تقرأ أكثر عن الصيام وأن تجد دليلاً عملياً في فصل *ماذا نأكل مقابل متى نأكل*. دعني أوضح لك كيف أن هذه الأداة البسيطة ولكن الفعالة للغاية تساعدك في خسارة الوزن. من الواضح أنه لا يوجد أي سعرات حرارية داخلة في يوم الصيام. بالرغم من أن كمية الطعام التي نتناولها في يوم الإفطار ربما تكون أكثر مما نتناوله عادةً، إلا أن مجموع السعرات في يوم الصيام ويوم الإفطار الذي يليه تكون أقل من مجموع ما نحصل عليه في يومين من أيام إفطارنا العادية. لتوضيح ذلك، إليك هذا المثال، في أيامنا العادية، في المتوسط نحصل على 2000 سعرة حرارية في اليوم، أما في يوم الصيام، فنحن نتناول وجبة واحدة فقط فيها 1000 سعرة حرارية تقريباً، وفي يوم الإفطار الذي يليه نتناول أكثر من المعتاد، أي حوالي 2500 سعرة حرارية، عند مقارنة ما نحصل عليه خلال يومين من أيام إفطارنا العادية مع يوم صيام ويوم إفطار، يكون مجموع ما نحصل عليه خلال اليومين العاديين 4000 سعرة حرارية، ومجموع مع نحصل عليه خلال يومي الصيام والإفطار يساوي 3500 سعرة حرارية، فيكون استهلاكك أقل بمقدار 500 سعرة حرارية بسبب الصيام. بذلك يؤدي الصيام بكل تأكيد إلى توازن طاقة سلبي، والأكثر أهمية من ذلك، هو أن الصيام يحسن حساسية الجسم للإنسولين بشكل كبير. ونتيجة لذلك، يفرز البنكرياس كمية أقل من الإنسولين، كمية إنسولين أقل تعني تأثير أقل للإصابة بالسمنة. يساعدك الصيام في كسر الحلقة المفرغة من مقاومة الإنسولين والتي تعد السبب الأساسي وراء السمنة عند معظم الأشخاص.

الكثير من متبعي الأنظمة الغذائية مروا بحالة من "تأثير منظم الحرارة". يدافع جسمنا باستماتة عن وزننا المحدد مسبقاً. على سبيل المثال، إذا تناولت طعاماً أقل، بدلاً من خسارة الوزن، سيتجه جسمك نحو نمط حفظ الطاقة. سيتباطأ معدل الأيض وسينتهي بك الأمر بحرق سعرات حرارية أقل. هناك آلية خفية تحافظ على أوزاننا ثابتة على المدى الطويل، تماماً مثل منظم الحرارة في منزلك. بجانب العلاج الجراحي للسمنة، الصيام هو الطريقة الوحيدة المتاحة والقادرة على إعادة ضبط "منظم وزننا الداخلي".

خلاصة

في هذا الفصل، وجدنا أن سؤال "ما الذي يسبب السمنة" أعقد بكثير مما تصورنا. السعرات الحرارية، المواد الغذائية، الصيام، الهرمونات، الجينات، نمط الحياة، وحتى الفترة التي قضيناها ونحن مصابون بالسمنة لها أثر كبير على وزننا. ما نحصل عليه من سعرات حرارية هو فقط واحد من تلك المتغيرات في معادلة السمنة.

الجزء

الثالث

الطب السيء

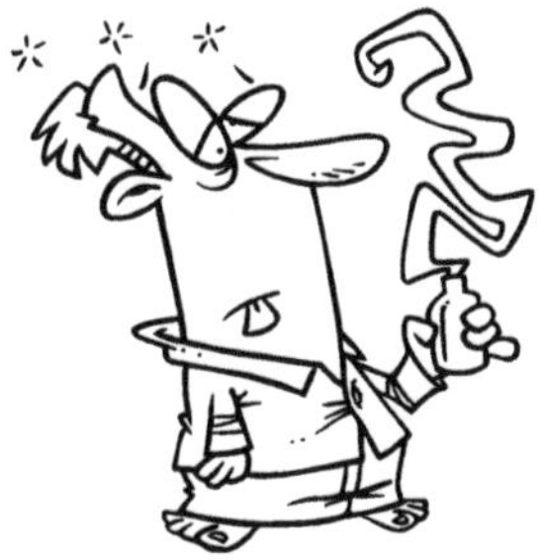

16

"بيل الكبير" روكفلر المحتال

كيف بدأ الفساد في القطاع الصحي

لتحري جذور الفساد في أنظمتنا الصحية الحديثة، علينا العودة في الزمن قرناً ونصف. البليونير وليام أفري روكفلر الملقب "بيل الكبير"، وهو والد جون دافيسون روكفلر، كان بائعاً كثير السفر يبيع أدوية كاذبة مصنوعة في الغالب من الكحول والزيت. بالرغم من أنه لم يتلق أي تعليم طبي، كانت هناك إعلانات تجارية باسمه تقول "دكتور ويليام أفري روكفلر، أخصائي السرطان المشهور، سيكون موجوداً هنا ليوم واحد فقط، علاج جميع حالات السرطان والتي ستتفيد بشكل كبير، إلا تلك التي لا أمل فيها"[58] كان روكفلر يطلب 25$ ثمناً لعلاج السرطان؛ وهو راتب مزارع لشهرين. لم يكن لدى بيل الكبير أي معيار أخلاقي. كان يقرض المزارعين بنسبة فائدة 12%. كان وركفلر يقرض متعمداً المزارعين الذين يعلم أنهم لن يتمكنوا من السداد، وذلك حتى يستطيع أن يحصل على مزارعهم كمقابل.

كان هناك العديد من القضايا ضد بيل الكبير. كان متهماً بالعديد من الجرائم الخطيرة التي تشمل الزواج من امرأتين في وقت واحد، اغتصاب فتاة كانت تعمل كخادمة، وسرقة حصان. لتجنب الملاحقة القضائية، سافر بيل الكبير وعائلته إلى كليفلاند في أوهايو، خارج سلطة نيويورك القضائية.

كان بيل الكبير أحياناً يغش ويخدع أولاده حتى، بحجة "جعلهم أكثر ذكاءً". هذا كان هدف والدهم الأساسي. هذه هي قصة عائلة جون دافيسون روكفلر، والذي أصبح أغنى رجل في أيامه. التاريخ يكتبه المنتصرون. بعدما أصبح جون دافيسون روكفلر غنياً، أراد أن يقوم بأي شيء من أجل الحفاظ على صورة عامة إيجابية عن ذاته، على أنه رجل أعمال يحب الخير بدأ حياته المهنية كمحاسب ونال ثروته بالعمل الجاد، الصادق.

كان تاريخ بيل واحداً من أفضل أسرار روكفلر التي بقيت طي الكتمان. في عام 1900، عرض جوزيف بوليتزر -ناشر أحد أكثر الانتقادات يأساً لأساليب روكفلر- مبلغ 8,000$ كجائزة لمن يأتي بمعلومات حول مكان تواجد روكفلر الأب والذي كان يختبأ تحت اسم مزيف. بالرغم من الجهود الكبيرة التي قام بها الصحفي، لم يستطع إيجاده قبل وفاته. نُشرت قصة وفاة بيل الكبير بعد سنوات قليلة من وفاته.

بيل الكبير" روكفلر المحتال"

في الوقت الذي مات فيه جون دافيسون روكفلر عام 1937، كانت كل ممتلكاته تُقدر بحوالي 1.4 بليون دولار والذي يساوي نسبة واحد ونصف بالمئة من الناتج المحلي الإجمالي للولايات المتحدة في ذلك الوقت. بنا جون دافيسون روكفلر ثروته التي لم يُر مثلها من قبل باحتكار صناعة النفط خلال أواخر القرن التاسع عشر وأوائل القرن العشرين. كلما ازدادت ثروته، كان يحصل على حصص تجارية أكثر في الأعمال المصرفية، الشحن، التعدين، السكك الحديدية، والصناعات الأخرى.

من الممكن أن يسأل القرّاء: ما هي العلاقة بين فساد روكفلر وأنظمتنا الصحية؟ حسناً، إنه لأمر لا يمكن إنكاره أن قطاع الصحة الحديث يعتمد بشكل كبير على البترول. مثلاً، الوقود لنقل المرضى، المواد الخام لصناعة الأدوية، المواد البلاستيكية والموارد الطبية جميعها تتطلب كميات كبيرة من مشتقات البترول. قبل مئة عام، كانت رؤية جون دافيسون روكفلر هي استبدال الأساليب الطبية التقليدية والثابتة بالطب الإخلافي والذي يهدف إلى إجراء العمليات الجراحية واستخدام الأدوية بشكل مفرط. خلال القرن العشرين، بنت عائلة روكفلر شركة صناعة أدوية عالمية، متعددة البلايين، والتي أصبحت سلف "وحش" اليوم، والتي يشار إليه عادة بشركات الأدوية العملاقة. في الفصول التالية، سأشرح كيف أن امبراطورية روكفلر أفسدت القطاع الصحي وسيطرت على مدارس الطب في الولايات المتحدة.

17

صعود شركات الأدوية الخارجة عن السيطرة

احتكار نظام تعليم الطب

تأسست جمعية الطب الأمريكية (AMA) عام 1847، وذلك من أجل "دعم ونشر علم وفن دراسة الطب ومن أجل تحسين صحة المجتمع". ولكن لسوء الحظ في أيامنا هذه، ليست الجمعية أكثر من امتداد للضغط الذي تمارسه شركات الأدوية. دعني أعطيك نظرة سريعة عن كيف أن الطب في الغرب أصبح فاسداً على مر القرنين الماضيين.
خلال القرن التاسع عشر، كان هناك موضتان منتشرتان في الطب: الطب الإخلافي، والطب التقليدي. الأطباء الذين كانوا يمارسون الطب الإخلافي اعتمدوا بشكل كبير على الفكرة الجديدة التي تقضي باستخدام الأدوية والجراحة لعلاج الأمراض (أو فقط إخفاء الأعراض)، تماماً مثل الطب في الغرب هذه الأيام. على النقيض، كان يعتمد الطب التقليدي على الأساليب التي توارثتها الأجيال. لكل الطرفين مآخذهما، أحياناً يختلط الطب التقليدي بالشعوذة والعلم الكاذب. على الناحية الأخرى، كان من المفترض أن يكون الطب الإخلافي مبنياً على الأدلة العلمية الصارمة. ولكن لأن الطب الإخلافي يعتمد بشكل كبير على الأدوية والعمليات الجراحية، أتاح ذلك الفرصة للصناعات الكيميائية النامية للتحكم في الطب الحديث. في منتصف القرن التاسع عشر، كان الأطباء الذين يعملون بأساليب الطب الإخلافي قلة مقارنة بالأطباء الذين استخدموا الأساليب التقليدية. بعد عدة عقود، وبعد احتكار صناعة النفط الأمريكية وأخذ حصص في قطاعات أخرى أيضاً، كان لدى عائلة روكفلر خطة لتوسيع أعمالهم للسيطرة على جميع صناعات الأدوية أيضاً. كخطوة أولى، كان على إمبراطورية روكفلر السيطرة على كامل نظام تعليم الطب في الولايات المتحدة. قاموا بدعم مدارس الطب مادياً والتي أدخلت مبادئ الطب الإخلافي في مناهجها. الأمر الذي أدى إلى تخريج جيل جديد من الأطباء الذين اعتمدوا بالكامل على الأدوية والجراحة، والذين كانوا يحتقرون الطب التقليدي أيضاً.

في عام 1904، أسست جمعية الطب الأمريكية ما يسمى جمعية التعليم الطبي (CME)، والتي كان هدفها إعادة صياغة نظام تعليم الطب الأمريكي. في عام 1910، بدعم من عائلة روكفلر ومؤسسة كارنيجي. نشر أبراهام فلكسنر استبياناً حول مدارس الطب في الولايات المتحدة وكندا، والذي عرف بعد ذلك بتقرير فلكسنر. في عام 1902، إحدى أول المؤسسات التي أنشأها عائلة روكفلر هي مجلس التعليم العام. بحلول عام 1960، بلغ مجموع المبالغ الأولية للمجلس 94 مليون دولار والمبالغ المشروطة 600 مليون دولار، والتي تم تخصيصها لتمويل كليات الطب.[59]

وكما هو متوقع من عائلة روكفلر، خصخصة نظام التعليم الطبي الأمريكي كانت حركة عظيمة تدل على كرمهم وإحسانهم. ولكن نية روكفلر الحقيقية كانت زيادة حصتهم في صناعة الأدوية تدريجياً. ومن أجل تحقيق هذا الهدف، كان عليهم التحكم في نظام التعليم الطبي في الولايات المتحدة بالكامل. المؤسسات التي كانت تتلقى منحاً مالية من عائلة روكفلر، كانت تُعطى أيضاً تعليمات حول ما يجب أن تُدرسه لطلبة الطب، والمناهج التي عليها تبنيها. الطب المبني على استخدام الأدوية والجراحة كان وحده الذي يعد صحيحاً: جميع الأساليب الأخرى كانت تعتبر "شعوذة" أو "سحر". مدارس الطب التي كانت تُعلم أساليب مختلفة عن استخدام الأدوية والجراحة أفلست ولم يكن لديها تمويل كافٍ. الأمر الذي دفعها في النهاية للإغلاق سريعاً.

من أجل اجتذاب اهتمام العامة، كانت "مقايضة المنح المالية" التي قامت بها عائلة روكفلر فكرة رائعة. بالرغم من أن ربع التبرعات فقط جاء منهم، فقد أخذوا جل تقدير العامة على تبرعاتهم وأبقوا على التحكم في التمويل أيضاً، ذلك لأنهم أكبر الممولين. خلال العقود التي تلت، أسست شركات صناعة الأدوية الكبرى جمعيات موازية أخرى غير ربحية ومنها: جمعية السرطان الأمريكية، جمعية القلب الأمريكية، جمعية السكري الأمريكي، جمعية الرئة الأمريكية، وتطول اللائحة. بعد احتكار صناعة البترول، قامت عائلة روكفلر بخصخصة نظام التعليم الطبي بنجاح أيضاً. منذ ذلك الوقت، تخرج عدة أجيال من الأطباء الذين تعلموا استخدام الأدوية أو الجراحة فقط. التأثير السلبي للاستخدام المفرط للأدوية على صحتنا لم يسبق له مثيل. حالياً، 45% من سكان الولايات المتحدة يستخدمون العقاقير الطبية. يُقدّر بيتر غوتشي، المؤسس المشارك لمؤسسة كوكرين، أن العقاقير الطبية هي ثالث أكثر أسباب الوفاة شيوعاً في العالم بعد مرض القلب والسرطان. دعنا نختم بأحد أكثر الأقوال المفضلة عند روكفلر: "أنا لا أريد دولة من المفكرين، أنا أريد دولة من العمال."

فشل النظام الصحي

صحة الأمريكيين أسوء من أي وقت مضى. من بين الدول الصناعية، متوسط العمر المتوقع هو الأقل في الولايات المتحدة. ثلثا الأمريكيين مصابون بالسمنة أو زيادة الوزن. في 2012، تقريباً نصف البالغين كانوا مصابين بمرض مزمن واحد أو أكثر. في عام 2016، صُرفت 4.4 بليون وصفة طبية. حوالي 70% من السكان متوسطي العمر يأخذ عقاقير طبية بشكل معتاد. وفي نفس السنة، أنفق الأمريكيون أكثر من 328 بليون دولار على الأدوية. منذ عام 2000، ازداد هذا حوالي ثلاثة أضعاف. بالرغم من أن الولايات المتحدة لديها أعلى نفقات صحية لكل فرد على مستوى العالم، إلا أن صحة الأمريكيين بشكل عام هي الأسوأ من بين الدول الصناعية.

لماذا أسعار الأدوية مرتفعة هكذا

في عام 2017، قامت إدارة الغذاء والدواء الأمريكية بالتصديق على 46 دواء جديد، أعلى رقم منذ عقدين. قد يسأل القارئ الفضولي السؤال: هل الأدوية الجديدة بالضرورة أفضل من الأدوية القديمة؟ "لماذا نغير الأدوية التي تعمل بالفعل؟"، "إذا لم تكن مكسورة، لا تصلحها". هذه الأقوال القديمة تحمل الكثير من الحكمة والحقيقة.

تقول دكتورة مارسيا أنغيل، المحررة السابقة في مجلة نيو إنجلاند للطب، أنه عند تقديم دواء جديد لإدارة الغذاء والدواء ليس على شركات الدواء مقارنة الأدوية الجديدة بالأدوية الحالية لاختبار كفاءتها في علاج مرض ما.[60] عليهم مقارنة الدواء بدواء وهمي. الأمر الوحيد الذي على الشركات إثباته هو أن الدواء الجديد أفضل قليلاً من لا شيء. إذا لم تكن الأدوية الجديدة أفضل بالضرورة من الأدوية الحالية، فلماذا تنفق شركات الأدوية البلايين من الدولارات على تطوير أدوية جديدة بينما الأدوية الحالية متاحة وبأسعار رخيصة؟

بيع العقاقير الطبية هو أحد التجارات المربحة جداً. في عام 2016، كان مجموع مبيعات العقاقير الطبية 768 بليون دولار. كمية الأموال العملاقة هذه هي أكثر ثماني مرات من قيمة كل ما يملكه بيل جيتس (بيل جيتس هو من أغنى رجال العالم، ومؤسس شركة مايكروسوفت). إذا باع جيتس كل شيء يملكه، وقرر أن يدفع مقابل أدوية الناس، فستنفد أمواله بعد ستة أسابيع وكل ما يملك سيكون قد اختفى.

بالعودة للسؤال الأول، لماذا تنفق شركات الأدوية بلايين الدولارات على الأدوية الجديدة؟ ربما يكون الجواب مفاجئاً: من أجل أرباح أكثر. عند اكتشاف دواء جديد، أول خطوة هي تسجيله كبراءة اختراع. في معظم الدول، تكون براءة الاختراع متاحة لعشرين عاماً. خلال فترة براءة الاختراع، لدى الشركة التي اخترعت الدواء الحق الخاص في إنتاج الدواء وبيعه وحدها. بما أن حقوق براءة الاختراع تعطي للشركة التي اخترعت الدواء حق احتكار الدواء، يمكنهم بيع الدواء بالسعر الذي يريدونه. هذا يفسر لماذا أسعار العقاقير الطبية عالية جداً. لكن بعد 20عاماً، عندما تنتهي حقوق براءة الاختراع، وتصبح الملكية الفكرية متاحة كملكية عامة، سيستطيع أي أحد أن ينتج الدواء دون إذن من الشركة التي اخترعته. وفي وقت قصير، سيعرض المنافسون نفس الدواء باسم تجاري وبسعر أقل بكثير من السعر الأصلي. هذا هو السبب في أن الشركات تميل لإنتاج أدوية جديدة وبسعر عالٍ جداً بدلاً من منافسة الأسعار مع الشركات الأخرى. ولكن فترة العشرين عاماً المذكورة سابقاً أصبحت أقصر بكثير. بعد تسجيل براءة الاختراع، على المصنعين الحصول على الترخيص من إدارة الغذاء والدواء، والأمر يأخذ الكثير من الوقت، غالباً بضع سنوات. على المصنعين استجلاب أكبر مقدار من الربح من منتجاتهم في غضون الوقت المتبقي؛ الأمر الذي يجعل أسعار الدواء أعلى وأعلى.

مندوب مبيعات شركات الدواء الكبرى

بيع العقاقير الطبية هو بكل تأكيد أكثر جزء مربح في صناعة الدواء بالكامل. بما أن الأدوية لا يمكن الحصول عليها من دون وصفة طبية من طبيب مختص، شركات الأدوية ركزت أنشطتها الترويجية على الأطباء والصيادلة. رغم أنه في معظم الدول لا يُسمح للأطباء بأخذ أي أموال أو مكافآت من شركات الأدوية مقابل إعطاء وصفات لدواء معين، للأسف أصبح الأطباء مندوبي المبيعات الأوائل لشركات الأدوية. بما أن شركات الأدوية الكبرى تتحكم في نظام التعليم بالكامل في العالم الغربي منذ قرن، أجيال متعددة من الأطباء تخرجت وقد تعلمت مبادئ الطب الإخلافي الذي يعتمد على استخدام الأدوية، الإشعاع، والجراحة.

من الصعب جداً أن نثبت أن طبيباً ما يتلقى أي دعم أو مكافئات من شركات الدواء أو الأجهزة الطبية. يمكننا أن نفترض أن الأمر لا يحدث عادةً في المجتمع الطبي. ولكن حفلات العشاء، السفر، المؤتمرات، منح البحث العلمي، تدفعها غالباً شركات الدواء. في عام 2017، ولأول مرة في كندا، كشفت أكبر عشر شركات أدوية عما دفعته للأطباء متعمدة. على سبيل المثال، في عام 2016، دفعت شركة ميرك أكثر من سبع ملايين دولار ودفعت روش أكثر من ست ملايين إلى أخصائيي الرعاية الصحية.

بالإضافة لهذه الأساليب المسموح بها قانونياً لرشوة أخصائيي الرعاية الصحية، وجدت شركات الأدوية طرق أخرى لزيادة مبيعاتها: غالباً ما تقوم هذه الشركات بالترويج لمنتجاتها مباشرة للمستهلك من خلال حملاتها الدعائية في وسائل الإعلام العامة. في العديد من الدول، يتم تذكير المرضى بشكل معتاد بشراء دواء معين أو تجديد مخزونهم منه.

شركات الأدوية الكبرى ذهبت إلى الصين

الصين، ولأن حجم سوقها كبير جداً، اجتذبت العديد من المستثمرين الأجانب منذ الثمانينيات. هناك حقيقة مثيرة للاهتمام وهي أن شركات أدوية عائلة روكفلر اكتشفت الإمكانية الكبيرة لهذا السوق في هذه الدولة من شرق آسيا منذ قرن مضى، وذلك قبل أن تبدأ الشركات متعددة الجنسيات بالاستثمار في الصين. في عام 1914، أنشأت مؤسسة روكفلر اللجنة الطبية في الصين، والتي كانت نيتها نشر الطب الغربي في الدول الآسيوية. استمرت اللجنة في العمل حتى عام 1951، حيث قام النظام الشيوعي بمنعها. على مر السنوات، دعمت اللجنة الطبية 28 مدرسة للطب في الصين.

بحلول نهاية القرن التاسع عشر، فكرة الطب الصيني التقليدي وقفت وجهاً لوجه مقابل الطب الغربي. قبل ذلك، كان الأطباء الصينيون منفتحين أمام استخدام الطب الغربي أو الطب التقليدي. لكن بحلول العشرينيات، بدأت الأمور تتغير. نتيجة للتأثير الغربي المستمر، أصبح الأطباء ينظرون إلى الطب الصيني التقليدي على أنه منتهي الصلاحية.

واحدة من أكثر المؤسسات شهرة في الصين، والتي تسمى كلية بكين المتحدة للطب أُنشئت عام 1906. بعد عدة أعوام من إنشائها، سيطرت عليها عائلة روكفلر ودعمتها بشكل كامل، وذلك بعد الحصول على الملكية. على مر السنوات التي تلت، وسّعت عائلة روكفلر تدريجياً تأثيرها على كل مدارس الطب في الصين. أصبح الطب الصيني التقليدي مشكلة سياسية. بالرغم من وجوده لأكثر من 3000 سنة، خسر الطب الصيني التقليدي سطوته وتم استبداله بالأساليب التي تعتمد على الدواء والجراحة. هذا لم يحدث لأن الطب الغربي بالضرورة أفضل من الأساليب الصينية التقليدية، ولكن لأن الطب كان جزءاً من الصراع بين الصين والثقافة الغربية.

شركات الدواء الكبرى تقتل أناساً أكثر من العقاقير غير المشروعة

تعاطي العقاقير غير المشروعة هو مشكلة كبيرة تزداد سوءاً في الولايات المتحدة. بحسب المعهد الوطني لتعاطي المخدرات فإن العقاقير غير المشروعة تسببت في أكثر من 21,800 وفاة في الولايات المتحدة عام 2015.[61] خلال الخمسة عشر سنة الماضية، ازداد عدد الوفيات أربعة أضعاف. ولكن معظم الناس لا يدرك حقيقة أن شركات الأدوية الكبرى تقتل أشخاصاً أكثر من الذين تقتلهم العقاقير غير المشروعة. في عام 2015، سببت العقاقير الطبية وفاة أكثر من 29,700 شخص في الولايات المتحدة. تماماً مثل العقاقير غير المشروعة، ازداد هذا الرقم أربعة أضعاف منذ عام 2000.

كان أطباء العصور الوسطى يعالجون مرضاهم أحياناً مستخدمين مواد سامة مثل الزئبق، الإثمد، والرصاص. ولكن اليوم يعد استخدام مثل هذه المواد الخطرة أمراً قد عفا عليه الزمن، ولكن الطب الإخلافي الحديث يستخدم أنواعاً جديدة تماماً من المواد السامة للغاية. الأدوية السامة للخلايا، والتي تستخدم في علاج السرطان، وأيضاً علاج التهاب المفاصل والتصلب المتعدد، تحتوي على مواد كيميائية سامة لخلايا الجسم، تمنعها من النمو أو الانقسام. تسبب هذه الأدوية عادةً تأثيرات جانبية تهدد الحياة. بالرغم من أن استخدام العلاج الكيماوي يمكنه أن يكون ناجحاً في علاج بعض السرطانات مثل اللوكيميا، لكن في حالات أخرى قد لا تكون له فائدة على الإطلاق. جلب الإفراط في علاج السرطان بعض اهتمام وسائل الإعلام حديثاً. هناك العديد من المشاكل الأخلاقية حول النظام الذي يصف فيه الأطباء أدوية السرطان. كما ناقشنا سابقاً، في الولايات المتحدة، إنه من غير القانوني أن يحصل الأطباء على أي نوع من الأموال أو المكافآت من شركات الأدوية وذلك مقابل وصف أدويتهم. ولكن في حالة علاج السرطان، هناك ثغرة ما زالت مفتوحة في النظام: يمكن للأطباء شراء أدوية السرطان بأسعار الجملة وبيعها ثانيةً لمرضاهم، ما يجعلهم يجنون أرباحاً طائلة.[62] في هذه الحالة، يكون الأطباء بحق أفضل رجال المبيعات لشركات الأدوية.

بالإضافة للمخاطر الصحية الناجمة عن الاستهلاك المفرط للدواء، هناك العديد من المخاطر البيئية الكبيرة أيضاً. تستهلك حقول التصنيع كميات كبيرة من الطاقة وتنتج كميات

ضخمة من المخلفات السامة. بقايا الأدوية التي تخرج من أجسامنا تلوث مصادر المياه: مجموعة كبيرة من الأدوية -بما فيها المضادات الحيوية، الأدوية معدلة المزاج، الهرمونات الجنسية تم الكشف عن وجودها في مياه شرب أكثر من 41 مليون أمريكياً.[63] لا يمكن لمحطات التحلية التخلص من بقايا الأدوية.

خلاصة

رأينا في هذا الفصل أنه في بداية القرن العشرين، تمكنت شركات الأدوية من خصخصة نظام التعليم الطبي في العالم الغربي بشكل كامل. منذ ذلك الوقت، تخرج عدة أجيال من الأطباء الذين تعلموا استخدام الأدوية والجراحة فقط في علاج الأمراض. بالرغم من أن معظم أمراضنا في هذا العصر الحديث هي نتيجة عدم اتباعنا نمط حياة صحي، لكن القليل من الناس فقط يهتم بالوقاية. إخفاء الأعراض هو أمر مربح أكثر لدى الطب الغربي وذلك من خلال الأدوية الباهظة الثمن، والتأكد من أننا نستخدم الأدوية طوال حياتنا.

18

العلم الفاسد

علم التبغ

أطلق مصطلح علم التبغ على تزوير نتائج تحليل البيانات العلمية بهدف تفضيل أجندة صناعة معينة. أنشأت شركات التبغ الأمريكية قنصلية أبحاث التبغ عام 1954، من أجل تمويل بحث علمي "مستقل" للتحقق إذا ما كان هناك رابط بين التدخين وسرطان الرئة. في هذه الأيام، يوجد بعض المشككين الذين يعترضون على التأثيرات الحتمية لتدخين التبغ. أحدهم هو دكتور هنري جارلاند، أخصائي أشعة مشهور دولياً، وهناك أيضاً مشكك آخر هو الدكتور إيان ماكدونالد، جراح سرطان مشهور. أُوكل كل من جارلاند وماكدونالد مهمة إثبات أن التدخين ليس له أية آثار صحية سلبية. من أقوال ماكدونالد المشهورة "تدخين علبة في اليوم يبقي السرطان بعيداً". ومن المفارقة أن نهاية هذين الطبيبين كانت مأساوية. دكتور جارلاند، والذي كان يدّعي أنه مدخن شره منذ طفولته، مات مريضاً بسرطان الرئة. مات دكتور ماكدونالد بحريق نشب في سريره سببته سيجارته.

النتائج الإيجابية هي التي يتم نشرها فقط

في الفصل السابق، رأينا كيف أن شركات الأدوية سيطرت على نظام تعليم الطب في العالم الغربي. بالإضافة لذلك، فإن الضغط الكبير الذي تمارسه شركات الأدوية يحكم البحث العلمي والنصوص العلمية أيضاً.

مجلة ذا لانست هي من أكثر المجلات العلمية المرموقة. ريتشارد هورترن، والذي كان رئيس التحرير آنذاك قال عام 2015: "الكثير من النصوص العلمية، من المحتمل نصفها، قد يكون ببساطة غير صحيح" ... "لقد أخذ العلم استدارة نحو الظلمات."[64] أرنولد ريلمان، وهو بروفيسور ومحرر سابق في مجلة نيو إنجلاند للطب، انتقد بشدة الفساد في قطاع الرعاية الصحية والبحث العلمي:

> "تقوم شركات الأدوية بشراء مهنة الطب، ليس فقط من ناحية الممارسة، ولكن أيضاً من ناحية التعليم والبحث العلمي." ... "المؤسسات الأكاديمية في هذه الدولة تسمح لنفسها بأن تكون أدوات مدفوعة لشركات الأدوية، أعتقد أن الأمر مخزٍ".[65]

تلعب المجلات الطبية دوراً مركزياً في البحث العلمي. أن ينشر مؤلف ما في مجلة مرموقة، هو أمر غاية في الأهمية من أجل أن يحصل على تمويل يساعده في التقدم في مجاله. بالنسبة لشركات الأدوية، الأبحاث العلمية التي تثبت كفاءة دواء معين تزيد جداً من حجم المبيعات وترفع من سعر السوق لهذا الدواء. لدى محرري المجلات سلطة كبيرة. هم يحددون محتوى الورقة البحثية، ما المقالات التي يجب أن تنشر أو ترفض، ويكتبون الافتتاحيات أيضاً. تعرف شركات الأدوية العملاقة هذا جيداً. من وقت لآخر، تدفع شركات الأدوية مبالغ محترمة للمجلات الطبية من أجل نشر الدراسات التي تعطي تفضيلاً لأدويتهم. عدد كبير من التجارب السريرة ممول من شركات الأدوية. ليس من المفاجئ أن التجارب التي تنشر هي تلك التي تدعم الفوائد الناتجة من دواء معين. من الصعب أن تُنشر النتائج السلبية.

باستخدام قاعدة بيانات عمليات الدفع العلنية، حقق الباحثون في كمية الأموال التي تلقتها المجلات الطبية من شركات الأدوية وشركات الأجهزة الطبية في عام 2014.[66] نصف محرري أكثر اثنين وخمسين مجلة علمية تأثيراً تلقوا مبالغ مالية أو هدايا أو ما شابه. في المتوسط، تلقى كل محرر 27,564$ من الشركات. في صنف علميات الدفع العامة، محرر مجلة الكلية الأمريكية لطب القلب تلقى أعلى قيمة من الأموال، وهي 475,072$، تلقى محرر صحيفة العناية بالسكري مبلغ 212,426$ بصورة دفعات مالية للبحث العلمي.

بجانب شركات الأدوية العملاقة، هناك لاعب آخر: صناعة الطعام، والتي لها تأثير كبير على البحث العلمي، بالأخص في مجال علم التغذية. تماماً مثل صناعة الدواء، يمول صانعو الطعام التجارب السريرية. نواجه نفس مشكلة الانحياز في النتائج في كلا الحالتين. ستنشر المجلات فقط تلك الأوراق البحثية التي تصب في مصلحة الممولين وتأتي حسب توقعاتهم. ولكن في حالة التجارب السريرية التي تسبق اعتماد دواء جديد، على المستندات أن تُسلم أولاً إلى الدوائر الحكومية. لا تزال نتائج التجارب السريرية التي لم تُنشر متاحة للباحثين. بعد أخذ النتائج التي نشرت والتي لم تنشر في عين الاعتبار، يمكن توقع مدى الانحياز في المراجعات المنهجية المنشورة من خلال عدد النتائج السلبية والإيجابية. لكن في حالة أخرى، بيانات التجارب الغذائية التي لم تُنشر ليست متاحة.

مصداقية الدراسات التي تمولها الصناعات هي دائماً محطٌ للشك. المحققون الذين لديهم تعارض في المصالح هم أكثر عرضةً للوصول إلى نتائج إيجابية وإخفاء النتائج السلبية. من أجل ضمان نزاهة البحث العلمي السريري، يجب أن يكون الكشف الكامل عن المصالح المالية أمراً إلزامياً في كل تجربة سريرية.

دعنا نرى مثال صلباً على ذلك. هذه الأيام، لا أحد يمكنه أن يعارض حقيقة أن استهلاك المشروبات المحلّاة يلعب دوراً أساسياً في وباء السمنة اليوم. تم نشر مراجعة منهجية للعديد من التجارب السريرية في مجلة طبية. استنتجت الورقة البحثية هذه أن استهلاك المشروبات المحلّاة لا تأثير له على مؤشر كتلة الجسم.[67] إذا قرأنا الورقة بدقة، سنجد أنها ممولة من أكبر شركات الأطعمة والمشروبات غير الصحية بما فيها كوكاكولا، شركة بيبسي،

وماكدونالدز. يذكرنا هذا كثيراً بالقصة الأولى، والتي وظف فيها صناع التبغ علماء لإثبات أن التدخين ليس له تأثير سلبي على الصحة على الإطلاق. نتائج هذه الدراسات التي تمولها الشركات لا يمكن اعتبارها أدلة علمية.

19

هستيريا الكوليسترول

هستيريا الجماعة

حتى بداية القرن العشرين، كان مرض القلب التاجي لا يزال غير شائع. لكن بعد الحرب العالمية الأولى، ومع النمو الاقتصادي السريع، ازداد معدل انتشار مرض القلب بشكل أسّي. بحلول الستينيات، أصبح مرض القلب أكثر أسباب الوفاة شيوعاً في الدول الصناعية. أنفقت الدول مئات ملايين الدولارات لإيجاد السبب وراء أكثر الأوبئة فتكاً في القرن العشرين. تحت ضغط من العامة، كان على الحكومات والسلطات الصحية إيجاد متهم ما وراءه. كانت الدهون في طعامنا مرشحاً ممتازاً. بدءاً من الخمسينيات وحتى الستينيات، نُشرت دراسات أكثر تدعي أن تناول الدهون هو أحد أهم عوامل خطر الإصابة بمرض القلب التاجي. لاحقاً في هذا الفصل، سنرى كيف أن الكمية الكبيرة من "الأدلة العلمية" تم تصنيعها لدعم هذه النظرية.

أطلق مصطلح فرضية الدهون وأمراض القلب على الافتراض القائل أن الكوليسترول في الدم يسبب مرض القلب. هذه هي النظرة العامة التي يتبناها الاتجاه السائد للطب منذ الستينيات. ولكن في الحقيقة، العلاقة بين مستويات الكوليسترول في الدم ومرض القلب التاجي هي علاقة ضعيفة، أضعف بكثير مما كنا نعتقد. لكن على مر العقود التي تلت، بنيت على هذه الفرضية أعمال قيمتها تبلغ بلايين الدولار. أبقت هستيريا الكوليسترول قطاع الصحة مشغولاً وكانت مصدر بلايين الدولارات من الأرباح لشركات الأدوية وشركات الطعام.

لعبت وسائل الإعلام دوراً كبيراً في التسبب في هستيريا الكوليسترول. على مر العقود الماضية، كان من الصعب أن يمر يوم من دون أن تذكرنا الأخبار، المقالات، الكتب، والمدونات أن نتجنب تناول الدهون. المجتمع بأكمله دخل في حالة من الهستيريا.

دكتور أنيشكوف والأرانب

أنسيل كيز هو اسم الرجل المسؤول بشكل كامل عن حملة مقاطعة الدهون وهستيريا الكوليسترول. في بداية الخمسينيات، ومن أجل فهم القصة كاملة، علينا العودة للوراء لأيام القياصرة الروس. نيكولاي نيكولايفيتش أنيشكوف، كان طالب طب صغير في السن من

مدينة سانت بطرسبرغ، أصبح مهتماً في أعمال البروفيسور دكتور إغناتوفسكي. اقترح إغناتوفسكي أن الأرانب قد تصاب بتصلب الشرايين بعد تناول طعام غير نباتي، بما فيها البيض واللحم. بعد تخرجه، استمر أنيشكوف في دراسة المرض وبعد عدة سنوات أصبح مشهوراً عالمياً كخبير في مرض تصلب الشرايين التاجية. منذ منتصف الخمسينيات، تمت عدة دراسات حول تصلب الشرايين الذي يسببه الكوليسترول في جميع أنحاء العالم، باستخدام أسلوب أنيشكوف. كانت النتائج مثيرة للجدل. بعض المختبرات استخدمت حيوانات أخرى بدلاً من الأرانب، مثل الجرذان والكلاب. تناول الكوليسترول في فصائل الحيوانات الأخرى غير الأرانب لم يتسبب في تصلب الشرايين. الأرانب حيوانات نباتية فقط وبشكل طبيعي لا تتناول أي كوليسترول ولا تحصل على أي دهون في طعامها. تبين أن نموذج الأرانب في تصلب الشرايين لا علاقة له إطلاقاً بنفس المرض عند الإنسان.

رسم أنسيل كيز البياني "الكاذب"

في بداية الخمسينيات، عالم الأحياء المائية السابق أنسيل كيز جاء بنظرية غريبة تقول أن مرض القلب التاجي سببه تناول الدهون. في تلك الأيام، قبل ظهور هستيريا الكوليسترول، كان محط سخرية بسبب فكرته الجريئة هذه. لأول مرة في عام 1953، عرض أنسيل كيز في محاضرته رسمه البياني ذي السمعة السيئة، وذلك في ندوة دراسية في مستشفى ماونت سيناي.[68] بالنسبة للرجال، في المجموعة العمرية 55-59، أظهر الرسم علاقة قوية وخطية تقريباً بين تناول الدهون ومرض القلب. يظهر الرسم البياني 19.1 العلاقة بين نسبة تناول الدهون (نسبة الدهون من طعامنا) ومعدلات الوفاة بمرض القلب في ست دول تم اختيارها "عشوائياً" (للمهتمين إحصائياً، معامل الارتباط = 0.96 القيمة الاحتمالية = 0.002) الرسم مقنع للغاية ويبدو مثالياً، ولكن هناك مشكلة. اختار كيز الست دول بشكل اعتباطي تماماً: اليابان، إيطاليا، بريطانيا، أستراليا، كندا، والولايات المتحدة. كان هناك بيانات متاحة من 22 دولة، ولكن خبير المحيطات هذا قرر ببساطة تجاهل الدول الأخرى.

يعقوب يروشالمي وهيرمان هيليبو هما عالما إحصاء حيوي معروفان، لم يكونا متفاجئين بهذا الانحياز في النتائج. في عام 1957، نشرا ورقة بحثية توضح العلاقة بين تناول الدهون ومرض القلب، تضمنت الدراسة بيانات 22 دولة وهي الدول التي كانت بيانتها متاحة وكافية في ذلك الوقت. هذه المرة، وُجد أن العلاقة ضعيفة بين تناول الدهون ومرض القلب (معامل الارتباط = 0.51). (انظر الرسم البياني 19.2). لكن يجب التنويه أن هذه العلاقة ليست بالضرورة علاقة سببية. كمثال على ذلك، وجد الإحصائيون أن هناك علاقة بين مبيعات البوظة وحوادث الغرق. هل تسبب البوظة غرق السباحين؟ بالطبع لا. هناك عوامل فرعية: الجو الحار. في أيام الصيف الحارة، تكون مبيعات البوظة أكثر، ويذهب أناس أكثر للسباحة. لذلك، هناك أناس أكثر يغرقون في الأنهار والبحيرات. يمكن تطبيق الأمر ذاته إذا قارننا بين تناول الدهون ومعدلات انتشار مرض القلب في الدول

المختلفة. هناك العديد من العوامل الفرعية: الحالة الاقتصادية، نظام الرعاية الصحية، نمط الحياة، مستوى النشاط البدني، وعادات تناول الطعام عند الأشخاص في هذه الدول المختلفة. لا يمكننا ببساطة أن نقول أن سبب مرض القلب هو تناول الدهون.

بدأت دراسة الدول السبعة الشهيرة رسمياً عام 1958. درس أنسيل كيز وزملاؤه العلاقة بين الحمية الغذائية، نمط الحياة، ومرض القلب. كانت الدول التي تضمنتها الدراسة: اليونان، يوغسلافيا، هولندا، فنلندا، اليابان، والولايات المتحدة. الاستنتاج الأهم الذي خرجت به هذه الدراسة هي أن مستويات الكوليسترول المرتفعة في الدم مرتبطة بخطورة أكبر للوفاة بمرض القلب. في الدول التي تناول فيها الناس كميات كبية من الكوليسترول، كانت النوبات القلبية أكثر شيوعاً؛ في الدول التي تناول فيها الناس كميات قليلة من الكوليسترول، كانت النوبات القلبية نادرة الحدوث. ولكن في الدولة الواحدة كان هناك الكثير من التباين. مثلاً، في كاريليا الشمالية، فنلندا، يموت الناس من النوبة القلبية أكثر بخمسة أضعاف من أولئك الذين يعيشون في مدينة توركو من نفس الدولة، مع أن مستويات الكوليسترول في الدم لدى الأشخاص كانت متساوية في المدينتين. أولئك الذين يعيشون في الجزيرة الإغريقية كورفو كانت مستويات الكوليسترول لديهم أقل من أولئك الذين يعيشون في كريت، ولكن معدلات الوفاة بنوبة قلبية أعلى خمس مرات هناك. في بلدة كريفالكوري، في إيطاليا، كانت معدلات الوفاة بمرض القلب أعلى مرتين ونصف منها في المدينة الإيطالية مونتينيجرو، مع أن مستويات الكوليسترول عند الناس من كل المدينتين متساوي.

بالرغم من أن هستيريا الكوليسترول كانت مرتبطة باسم أنسيل كيز، ولكن حتى كيز نفسه لم يكن متأكداً إذا كان تناول الكوليسترول يرفع من مستويات الكوليسترول في الدم، الأمر الذي يسبب مرض القلب. في مقال نُشر في مجلة التغذية عام 1955، كُتب ما يلي: "مستويات الكوليسترول في الدم لا علاقة لها بالكوليسترول الذي نتناوله".[69] وحتى بعد عقود، في عام 1991، كان أنسيل كيز ذاته مشككاً في نظريته: "عند إضافة الكوليسترول إلى نظام غذائي كان سابقاً خالياً من الكوليسترول، سيسبب هذا ارتفاع مستويات الكوليسترول في الدم عند الإنسان، ولكن عند إضافة الكوليسترول إلى نظام غذائي بلا قيود، يكون التأثير ضئيلاً جداً".[70]

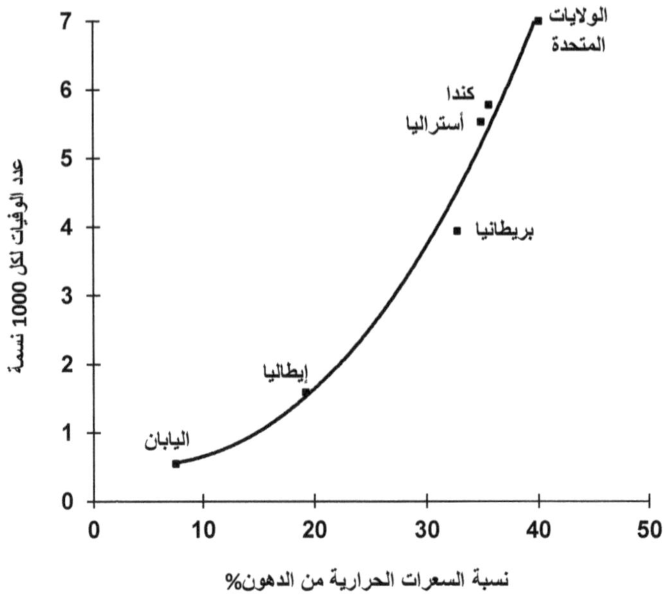

الرسم البياني 19.1. رسم أنسيل كيز البياني للست دول.

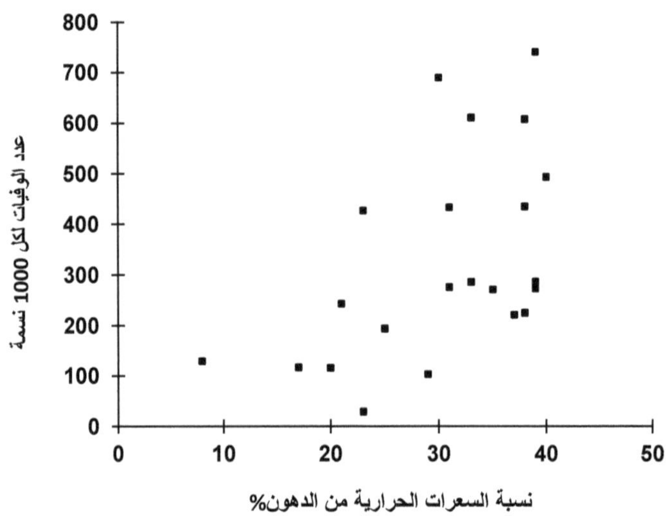

الرسم البياني 19.2. الرسم المبني على البيانات المتاحة من 22 دولة.

فرضية الدهون وأمراض القلب

يعتبر الاتجاه السائد للطب نظرية الدهون وأمراض القلب حقيقة مثبتة بدلاً من كونها نظرية فقط. تقول الفرضية أن الدهون في الطعام ترفع مستويات الكوليسترول في الدم وبالتالي تزيد من خطر الإصابة بمرض القلب التاجي. على الرغم أن هناك بعض الأجزاء من الحقيقة في الجزء الثاني من الفرضية، وهي أن المستويات المرتفعة من البروتين الدهني قليل الكثافة (LDL) قد يزيد من خطر الإصابة بأمراض القلب والأوعية الدموية. الجزء الأول من النظرية لم يثبت قط. حتى أنسيل كيز نفسه اعترف أن الدهون التي نتناولها لا ترفع مستويات الكوليسترول في الدم.

دراسة فرامنغهام للقلب (FHS) هي أحد أكثر الدراسات المشار إليها في النصوص العلمية الطبية. كانت الدراسة مشروعاً قام به المعهد الوطني للقلب والرئة والدم. كانت مهمة الدراسة الأساسية هي تحديد أهم العوامل التي تزيد من خطر الإصابة بأمراض القلب والأوعية الدموية. المرحلة الأولى من الدراسة بدأت عام 1948 بمشاركة 5,209 شخص بالغ من فرامينغهام، ماساتشوستس. استمرت الدراسة أكثر من نصف قرن، وأصبحت دراسة طويلة المدى وشملت أجيال عدة من الناس. بالإضافة للمشاركين الأوائل، شارك أبنائهم وأحفادهم في الدراسة أيضاً. دراسة فرامينغهام كانت من أولى الدراسات التي حددت أن التدخين، ارتفاع ضغط الدم، السمنة، وقلة النشاط البدني هي عوامل الخطر الأساسية للإصابة بمرض القلب التاجي. أثبتت الدراسة أيضاً أنه لا علاقة بين تناول الدهون ومستويات الكوليسترول في الدم.[71] ولكن هذا الاكتشاف المهم للغاية، لم يتلق أي اهتمام إعلامي.

تمت دراسة هونولولو للقلب في هاواي بمشاركة رجال من أصل ياباني. خلال فترة ست سنوات، تمت متابعة 7,705 رجل بصحة جيدة لتحديد إذا ما سيصابون بمرض القلب التاجي. خلال فترة الدراسة، أصيب 294 من المشاركين بمرض القلب التاجي. قارن الباحثون بين المجموعتين، أولئك الذين بقوا أصحاء، وأولئك الذين أصيبوا بمرض القلب أو ماتوا منه، من حيث عادات تناول الطعام، بما فيها مقدار ما يتناولون من الكوليسترول. ما يثير الدهشة هو أن أولئك الذين أصيبوا بمرض القلب أو ماتوا منه كانوا يتناولون كمية أقل قليلاً من الكوليسترول من أولئك الذين بقوا أصحاء (521 مليجرام مقابل 549 مليجرام).[72]

ذكرنا سابقاً أنه في الدول الغربية تمول شركات الأدوية الكثير من التجارب السريرية. هذه التجارب يملؤها الانحياز في النتائج ولا يمكن أن تقدم أدلة علمية صحيحة. ومقارنة بذلك، دعنا نلقي نظرة على دراسة تمت في دولتين ولم يكن لشركات الأدوية أي تأثير عليها

على الإطلاق. في عام 1977، وخلال القرن الذي حكمت فيه الشيوعية وفي منتصف الحرب الباردة. نُشرت ورقة بحثية في المجلة الأمريكية للتغذية السريرية. جزء من هذه الدراسة تم في صوفيا، بلغاريا، والجزء الآخر تم في براغ، تشيكوسلوفاكيا. درس الباحثون كيف أن تناول البيض يؤثر على مستويات الكوليسترول في الدم. يستخدم البيض في الدراسات السريرية لتقييم تأثير تناول الكوليسترول على الصحة، ذلك لأن البيض يحتوي على كمية كبيرة من الكوليسترول، حوالي 250 مليجرام/100 جرام. نتائج الدراسة من براغ وصوفيا أظهرت أن إضافة بيضتين للنظام الغذائي اليومي عند المشاركين لم يغير من مستويات الكوليسترول في الدم عندهم خلال أسبوع.[73] كلا التجربتين أثبت أن الكوليسترول في طعامنا ليس له تأثير على مستوى الكوليسترول في الدم.

أثبت الباحثون الأوربيون أن تناول بيضتين في اليوم لا يؤثر على مستوى الكوليسترول في الدم على الإطلاق. دعنا نرى ما سيحصل إذا لم نأكل بيضتين فقط، بل أكثر من ذلك بكثير. في مقال ما نُشر في مجلة نيو إنجلاند للطب في عام 1991. ذُكر أن هناك رجل عمره 88 عاماً كان يعيش في أحد دور المسنين، كان يأكل 25 بيضة في اليوم على مدار خمسة عشر عام الأخيرة.[74] هو يتناول دائماً البيض المسلوق الطري طوال اليوم. بالرغم من كمية الكوليسترول الكبيرة التي يتناولها، إلا أن مستويات الكوليسترول في دم هذا العجوز كانت طبيعية. تحقق مؤلف المقال من حقيقة تناول العجوز من 20 إلى 30 بيضة يومياً: أكّد موظفو دار المسنين أن الرجل يتناول حوالي دزّينتين من البيض يومياً.

خلاصة

هناك أحياناً خلط بين الكوليسترول والبروتين الدهني قليل الكثافة (LDL) والذي يشار إليه عادة "بالكوليسترول السيء". الكوليسترول بحد ذاته ليس مضراً، وهو موجود في جميع خلايا جسمنا كمكون أساسي في الغشاء الخلوي. الكوليسترول موجود أيضاً في العصارة الصفراوية، وهو المادة الخام في تصنيع فيتامين (د) وهرمونات أخرى. حرفياً، لا توجد حياة من دون الكوليسترول. ينتج جسمنا حوالي 700 مليجرام من الكوليسترول. الدهون في طعامنا ومستوى الكوليسترول في الدم هما أمران مستقلان. كلما تناولت كمية أكبر من الكوليسترول، ينتج الجسم كمية أقل منه. على الناحية الأخرى، اتباع حمية قليلة الكوليسترول سيزيد مما ينتجه الجسم بشكل أكثر من الطبيعي. كما رأينا في هذا الفصل، الالتزام بحمية خالية من الكوليسترول لا فائدة منه لدى معظم الناس.

20

القاتل الأبيض الفتّاك

أمراض الشعوب المتحضرة

قديماً، كان يُنظر إلى النسيج الدهني على أنه فقط مستودع الطاقة في الجسم لتخزين السعرات الحرارية الزائدة. ولكن نتائج الأبحاث الأخيرة أظهرت أنه بجانب تخزين الطاقة، النسيج الدهني فعال للغاية من ناحية أيض الطاقة، كما أنه يعتبر غدة صماء. يفرز النسيج الدهني الهرمونات والسيتوكينات التي تعمل كإشارات بين الخلايا. بعض هذه السيتوكينات لها تأثير سلبي على صحتنا. فهي تبقي جسمنا في حالة مستمرة من الالتهاب منخفض الحدة. معظم أمراضنا في العصر الحديث والتي هي ناتجة من نمط الحياة السيء مثل السمنة، السكري من النوع الثاني، أمراض القلب والأوعية الدموية، الجلطة الدماغية، التهاب المفاصل، والسرطان، مرتبطة بحالة مستمرة من الالتهاب منخفض الحدة. بما أن الكربوهيدرات المحسّنة (المكرّرة) لها أكبر تأثير في التسبب في السمنة من بين جميع الأغذية. فإنها مرتبطة ارتباطاً وثيقاً بأمراضنا كشعوب متحضرة.

السرطان، السكري، وأمراض القلب والأوعية الدموية كانت لا تزال نادرة في بداية القرن العشرين. كمثال على ذلك، أشار ويليام أوسلر -كان يسمى بأبو الطب الحديث- في كتابه الطبي عام 1921 أنه من بين 27,618 مريض من مستشفى جونز هوبكينز، كان هناك فقط 276 حالة مصابة بالسكري.[75] هذا يشكل نسبة 1% فقط، جزء صغير من معدلات الإصابة اليوم. خلال المئة عام الأخيرة، كانت هناك زيادة ثابتة في معدلات الإصابة بالسمنة والسكري، وتزامن هذا مع زيادة تناولنا للسكر. في الولايات المتحدة، بين عامي 1990 و2015، ازدادت معدلات الإصابة بالسكري من 5.3% إلى 8.4%. الإحصاءات مقلقة: عدد الأشخاص المصابين بالسكري اليوم هو ثماني أضعاف ما كان عليه قبل مئة عام. وباء السكري ليس مقتصراً على الولايات المتحدة فقط أو العالم الغربي. تزداد معدلات الإصابة في الدول النامية أيضاً، (انظر الرسم البياني 20.1).

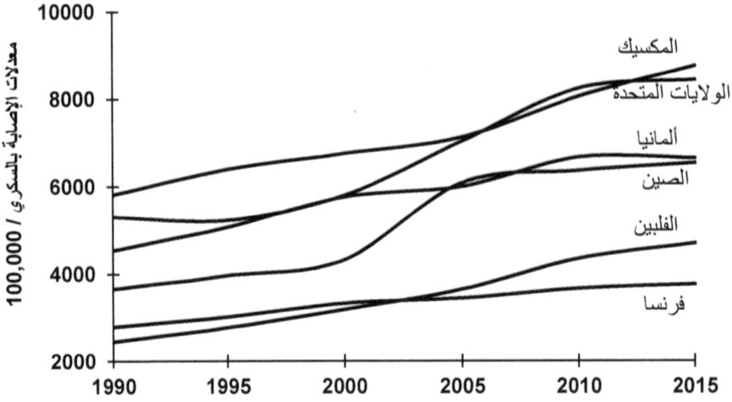

الرسم البياني 20.1. المعدلات المتزايدة للإصابة بالسكري حول العالم

الكربوهيدرات التي تسبب السمنة

تأثير الكربوهيدرات في التسبب في السمنة هو أمر معروف منذ أوائل القرن التاسع عشر. قبل مئتي عام، حذرنا الفرنسي متعدد المعارف بريل سافارين أن الكربوهيدرات في طعامنا وشرابنا تسبب السمنة. حتى الستينيات، كان هناك إجماع بين كبار العلماء على تأثير الكربوهيدرات في التسبب في السمنة. في عام 1963، بدأ دكتور باسمور ودكتور سويندلز مقالهما في المجلة البريطانية للتغذية بالجملة التالية[39]: "تعرف كل امرأة أن الكربوهيدرات تسبب السمنة: هذه الحقيقة معروفة، وقليل من علماء التغذية يمكنه أن يعارضها."

لكن منذ الستينيات، ومع بداية وباء مرض القلب الكبير، تغيرت السياسات العامة نحو تناول المزيد من الكربوهيدرات. بينما أصبحت الدهون في الطعام فجأة أحد أهم عوامل خطر الإصابة بمرض القلب التاجي. تم تجاهل تأثير الكربوهيدرات في التسبب في السمنة فجأة. كانت جميع أطعمة الكربوهيدرات مقبولة طالما لا تحتوي أي كوليسترول. ذُكر في الكتيّب الذي نشرته جمعية القلب الأمريكية عام 1991 أن الأطعمة التالية هي أطعمة صحية: الخبز الأبيض، الحلوى الصلبة، العلكة، السكر، الشراب، العسل، المربي، حلوى الهلام، المارملاد، شراب البنش والمشروبات الغازية. حتى أنه ذُكر أن 12 أونصة (0.36 لتر) من الجعة هي شراب صحي (!). هذه هي الوصفة المثالية للكارثة. ليس من العجيب أن صدور الدليل الغذائي للولايات المتحدة تزامن مع بداية أكبر وباء سمنة في التاريخ البشري.

كانت الدهون تلعب دوراً مهماً في طعامنا منذ بداية الحضارة. ولكن على النقيض، الكربوهيدرات المحسّنة (المكرّرة) لم تكن نتاجاً طبيعياً؛ ولم تكن جزءاً من نظامنا الغذائي. أصبحت الكربوهيدرات تُنتج بكميات ضخمة منذ القرن التاسع عشر. مع ازدياد استهلاكنا للسكر على مدار القرنين الماضيين، ازدادت معدلات الإصابة بالسمنة، السكري،

السرطان، وأمراض القلب والأوعية الدموية. من الملفت للانتباه أنه في الحرب العالمية الأولى والثانية، عندما كان الناس يواجهون نقص الغذاء، ونظام الحصص الغذائية، اختفت ولفترة مؤقتة الأمراض التي صاحبت الحضارة. عندما انتهت الحرب، عادت معدلات الإصابة لترتفع أكثر مما كانت عليه.

بين الناس الذين عاشوا في بيئة طبيعية وأكلوا طعاماً طبيعياً (مثل الأمريكيين الأصليين، والذين يعيشون في جزر المحيط الهادي، والمجتمعات القبلية الأفريقية)، كانت الأمراض غير موجودة حتى نهاية القرن التاسع عشر. الشاهد على ذلك أن الطبيب التبشيري العالمي ألبرت شفايتزر أصيب بالدهشة لعدم رؤيته أي حالات إصابة بالسرطان عند وصوله إلى الغابون عام 1913. ولكن بعد سنوات من قدوم الطعام المصنّع من أوروبا، بدأ السرطان بالظهور بين السكان المحليين الذين استبدلوا طعامهم التقليدي بالطعام الغربي.

مافيا السكر

أصدرت لجنة مجلس الشيوخ الأمريكي المعنية بالتغذية والاحتياجات البشرية كتيّباً بعنوان أهداف غذائية للولايات المتحدة عام 1977. أخبرت السلطات الصحية الناس أن يتناولوا كمية أكبر من الكربوهيدرات بحيث تشكل 55-60% من مجموع ما يتناولونه من طعام، وأن يقللوا ما يتناولونه من الدهون من 40% إلى 30%. لسوء الحظ، أخذ الأمريكيون هذه النصيحة السيئة. تزامن صدور الدليل الغذائي مع بداية أكبر وباء سمنة في التاريخ البشري. دعنا نلقي نظرة على السبب في انحراف البحث العلمي لأكثر من نصف قرن. هل كان الأمر مجرد حادث، أم أن هناك قوى خفية كانت تقود البحث العلمي في الاتجاه الخاطئ؟

قامت شركات صناعة السكر في الولايات المتحدة بإنشاء مؤسسة أبحاث السكر عام 1943. كان هدف المؤسسة هو دعم وتمويل الأبحاث حول السكر ومنتجات السكر الثانوية. بكلمات أخرى، كان على الباحثين الممولين إنتاج "أدلة علمية" تدعم الفوائد الصحية لتناول السكر وتخفي تلك النتائج التي تربط السكر بالتأثيرات السلبية على الصحة. أود أن أنوه أن مؤسسة أبحاث السكر لعبت دوراً مشابهاً لمعهد أبحاث التبغ الذي كان يمول البرامج البحثية المتعلقة بالتبغ. في عام 1965، موّلت مؤسسة أبحاث السكر بشكل سري أحد الدراسات التي نُشرت في مجلة نيو إنجلاند للطب. نفت الورقة البحثية العلاقة بين تناول السكر ومرض القلب التاجي.[76] لم يُكشف دور مؤسسة أبحاث السكر في تمويل الدراسة.

بناءً على بعض المستندات الداخلية بين شركات السكر، كانت أحد الدراسات تسمى المشروع 259، استمرت من عام 1967 إلى 1971. وجد الباحثون أن تناول السكر يزيد من خطر الإصابة بمرض القلب التاجي أكثر من تناول النشا. النتيجة المهمة الثانية من هذه التجربة هي أن السكر هو مادة يمكنها أن تكون مسرطنة[76] (أي مادة تسبب السرطان). لم تكن مؤسسة أبحاث السكر مسرورة بهذه النتائج على الإطلاق. قاموا ببساطة بإنهاء المشروع 259 من دون نشر النتائج. في عام 2016، جمعية السكر، والتي كانت قبل ذلك

مؤسسة أبحاث السكر أصدرت سبقاً صحفياً تنتقد فيه دراسة نُشرت في المجلة الطبية المرموقة المسماة بحوث السرطان. مؤلفو الورقة البحثية المدانة أثبتوا أن تناول كميات كبيرة من السكر له دور كبير في الإصابة بسرطان الثدي.[77] وجد الباحثون أن نمط تناول الطعام الغربي لا يسرع فقط من نمو الورم، ولكنه أيضاً يسرع انتشار السرطان إلى أجزاء أخرى من الجسم.

تأثير المشروبات المحلّاة في التسبب في السمنة هو حقيقة معروفة. من وقت لآخر نمر بدراسات تقدم "دليلاً علمياً" أن المشروبات المحلّاة ليس لها علاقة بالسمنة. قارن الباحثون الدراسات التي تمولها الصناعات المختلفة لتلك الدراسات التي ليس فيها أي تضارب في المصالح. تبين أن الدراسات التي تمولها صناعة السكر أكثر احتمالية بخمس أضعاف أن تقدم نتيجة تقول فيها أنه لا علاقة بين تناول السكر والسمنة.[78]

هذه الأمثلة هي لتوضيح حقيقة صناعة الطعام، تماماً مثلما أفسدت شركات الأدوية الكبيرة البحث العلمي. بسبب تضارب واضح في المصالح، يجب إلغاء مصداقية الدراسات التي تمولها الصناعات المختلفة.

21

مافيا أمراض القلب

العمل ذو بلايين الدولارات

مرض القلب التاجي هو السبب الأول للوفاة في الولايات المتحدة. لم يقض مرض القلب التاجي على حيوات أكثر من أعظم الحروب في التاريخ فقط، ولكنه أيضاً يضع ضغطاً اقتصادياً كبيراً على المجتمع. بناء على إحصاءات جمعية القلب الأمريكية لعام 2016، يكلف مرض القلب التاجي الولايات المتحدة 555 بليون دولار.

قسطرة القلب هي أكثر العمليات التي يقوم بها أخصائيو القلب. القسطرة ليست أمراً حديثاً، إنها موجودة منذ زمن. اخترعها تشارلز دوتر عام 1964، والذي كان تم ترشيحه لاحقاً لنيل جائزة نوبل. القسطرة هي إجراء جراحي يهدف لعلاج التضيق في الشرايين التاجية المغذية للقلب. تتضمن هذه العملية إدخال قسطرة مع بالون مفرغ إلى المنطقة المصابة من الجسم. يعبر السلك من خلال التضيق وبعدها يُنفخ البالون بالماء. يجبر البالون الوعاء الدموي على التوسع. بعد إزالة البالون، يسمح هذا الإجراء بتحسين جريان الدم (انظر الرسم التوضيحي 21.1). يمكن أيضاً تثبيت دعامة داخل الوعاء الدموي (أنبوب معدني أو بلاستيكي لدعم جدار الوعاء الدموي). الإجراء برمته يأخذ من 30 إلى 60 دقيقة. في حالة النوبة القلبية، يمكن للقسطرة إنقاذ حياة الإنسان. ولكن الأمر ليس صحيحاً عند محاولة توسيع الشرايين التي لا تسبب أي مشاكل. يعتقد الكثير من أخصائيي القلب أن الأمر في هذه الحالة لا لزوم له. في حالة الذبحة الصدرية المستقرة، لا تطيل القسطرة الحياة أو تمنع حدوث نوبات قلبية في المستقبل. يمكن أن يسأل القرّاء السؤال: لماذا تتم كل هذه الإجراءات الغير ضرورية بشكل معتاد؟ الجواب بسيط للغاية. جراحة قسطرة القلب هي عمل ببلايين الدولارات. أكثر من نصف مليون مريض يخضعون لعملية قسطرة القلب في الولايات المتحدة ومتوسط التكلفة هي $28,200، ما يجعل المجموع أكثر من 14 بليون دولار كل سنة.

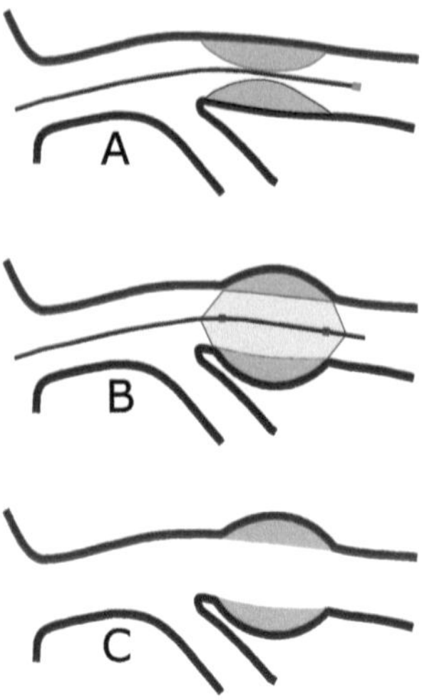

1. يتم تمرير بالون مفرغ من الهواء مرتبط بقسطرة عبر سلك توجيه في الوعاء الدموي الضيق.
2. يتم تضخيم البالون إلى حجم ثابت.
3. يضغط البالون على جدار الوعاء الدموي مسبباً توسعه، مما يحسن تدفق الدم.

الرسم التوضيحي 21.1. قسطرة البالون

أود أن أؤكد أن هذا الفصل من الكتاب ينطبق على الذبحة الصدرية المستقرة فقط: في حالة متلازمة الشريان التاجي الحادة، يمكن للقسطرة أن تنقذ حياة الإنسان. الذبحة الصدرية المستقرة هي ألم الصدر أو الشعور بعدم الراحة الذي يتسبب فيه الانسداد في الشريان التاجي. تحدث معظم الأعراض خلال النشاط البدني، أو الضغط العاطفي. تختفي الأعراض بعد عدة دقائق من التوقف عن النشاط البدني، وتحدث الأعراض مرة أخرى عند العودة للتمرين مرة أخرى. لا يوفر إجراء القسطرة حل حقيقياً للمشكلة، فهو يخفي الأعراض فقط ولا يعالج السبب الكامن وراء المرض. السبب وراء الذبحة الصدرية هو تصلب الشرايين، وهي حالة يكون فيها انسداد في الشرايين بسبب تراكم الدهون في الجدار الداخلي لها. تصلب الشرايين هو مرض أيضي لا يمكن علاجه بالإجراءات الجراحية. فقط التغييرات الجذرية في نمط حياة الشخص يمكنها أن تمنع العوامل التي تسبب المرض مثل: الالتزام بنظام غذائي صحي، النشاط البدني المعتاد، تقليل مستويات الإرهاق.

الدليل ضد القسطرة

نُشرت دراسة في المجلة البريطانية المرموقة ذا لانست.[79] اسمها هو دراسة أوربيتا، شارك فيها 230 مريضاً يعانون من أعراض انسداد حادة (انسداد أكثر من 70% من الوعاء الدموي). نصف المشاركين أجريت لهم عملية قسطرة، بينما النصف الأخر من المرضى تلقى علاجاً كاذباً، أي جراحة مزيفة. بعد الإجراء، أخذ المرضى علاجاً لمدة ست أسابيع

وبعد ذلك تم تقييم أدائهم البدني. تم احتساب الأداء البدني من خلال المدة الزمنية التي يستطيع المشارك أن يقوم فيها بنشاط بدني. من المدهش أنه في كلا المجموعتين، أولئك الذين أجريت لهم عملية قسطرة، وأولئك الذين أجريت لهم جراحة كاذبة، تحسن الأداء البدني في كليهما. بكلمات أخرى، أثبتت الدراسة أن القسطرة التي تمت على المرضى لا فائدة منها.

تمت دراسة واسعة المدى في الولايات المتحدة وكندا بمشاركة 2,287 حالة تعاني من مرض حاد في الشرايين التاجية.[80] نصف المرضى أجريت لهم عملية قسطرة، بينما تلقى النصف الآخر منهم العلاج المعتاد. خلال الفترة اللاحقة التي هي من 2.5 إلى 7 سنوات، تمت مراقبة المشاركين: وتم تحليل الوفيات ومرات حدوث احتشاء عضلة القلب (نوبة قلبية). وجد الباحثون أنه لا يوجد فرق بين المجموعتين في عدد النوبات القلبية، الجلطات الدماغية، أو الوفيات. لم تقلل القسطرة من خطر حدوث مشاكل مستقبلية في القلب.

تم تأكيد هذه النتائج في دراسة ثالثة شارك فيها 5,286 مريض. أولئك المرضي الذي كانوا يعانون من مرض قلب تاجي مستقر وأجريت لهم قسطرة، لم تقلل العملية من خطر الإصابة بنوبات قلبية في المستقبل، أو الوفاة.[81]

ربما تبدو عدم فائدة القسطرة في حالات الذبحة القلبية المستقرة أمراً خارج موضوعنا الأساسي. كنت فقط أنوي الإعراب عن قلقي المتزايد من أن الطب الغربي اليوم يعتمد بشكل كبير على الأدوية والإجراءات الجراحية غير الضرورية التي تقوم بها مافيا الرعاية الصحية.

الجزء

الرابع

دليل د.توروك المتكامل حول الغذاء

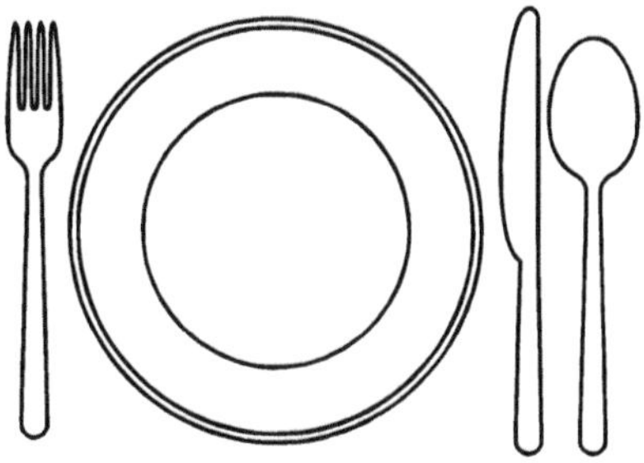

22

الجدالات حول المؤشر الجلايسيمي

تأثير الكربوهيدرات في التسبب في السمنة

قرأنا في فصل *الوصفة الطبية لخسارة الوزن* أن الأطعمة الغنية بالمواد سهلة الهضم، بالأخص السكر والنشا ينتج عنها فرط الإنسولين، وهي حالة تكون فيها مستويات الإنسولين في الدم مرتفعة أكثر من المستويات الطبيعية. يغير الإنسولين مسار السعرات الحرارية نحو الخلايا الدهنية، بدلاً من استخدامها في أنسجة الجسم غير الدهنية. هذا السبب في أن الإنسولين هو المحرك الأساسي وراء السمنة. من أجل تقليل حدة ارتفاع مستويات الإنسولين والجلوكوز بعد تناول الطعام، يجب علينا تجنب الأطعمة الغنية بالكربوهيدرات المحسّنة (المكررة).

بالإضافة إلى السعرات الحرارية، هناك مؤشرات أخرى تستخدم في تقدير خواص الطعام. لا يمكن تجاهل هذه المؤشرات، ذلك لأنها بنفس أهمية محتوى الطعام من الطاقة. طوّر دكتور ديفيد جينكينز فكرة المؤشر الجلايسيمي في جامعة تورنتو عام 1981. أحدث هذا المفهوم الجديد ثورة في عالم الأنظمة الغذائية والذي كان في الأصل مخصصاً لمرضى السكري من أجل تنظيم يحصلون عليه من الكربوهيدرات.

المؤشر الجلايسيمي (GI) هو أحد أكثر المفاهيم استخداماً في علم التغذية، بالرغم من أنه أحياناً يذكر بطريقة خاطئة أو يفهم بشكل غير صحيح. المؤشر الجلايسيمي هو تصنيف الكربوهيدرات على مقياس من 0 إلى 100 بحسب قدرتها على رفع مستويات السكر في الدم بعد تناولها. هذا هو المؤشر الجلايسيمي: ليس أقل من ذلك ولا أكثر. لا يقيس المؤشر الجلايسيمي جودة الطعام وهو أيضاً لا يقيس تأثير الأطعمة المختلفة في التسبب في السمنة. إذا لم تكن كل هذه الأمور مسببة للارتباك، دعنا نرى كيف يتم حساب المؤشر الجلايسيمي. يتناول الأشخاص وجبة تجريبية، تحتوي على 50 جراماً من الكربوهيدرات. خلال الساعتين التاليتين، تؤخذ عدة عينات دم من أجل حساب الزيادة في مستوى السكر في الدم. يتم احتساب تأثير الطعام في رفع مستويات الجلوكوز في الدم من خلال حساب المساحة تحت المنحنى (AUC). بعد ذلك تتم مقارنة المساحة تحت المنحنى بطعام معين مرجعي، وهو الجلوكوز أو الخبز الأبيض. يحتسب المؤشر الجلايسيمي للطعام الذي نريد اختباره من خلال قسمة المساحة تحت المنحى للطعام الذي نختبره على المساحة تحت المنحى للطعام المرجعي، بعد ذلك يضرب الناتج في 100.

هناك الكثير من القصور في استخدام المؤشر الجلايسيمي. كما أشرنا سابقاً، لا يعطي المؤشر الجلايسيمي وصفاً لجودة الطعام، هو فقط مقتصر على جزء الكربوهيدرات منه. هو يتجاهل تأثير المواد الغذائية الأخرى. بعض الأحماض الأمينية لها القدرة على تحفيز إفراز الإنسولين والذي له تأثير يسبب السمنة. الأمر المقلق الآخر هو أن هذا المؤشر لا يأخذ في الحسبان أن الدهون تبطئ عملية امتصاص الجلوكوز، ويتجاهل أيضاً وجود الألياف. وفوق ذلك، يتجاهل المؤشر الجلايسيمي محتوى الطعام الحقيقي من الكربوهيدرات. المؤشر الجلايسمي المحسوب يتم تحديده من خلال عينة طعام مرجعية تحتوي 50 جراماً من الكربوهيدرات. على الرغم من أن جدول قيم المؤشر الجلايسيمي هو أمر لا يمكن الاستغناء عنه في المواقع الإلكترونية الخاصة بالتغذية، إلا أن استخداماته العملية محدودة جداً.

في عام 1997، اخترع العلماء في هارفارد مفهوم الحمل الجلايسيمي وذلك بهدف حل قصور المؤشر الجلايسيمي. الحمل الجلايسيمي هو حاصل ضرب محتوى الطعام من الكربوهيدرات في وجبة ما في المؤشر الجلايسيمي مقسوماً على 100. مع ظهور مفهوم الحمل الجلايسيمي، أصبحنا أقرب إلى الحقيقة. ولكن الفكرة بأكملها عفا عليها الزمن؛ ذلك لأنها لا تأخذ بعين الاعتبار المواد الغذائية غير الكربوهيدرات، والتي من الممكن أن يكون لها دور كبير في تحديد سرعة امتصاص الكربوهيدرات.

لأن الإنسولين هو القوة المحركة خلف السمنة، سيكون من الأفضل عملياً قياس مستوى الإنسولين في الدم مباشرة، بدلاً من قياس مستوى الجلوكوز. يُحسب مؤشر الإنسولين للطعام باستخدام المعادلة التالية: مدى استجابة الإنسولين لطعام معين مقسوماً على مدى استجابة الإنسولين لطعام مرجعي (السكر أو الخبز الأبيض) مضروباً في 100. عند حساب مؤشر الإنسولين، تستخدم عينات طعام تحتوي 1000 كيلوجول (240 سعرة حرارية). مع اختراع مؤشر الإنسولين، تمكن العلماء من التغلب على قصور المؤشر الجلايسيمي. بما أن مفهوم مؤشر الإنسولين أمر حديث بعض الشيء، فإنه يستخدم أقل بكثير من استخدام المؤشر الجلايسيمي. يظهر الجدول رقم 22.1 في الصفحة التالية مؤشر الإنسولين لبعض الأطعمة. العمود رقم 2 هو مؤشر الإنسولين للأطعمة، والعمود رقم 3 يظهر وزن كل طعام بما يكافئ 1000 كيلوجول (240 سعرة حرارية). كلما كان الرقم في العمود الثالث أكبر، كلما كان الطعام أكثر كثافة بالطاقة. يكشف الجدول بعض الحقائق المهمة: الحبوب الكاملة دائماً يكون المؤشر الجلايسيمي لها أقل بكثير من نظيراتها المحسّنة (المكرّرة) (خبز الحبوب الكاملة مقابل الخبز الأبيض، الأرز البني مقابل الأرز الأبيض). يرفع الحليب خالي الدسم مستويات الإنسولين مرتين ونصف أكثر من الحليب كامل الدسم. بعض الحلويات ترفع من مستوى الإنسولين أكثر من السكر نفسه: بمؤشر إنسولين قيمته 117، حبات الهلام هي أعجوبة صناعة الطعام غير الصحي في أيامنا هذه.

إذا أردت قياس تأثير الأطعمة المختلفة في التسبب في السمنة، مؤشر الإنسولين هو أفضل الوسائل الموجودة والتي ناقشناها سابقاً. في حالة الأطعمة التي لا يوجد لها مؤشر إنسولين متاح، الخيار الأفضل هو المؤشر الجلايسيمي المحسّن. المؤشر الجلايسيمي المحسّن شبيه للمؤشر الجلايسيمي، إلا أن كمية الطعام المرجعي المستخدمة ليست 50 جراماً من الكربوهيدرات بل هي 1000 كيلوجول من الطاقة. يمكن حساب المؤشر الجلايسيمي المحسّن من المؤشر الجلايسيمي، أو محتوى الطعام من الكربوهيدرات أو الطاقة.

معرفة مستوى الجلوكوز في الدم بعد تناول طعام معين، وقدرة الطعام على رفع مستويات الإنسولين هما أمران لا يمكن الاستغناء عنهما. بجانب ذلك، هناك بعض الأمور التي يجب أن ننظر إليها. عند قراءة جداول المؤشر الجلايسيمي/ مؤشر الإنسولين، علينا أن نأخذ بعين الاعتبار إذا كانت البيانات خاصة بالطعام النيء أو الطعام المطهو. يزيد الطهو من سهولة هضم الطعام. لدى الأطعمة النيئة وغير المطهوة بشكل كامل قدرة ضئيلة على رفع مستويات الجلوكوز والإنسولين بالمقارنة مع الأطعمة المطهوة بشكل كامل. يؤثر نضج الفواكه على سرعة هضمها. خلال عملية نضج الفواكه، تتحول النشويات تدريجياً إلى سكريات، الأمر الي يؤدي إلى ارتفاع المؤشر الجلايسيمي بشكل كبير. عملية معالجة المواد الغذائية في الطعام لها تأثير كبير أيضاً على قابليتها للهضم. الجزيئات الصغيرة الحجم تزيد من مساحة السطح وتسرع من الهضم. على سبيل المثال، الدقيق الناعم يمكنه أن يرفع مستويات الإنسولين أكثر بكثير من الدقيق الخشن.

نوع الطعام	مؤشر الإنسولين	ما يكافئ **240** سعرة، بالجرام
الخبز الأبيض	73	97
خبز الحبوب الكاملة	50	95
الأر الأبيض المطبوخ	55	159
الأرز البني المطبوخ	29	149
التفاح	43	435
الموز	59	279
الأفوكادو	4	112
البرتقال	44	625
العنب	60	395
الكرنب	20	252
الجزر	44	775
الفول السوداني	15	38
البيض	23	160
التونة المعلبة في الماء	26	239
السمك ذو اللحم الأبيض	43	333
الدجاج المقلي	19	94
الحليب كامل الدسم	24	368
الحليب منزوع الدسم	60	690
جبن شيدر	33	59
الزبدة	2	33
زيت الزيتون	3	27
قطعة شوكولاتة من نوع مارس	89	54
حبوب الهلام	117	88

الجدول 22.1. مؤشر الإنسولين، وما يكافئ 240 سعرة حرارية من كل طعام، بالجرام

يمكننا أن نستنتج أن تأثير الأطعمة المختلفة في التسبب في السمنة مرتبط ارتباطاً وثيقاً بمحتواها من الكربوهيدرات المحسنة، وبالدرجة التي تعرضت لها للمعالجة. الأطعمة التي تتعرض لدرجة كبير من المعالجة والمليئة بالكربوهيدرات المحسّنة (المكررة) هي أكثر الأطعمة المسببة للسمنة.

23

كيف تقرأ البطاقة الغذائية

حقل البقرة والثواني المريخية

هل تعلم ما هو المشترك بين حقل البقرة والثواني المريخية والبطاقات الغذائية في الولايات المتحدة؟ دعني أشرحها لكم، حقل البقرة هي وحدة قياس بريطانية، تساوي مساحة أرض كافية لإنتاج عشب كافٍ لإطعام بقرة. الثانية المريخية هي الثانية على كوكب المريخ. تخيل كم سيكون الأمر مربكاً لو كانت مواعيد القطار بالساعات والدقائق المريخية، أو لو كانت المباني تباع بعدد الأبقار التي يمكنها حملها؟ البطاقات الغذائية في الولايات المتحدة ليست أقل إرباكاً من حقل البقرة أو الثانية المريخية. خذ نظرة على الرسم التوضيحي 23.1 والذي يظهر عينة من بطاقة غذائية في الولايات المتحدة. ما هو كامل محتوى طعام معين من الكربوهيدرات برأيك؟ في البداية قد تعتقد أن نسبة الكربوهيدرات في الطعام المشار إليه هي 13% لأن ذلك هو ما يمكنك قراءته على البطاقة. **ما كُتب كذبة كبيرة للغاية!** الحقيقة هي أن محتوى المادة الفعلي من الكربوهيدرات هو 100% x 37\55 = 67. تم تصميم البطاقات الغذائية بهذه الطريقة عمداً. لا يريد صانعو الطعام أن يعرف المستهلك العادي ماذا يأكل بالضبط. لسوء الحظ، هذه الطريقة المضللة والمتعمدة مشروعة تماماً في الولايات المتحدة وكندا. ها هو التفسير: النسب المكتوبة في البطاقات الغذائية ليست القيم الحقيقية لمحتوى الطعام من المواد الغذائية؛ هذه النسب مبنية على "القيم اليومية" بدلاً من ذلك. الشيء الوحيد الذي تظهره هذه البطاقات هو نسبة محتوى حصة الطعام من المواد الغذائية مقارنة بالكمية الموصى بتناولها يومياً. يما أن أحجام حصص الطعام عشوائية، يمكن بسهولة التلاعب بالأرقام. للذين يريدون معرفة المحتوى الحقيقي للطعام من المواد الغذائية، عليهم استخدام المعادلة التالية:

100 X وزن المادة الغذائية (كربوهيدرات، بروتين، دهون، إلخ) بالجرام / وزن حصة الطعام بالجرام

كمثال على ذلك:

محتوى الألياف الحقيقي في عينة بطاقة المادة الغذائية في الأسفل هو 7% (100 x 4\55).

هناك برنامج مجاني لحساب محتوى الطعام من المواد الغذائية متوفر على صفحة المؤلف. قم بمسح الرمز الموجود على اليسار باستخدام هاتفك.

المعلومات الغذائية

ثماني حصص لكل عبوة

حجم الحصة	**3/2 كوب (55 جرام)**
المحتويات لكل حصة	
السعرات الحرارية	**230**
	القيمة اليومية%
مجموع الدهون 8 جرام	%10
الدهون المشبعة 1 جرام	%5
الدهون التقابلية 0 جرام	
الكوليسترول 0 مليجرام	
الصوديوم 160 مليجرام	%7
مجموع الكربوهيدرات 37 جرام	%13
الألياف 4 جرام	%14
مجموع السكريات 12 جرام	
تتضمن 10 جرام سكر مضاف	%20
البروتين 3 جرام	
فيتامين (د) 2 ميكروجرام	%10
الكالسيوم 260 مليجرام	%20
الحديد 8 مليجرام	%45
البوتاسيوم 235 مليجرام	%6

* تشير القيمة اليومية% (DV) إلى كم تتشكل المواد الغذائية في حصة الطعام من السعرات الحرارية في النظام الغذائي اليومي. النظام الغذائي اليومي المشار إليه يتكون من 2,000 سعرة حرارية وهو المستخدم في النصائح التغذوية العامة.

الرسم التوضيحي 23.1. بطاقة الحقائق الغذائية في الولايات المتحدة كما في عام 2016

Nutrition Facts

8 servings per container

Serving size	**2/3 cup (55g)**
Amount per serving	
Calories	**230**
	% Daily Value*
Total Fat 8g	**10%**
Saturated Fat 1g	**5%**
Trans Fat 0g	
Cholesterol 0mg	**0%**
Sodium 160mg	**7%**
Total Carbohydrate 37g	**13%**
Dietary Fiber 4g	**14%**
Total Sugars 12g	
Includes 10g Added Sugars	**20%**
Protein 3g	
Vitamin D2mcg	10%
Calcium 260mg	20%
Iron 8 mg	45%
Potassium 235mg	6%

* The % Daily Value (DV) tells you how much a nutrient in a serving of food contributes to a daily diet. 2,000 calories a day is used for general nutrition advice.

Figure 23.1. Nutrition Facts label from the United States, as of 2016

في مثالنا، محتوى الكربوهيدرات الحقيقي هو أعلى بخمس مرات، ومحتوى الألياف هو نصف ما كتب على البطاقة. ألا يبدو الأمر وكأن صانعي الطعام ببساطة يغشون في بطاقات أطعمتهم؟

في الدول التي يكون لقوى ضغط شركات الطعام فيها تأثير أقل، مثل الاتحاد الأوروبي، هذا النوع من التضليل المتعمد أمر ممنوع. في الاتحاد الأوروبي، يجب أن تشتمل كل بطاقة على محتوى الطعام الحقيقي من المواد الغذائية في صورة نسب مئوية. بفعل ذلك، يمكن

مقارنة محتويات الأطعمة المختلقة بسهولة، يمكن لغير المتخصصين القيام بذلك. لا تحتاج شركات الطعام غير الصحي إلى أن يكون المستهلك ذا دراية. تذكر مقولة روكفلر: "أنا لا أريد دولة من المفكرين".

أكاذيب صغيرة

تحتوي البطاقات الغذائية على الكثير من المعلومات الخاطئة. أحدها هو مصطلح "خالي من السكر". إذا كان طعام معين يباع على أنه خالٍ من السكر، هذا لا يعني بالضرورة أن محتوى السكر فيه هو صفر كما نعتقد. بحسب دليل إدارة الغذاء والدواء الأمريكية (FDA) لبطاقات المواد الغذائية، من الممكن أن تحتوي الأغذية الخالية من السكر على 0.5 جرام من السكر لكل حصة.

تُصنع الدهون التقابلية من الأحماض الدهنية غير المشبعة عن طريق معالجة كيميائية. وبما أنها لا تنشأ بشكل طبيعي، يجب علينا تجنب تناولها. من وجهة نظر صانعي الطعام، إن تصنيف طعام ما على أنه "خالٍ من الدهون التقابلية" هي ميزة بيع جيدة. هل هذه الأطعمة خالياً من الدهون التقابلية بالفعل؟ ليس بالضرورة. تسمح توصيات إدارة الغذاء والدواء الأمريكية أن يصنف الطعام على أنه "خالي تماماً من الدهون التقابلية" إذا لم يحتوي على أكثر من 0.5 جرام منها لكل حصة.

تمر علينا كثيراً كلمة "طبيعي" عند قراءة بطاقات المواد الغذائية. هل تعني أن الطعام لا يحتوي أي مكونات صناعية؟ أبداً. لا توجد أي تعليمات من إدارة الغذاء والدواء حول مصطلح "طبيعي". ما يسمى أطعمة "طبيعية" يمكن أن تحتوي على شراب الذرة عالي-الفركتوز (الذرة مكون طبيعي في النهاية) أو منتجات معدلة جينياً. في الولايات المتحدة، هناك العديد من الحالات التي قام فيها الأشخاص برفع دعاوى قضائية ضد الشركات التي تدّعي أن لها الحق في تصنيف منتجاتها على أنها "طبيعية". يستخدم صانعو الأطعمة أيضاً مصطلح "نكهات طبيعية". بالرغم من أن المادة الخام التي صُنعت منها هذه الأطعمة طبيعية، لا تزال هناك الكثير من المذيبات، المواد الحافظة، والمواد الكيميائية الأخرى.

صانعو الأطعمة غير الصحية يدّعون أن منتجاتهم المليئة بشراب الذرة عالي-الفركتوز، المواد الحافظة، النكهات الصناعية، الملونات والمواد الكيميائية قد صُنعت من "فواكه حقيقية". مثل هذه الأطعمة لا يحتوي على الكثير من الفاكهة، هذا إن احتوت فاكهة في المقام الأول. ليس على الشركات قانونياً الإفصاح عن محتوى الفاكهة في منتجاتهم. في المحكمة الفيدرالية في كاليفورنيا، قُدمت دعوى قضائية ضد شركة كلوق (شركة طعام أمريكية متعددة الجنسيات) بسبب الإعلان الكاذب أن وجبة فاكهة سوبر ماريو الخفيفة "صنعت من فاكهة حقيقية". بدلاً من الفاكهة الحقيقية، كان المنتج مصنوعاً من السكر، شراب الذرة، مستخلص التفاح المركز، النكهات الصناعية، الملونات، والإضافات الأخرى.

تأثير السكريات في التسبب في السمنة هو حقيقة معروفة. بما أن السكر ليس ميزة بيع جيدة على البطاقات الغذائية، يقوم المصنعون بإخفائه تحت أسماء مختلفة. هم مبدعون جداً. حتى إذا لم تحتوي البطاقة الغذائية على كلمة "سكر"، يمكن استخدام الاسم الكيميائي للسكر، مثل الجلوكوز، الدكستروز، الفركتوز، اللاكتوز، المالتوز، السكروز، ثنائي السكر، أو أحادي السكر. في العادة، المواد الغذائية التي تحتوي كثيراً من السكر يتم إدراجها إلى لائحة البطاقة الغذائية دون استخدام كلمة سكر، تستخدم كلمات مثل: شراب، نكتار، العسل، الكراميل، الدبس. يمكن لشركات تصنيع الطعام شراء شهادة تصدّق على أن الطعام صحي للقلب من جمعية القلب الأمريكية. مقابل رسوم سنوية من 3,000$ وحتى 6,000$ سنوياً لكل منتج، يصبح على المنتج رمز فحص القلب الذي يمكنك أن تراه هنا على اليمين. أنا أتمنى أنك لا تعتقد أنك ستعيش مئة عام وأنك لن تصاب بنوبة قلبية، وأنك ستظل بصحة كاملة للأبد فقط من خلال تناول الأطعمة التي توصي بها جمعية القلب الأمريكية. من أجل الموافقة على منتج ما، على الشركة المصنّعة أن تطابق الحد الأدنى فقط. يجب أن يكون محتوى الطعام من الدهون، الملح، الكوليسترول قليلاً (الأطعمة النباتية لا تحتوي على الكوليسترول أصلاً). هذه القاعدة ضبابية للغاية. بالرغم من أن السكر المضاف تم تحديده لخمسة جرامات للحصة الواحدة في الوجبات الخفيفة، أحجام الحصص غير محددة. السكريات الطبيعية لا تدخل تحت هذه القاعدة. بكلمات أخرى، لا تحديد على محتوى منتج ما من السكر.

24

كن حذراً من السكر

مخاطر تناول السكر

تأثير الكربوهيدرات المحسّنة (المكرّرة) في التسبب في السمنة هو حقيقة علمية مثبتة منذ أكثر من 200 عام. قديماً، كانت النظرة للنسيج الدهني على أنه فقط وسط لتخزين السعرات الحرارية على المدى الطويل. لكن نتائج الأبحاث الأخيرة أظهرت أنه بجانب وظيفة النسيج الدهني في تخزين الطاقة، هو نشيط جداً من الناحية الأيضية، كما ويعتبر غدة صماء أيضاً. في فصل *القاتل الأبيض الفتّاك* رأينا كيف أن الخلايا الدهنية تنتج هرمونات وسيتوكينات تعمل كإشارات بين الخلايا. لدى بعض هذه السيتوكينات آثار ضارة بالصحة. هي تبقي الجسم في حالة مستمرة من الالتهاب منخفض الشدة. معظم أمراض عصرنا الحديث المتعلقة بنمط الحياة مثل السمنة، السكري من النوع الثاني، أمراض القلب والأوعية الدموية، الجلطة الدماغية، التهاب المفاصل، والسرطان مرتبطة بحالة مستمرة من الالتهاب منخفض الشدة. إن تعرض أجسامنا لحالة مستمرة من الالتهاب منخفض الشدة لسنوات أو عقود يزيد من خطر إصابتنا بتلك الأمراض.

حتى الستينيات، كان هناك إجماع بين كبار العلماء حول تأثير الكربوهيدرات في التسبب في السمنة. في فصل *الكربوهيدرات التي تسبب السمنة*، ناقشنا أنه مع بداية وباء مرض القلب التاجي الكبير، غيّر كل من الأطباء والاتجاه السائد للطب رأيهم وأصبحت الدهون في طعامنا فجأة هي أحد أهم عوامل خطر الإصابة بمرض القلب التاجي والسمنة. بالرغم من أن مثل هذه الادعاءات لا يوجد دليل علمي قوي لدعم صحتها، أصبحت فرضية الدهون وأمراض القلب أكثر وجهات النظر قبولاً بين جمهور العلماء. في منشور عام 1977 سيء السمعة والذي كان بعنوان أهداف غذائية للولايات المتحدة، أخبرت السلطات الصحية الأمريكية المواطنين أنهم يمكنهم أن يصبحوا أكثر صحة إذا تناولوا كمية أقل من الدهون وأكثروا من تناول الكربوهيدرات. لسوء الحظ، أخذ الناس النصيحة السيئة وفعلوا ما طلب منهم بالضبط: قللوا من تناول الدهون وأكثروا من تناول الكربوهيدرات. ليس من العجيب أن الدليل الغذائي الجديد تزامن مع بداية أكبر وباء سمنة في التاريخ البشري.

إذا عدنا في التاريخ إلى الوراء قليلاً، سنرى أنه قبل عدة عقود، وقبل إنتاج السكر بكميات ضخمة، كان متاحاً فقط لطبقة النبلاء الذين استطاعوا شراءه. مع ازدياد الإنتاج وانخفاض السعر، أصبحت السلعة الغالية الثمن متاحة للجميع. خلال المائتي عام الأخيرة،

ازداد استهلاك المواطن الأمريكي العادي للسكر تسعة أضعاف. مع زيادة إنتاج السكر تدريجياً خلال القرنين الأخيرين، ازداد معدل انتشار أمراض مثل السرطان، مرض القلب، السكتة الدماغية، السكري من النوع الثاني بشكل متوازٍ مع ازدياد استهلاك السكر.

يتفق الكثير من العلماء على أن السكريات المحسّنة (المكرّرة) تسبب الإدمان. بكلمات أخرى، معظمنا مدمنو سكر. يبدأ إدماننا منذ طفولتنا. حليب الأطفال وأطعمة الأطفال المعلبة تحتوي كميات سكر أكثر بكثير من الكمية المطلوبة. يزيد صانعو الطعام من السكر في حليب الأطفال عمداً. منذ سن مبكر جداً، يتعلم الأطفال حب النكهات الحلوة جداً. تقوم شركات الطعام بذلك عمداً: هم يقومون بتنشئة جيل من مدمني السكر.

ما هو الحل المثالي لمشكلة إدمان السكر؟ بمعرفة طبيعة السكريات المحسّنة (المكرّرة) في التسبب في السمنة، هناك حل واحد ينجح على المدى الطويل: إزالة السكريات المحسنة من طعامنا؛ يجب أن يكون هذا أحد أهم أولوياتنا. الأطعمة التي تحتوي كربوهيدرات غير محسّنة (مكرّرة) بشكل طبيعي مثل الحبوب والفواكه والخضراوات كانت ومازالت جزءاً من طعامنا منذ الأزل. لكن الكميات المركزة من الكربوهيدرات المحسّنة (المكرّرة) الموجودة في الأطعمة المصنعة ستجعلنا بكل تأكيد نصاب بالسمنة والأمراض على المدى البعيد. يجب علينا تجنب كل أنواع الطعام المصنع والمحسّن (المكرّر). في اللحظة التي نتخلص فيها من الكربوهيدرات سريعة الهضم، سيمنع ذلك ارتفاع الإنسولين بشكل حاد والذي يتبع تناول الكربوهيدرات. من خلال خفض مستويات الإنسولين، سيتم حرق السعرات الحرارية في أنسجة الجسم غير الدهنية بدلاً من تخزينها في الخلايا الدهنية. بتقليل نشاط الخلايا الدهنية، سيقل إنتاج السيتوكينات التي تسبب الالتهاب بشكل كبير. كما رأينا سابقاً، معظم أمراضنا كشعوب متحضرة في هذه الأيام مرتبطة بحالة مستمرة من الالتهاب منخفض الحدة. إذا منعنا الالتهاب، سنقلل جداً من خطر إصابتنا بأمراض العصر الحديث مثل مرض القلب، السكتة الدماغية، السكري من النوع الثاني، السرطان وغيرها والتي لم تكن موجودة في المجتمعات البدائية.

هناك أمران أود التأكيد عليهما، الأول، ليس عليك التخلي عن تناول السكر بشكل مطلق. عندما تصل إلى الوزن المطلوب، يمكنك أن تتناول بعض الحلويات في المناسبات الخاصة، بين الفينة والأخرى، لنقل مرة واحدة في الأسبوع. الأمر الثاني هو أن أشكال السكر الأخرى مثل السكر الطبيعي الموجود في الفواكه يمكن تناولها أحياناً أكثر.

هل أنت مدمن سكر؟

هناك احتمال جيد أن تكون كذلك. خذ وقتك واحسب كمية السكر التي تتناولها مضافة إلى طعامك وشرابك خلال يوم عادي. اقرأ البطاقات الغذائية بتمعن. كن حذراً، فشركات الطعام تغش في بطاقاتها الغذائية. في الفصل السابق كيف *تقرأ البطاقة الغذائية*، أعطيتك دليلاً عملياً

حول كيفية قراءة البطاقات الغذائية. ستصدمك كمية السكر الغير ضرورية التي تتناولها كل يوم. المواطن الأمريكي العادي يتناول 34 كيلوجرام من السكر كل عام. تخيل أنك تقوم بتكديس 17 كيس سكر بوزن 2 كيلوجرام على رفوف حجرة المؤن. يضاف السكر إلى كل طعام من أطعمتنا. بجانب الأطعمة التي يكون فيها السكر موجوداً بوضوح مثل المشروبات الغازية، البوظة، الوجبات الخفيفة، البسكويت، الحلويات، الشوكولاتة، والحلوى، يضاف السكر بكميات ضئيلة إلى أطعمة أخرى بشكل لا يمكنك توقعه. على سبيل المثال، الكثير من منتجات اللحوم تحتوي على سكر مضاف. بما أن الأطعمة "الصحية" تحتوي القليل من الدهون، فمن أجل جعل طعم اللحوم أفضل من نشارة الخشب، يتم استبدال الدهون بالسكر، الملح، والأطعمة الصناعية. يضاف السكر أيضاً إلى المخبوزات، حبوب الفطور، الحليب ومشتقاته، السلطات والصلصة. تحتوي معظم الأطعمة المعلبة تحتوي كميات كبيرة من الكربوهيدرات المحسنة.

أثبت العلماء في جامعة برنستون أن السكر، تماماً مثل المخدرات، يسبب الإدمان.[82] إدمان السكر مرتبط بنفس الشبكات العصبية الدماغية التي يتم تفعيلها عند تعاطي الأدوية المخدرة المسببة للإدمان. هناك أربع عناصر لإدمان المخدرات موجودة أيضاً في حالة إدمان السكر. العنصر الأول هو الشراهة، والذي يعني تناول كميات كبيرة من العقار المخدر. الثاني هو أعراض الانقطاع. بشكل مشابه للأدوية المخدرة، عندما يصبح الدواء غير متاح، تظهر أعراض الانقطاع مثل الاضطراب النفسي والجسدي والاكتئاب. العنصر الثالث هو الرغبة الشديدة، والتي تعرف على أنها زيادة الجهد المبذول من أجل الحصول المادة المخدرة. وجد الباحثون العنصر الرابع من عناصر الإدمان أيضاً: التحسيس المتصالب، الأثر الناتج من دواء معين قد يسبب زيادة تناول دواء آخر. (التحسيس المتصالب هي ظاهرة ينتج فيها مؤثر ما تحفيزاً معيناً، كذلك فإن مؤثراً آخر متعلق بالمؤثر الأول ينتج أيضاً نفس التحفيز، ما يؤدي لمضاعفة التحفيز الذي يسببه المؤثر الأول أو المؤثر المتعلق به)

جريمة شراب الذرة عالي الفركتوز

الجلوكوز والفركتوز هما أكثر السكريات شهرة في طعامنا. يتم نقل الجلوكوز الموجود في الطعام المهضوم إلى مجرى الدم والذي بدوره ينقله إلى الخلايا. يتم تكسير النشا إلى وحدات جلوكوز صغيرة تحمل بعد ذلك إلى مجرى الدم. تناول الجلوكوز أو النشا يسبب زيادة حادة في مستوى السكر في الدم. لكن الفركتوز مختلف، فهو لا يتبع نفس المسار الأيضي. للفركتوز أثر طفيف على مستوى السكر في الدم. هذا سبب استخدام الفركتوز في طعام الأشخاص المصابين بالسكري قديماً.

أظهرت البحوث الأخيرة أن الفركتوز ليس غير مضر كما يبدو. يؤدي تناول الفركتوز بكميات كبيرة إلى مشاكل صحية وخيمة. معظم خلايا جسمنا لديها عدد محدود من مستقبلات

الفركتوز (GLUT-5). بما أن معظم الخلايا لا تستطيع إدخال الفركتوز إلى داخلها، سينتهي به المطاف في الكبد. يحفز الفركتوز تراكم الدهون في الكبد، الأمر الذي يسبب في النهاية أحد أكثر المشاكل الصحية خطورة وهو مرض الكبد الدهني غير الكحولي. بالإضافة لهذه الأضرار الصحية، للفركتوز دور في التسبب في عسر شحميات الدم، ومقاومة الإنسولين.

هناك مشكلة أخرى، بما أن الفركتوز لا يرفع من مستويات السكر في الدم، فإنه لا يعطي إشارة للدماغ أن "هذا كافي". تذكر عندما كنت طفلاً كيف أن تناول السكريات قبل وجبة العشاء يمكنه أن يفسد عشاءك ذلك لأنه يثبط من شهيتك. يعمل الفركتوز بشكل مختلف عن الجلوكوز، لأنه لا يؤثر على هرمون الجريلين، وهو الهرمون المسؤول عن تحفيز الشهية. إذا شربت زجاجة كولا كبيرة بجانب وجبتك الأساسية في مطعم ماكدونالدز، هل ستشعرك الكولا ذات 320 سعرة حرارية والمليئة بالفركتوز بالشبع؟ أبداً. ستشعرك بالجوع أكثر.

بين عام 1970 وعام 2000، ارتفع معدل تناول شراب الذرة عالي الفركتوز لكل فرد في الولايات المتحدة من 0.4 جرام إلى 45.6 جرام يومياً. هذه الزيادة هي 114 ضعف. لماذا أصبح الفركتوز مشهوراً للغاية؟ هناك سببان لذلك. الأول هو أنه أكثر السكريات حلاوة. منذ الطفولة ونحن مبرمجون على حب النكهات الحلوة جداً. السبب الثاني هو أن زراعة الذرة المعدلة جينياً هي أرخص طريقة لإنتاج السكر بكميات ضخمة.

المحليات الصناعية

الدليل الذي يثبت الآثار الضارة للسكريات المحسّنة (المكرّرة) هو دليل دامغ جداً. يستخدم متبعو الحميات الغذائية أحياناً بديلاً "صحياً" عن السكر المسبب للسمنة. ففي النهاية، لا تحتوي هذه المحليات على أي سعرات حرارية. يمكننا أن نسأل سؤالاً: هل استبدال السكر بمحليات صناعية فكرة جيدة؟ الجواب بكل تأكيد هو لا. يمكن للمحليات الصناعية أن تسبب مشاكل أكثر من السكر.

من وقت لآخر، مرت علينا بعض الأخبار أن استبدال المشروبات المحلّاة بالصودا الخالية من السكر هو أمر صحي وفعال في محاربة السمنة. تتم الإشارة إلى التجارب السريرية التي تقدم "دليلاً علمياً" على صحة التأثيرات التي تسببها المحليات الصناعية. هذه الدراسات لا تستحق الأوراق التي طبعت عليها. كما يمكنك أن تتوقع، هذه الدراسات ممولة من شركات الطعام الكبرى. قامت المجلة البريطانية ذا اندبندنت بذكر دراسة تدّعي أن المشروبات الخالية من السكر أفضل من الماء في مساعدة الناس في خسارة الوزن.[83] كانت الدراسة ممولة من مؤسسة أبحاث تسمى "ILSI Europe" والتي تمولها شركتا كوكا كولا، وبيبسي. في هذه الحالة من الدراسات التي تمولها الشركات، نتيجة البحث معروفة قبل بدء الدراسة حتى.

هناك العديد من الأضرار الصحية المرتبطة بالمحليات الصناعية. رغم أن لا تأثير لها على مستويات السكر في الدم، إلا أن المحليات الصناعية تقلل من حساسية الجسم للإنسولين. وكنتيجة لانعدام حساسية الإنسولين، على البنكرياس أن ينتج كميات أكبر منه؛ علماً بأن الإنسولين هو المنظم الأساسي للوزن في الجسم. خلال عملية تحويل السعرات الحرارية نحو تخزينها على شكل تراكمات دهون، مستويات الإنسولين في الدم أكثر أهمية من مستويات السكر فيه.

تمت تجربة مدتها 24 أسبوعاً بمشاركة 89 امرأةً مصابةً بزيادة الوزن أو بالسمنة.[84] إحدى المجموعات كانت تتناول خمسة مشروبات من مشروبات مرضى السكري كل أسبوع بعد الغداء، المجموعة الأخرى شربت الماء. كلا المجموعتين كانتا تتبعان حمية محدّدة السعرات الحرارية. بعد 24 أسبوعاً، خسرت النساء في المجموعة التي شربت الماء في المتوسط 1.2 كيلوجرام أكثر من النساء في المجموعة الأخرى. وُجد أن الانخفاض في مستويات الإنسولين كان أكبر بمتوسط 1.1 مل وحدة/لتر في المجموعة التي شربت الماء منه في المجموعة التي شربت مشروبات مرضى السكري. أثبتت هذه الأرقام أن المحليات الصناعية تسبب مقاومة الإنسولين وتزيد خطر الإصابة بالسمنة بشكل كبير.

هناك دراسة أخرى وجدت أن تناول الأشخاص المصابين بالسمنة للمحليات الصناعية (سكرالوز)، مقارنة بالماء[85] يؤدي إلى إفراز كمية أكبر من الإنسولين بنسبة 8%.

بجانب الأضرار الصحية التي تسببها، يمكن للمحليات الصناعية أن تسبب مشكلة أكبر: تُبقي المحليات الصناعية على شراهتنا ورغبتنا في النكهات الحلوة جداً. بما أننا مدمنون على الطعم الحلو، فإن المحليات الصناعية تزيد مما نتناوله من طعام عندما نضيفها لوجباتنا. وبذلك تكون النتيجة العامة اكتساب الوزن بدلاً من خسارته.

بالرغم من أن السلطات الصحية تسمح بالمحليات الصناعية المتاحة تجارياً، إلا أن آثارها على المدى الطويل غير معروف. حسب جمعية السرطان القومية، سببت المحليات الصناعية السرطان في حيوانات المختبر. من أجل معرفة آثارها طويلة المدى على الإنسان، نحتاج إلى دراسات مستقلة خالية من أي انحياز.

نصيحة عملية

من خلال استغلال قدرة السكر على إحداث الإدمان في زيادة المبيعات، يقوم صانعو الأطعمة بإضافة السكر إلى كل طعام من الأطعمة التي ينتجونها. يمكن أن تجد السكر في أطعمة لن تتوقعها أبداً، مثل اللحوم، الخبز، وحتى الخل يمكنه أن يحتوي على كمية كبيرة من السكر. كقاعدة عامة، تجنب كل الأطعمة التي تحتوي سكراً مضافاً. يجب دراسة البطاقات الغذائية بتمعن أيضاً.

حذرنا الفرنسي متعدد المعارف بريل-سافارين من الكربوهيدرات في المشروبات على أنها تسبب السمنة مثلها مثل الكربوهيدرات في الطعام، وذلك قبل 200 عام. منذ ذلك الوقت، كان تأثير الكربوهيدرات الموجودة في السوائل معروفاً جيداً، ولكننا لا نعطي اهتماماً كبيراً لهذه الحقيقة. من أجل تحقيق خسارة كبيرة في الوزن، يجب أن نتجنب جميع أنواع المشروبات الغازية، عصائر الفاكهة، شراب البنش، الجعة، المشروبات الباردة (السموذي)، الحليب واللبن المحلى.

ذكرنا سابقاً أنه يجب أن نتجنب جميع الأطعمة التي تحتوي سكراً مضافاً. ولكن ماذا عن تلك الأطعمة التي لها طعم حلو جداً ولكنها لا تحتوي أي سكر مضاف؟ سؤال جيد جداً. تذكر، نحن جميعاً مدمنو سكر، كون الطعام حلواً هو أهم ما يزيد من مبيعاته. صانعو الطعام لا ينقصهم الإبداع. من أجل إنتاج طعام "لا يحتوي أي سكر مضاف" هم يستخدمون أحياناً مواد غذائية طبيعية تحتوي الكثير من السكر مثل العسل، عصير الفاكهة المركّز، أو الشراب. بغض النظر عن مصدر السكر، كل هذه الأطعمة سيء بالقدر نفسه.

يُنظر إلى السكر البني على أنه بديل صحي عن السكر الأبيض. ولكن الحقيقة هي أن الفرق ببين السكر الأبيض والبني هي أن الأخير يحتوي بقايا عسل أسود من عملية التصنيع. في بعض الأحيان يضيف صانعو الطعام بعض الأشياء البنية للسكر الأبيض المحسّن (المكرّر). سأندم على قولها ولكن السكر البني سيء تماماً مثل السكر الأبيض.

العسل طبيعي للغاية. وهو أيضاً مليء بالمواد المغذية ومضادات الأكسدة. للعسل قدرة كبيرة على عكس الالتهاب، وهو يعمل أيضاً كمضاد حيوي. ولكن هناك أمر ما يفوق كل الفوائد الصحية هذه. يتكون العسل بنسبة 82% من السكر. بالرغم من المواد الغذائية الضرورية، للعسل تأثير كبير في التسبب في السمنة. ينطبق هذا على أنواع الشراب الطبيعي الأخرى مثل شراب القيقب الكندي الشهير. بسبب احتواءها على كميات كبيرة من السكر، يجب تجنب جميع أنواع الشراب هذه.

في الختام، أود أن أقول أنه إذا تمكنت من التغلب على إدمانك على السكر، فأنت ستكون بالفعل قد ربحت نصف المعركة ضد السمنة.

25

القمح، "القاتل المتسلسل"؟

هل القمح سيء حقاً؟

من وقت لآخر، تمر علينا مقالات تدّعي أن تناول القمح مضر بالصحة. يطلق بعض المؤلفين لقب "القاتل الصامت" على القمح، بينما يصفه آخرون "بالقاتل المتسلسل". تحتوي الأساطير على بعض من الحقيقة. في نظري، تستحق المخبوزات التي نجدها هذه الأيام على رفوف أسواقنا اسم "القاتل الصامت". في العادة، هذه المخبوزات مصنوعة من الكربوهيدرات المحسنة جداً؛ وهي سيئة بنفس سوء السكر العادي. ولكن ليس من العدل اتهام القمح بسبب سوء سمعة المخبوزات. منذ بداية الحضارة، كان القمح طعامنا الأساسي. علينا بكل تأكيد توضيح الفرق بين الخبز الحقيقي وذلك الخبز التجاري الذي يباع اليوم.

بالرغم من أن خبز اليوم يبدو شبيهاً لذلك الذي اعتاد أجدادنا على تناوله، إلا أنه مختلف جداً. قديماً، كان يعتبر الخبز الطعام الأساسي للبشر، كان يعتبر أيضاً رمزاً للحياة. أنا أندم على ما أقوله ولكن خبز اليوم ليس رمزاً للحياة، ولكنه منتج آخر قدمته لنا صناعة الطعام الغير صحي. دعنا نلقي نظرة على كيف يصبح خبزنا فاسداً وعلى الفروق الأساسية بين الخبز التقليدي ونظيره الخبز الحديث الزائف. في صناعة الخبز، من أول خطوة لآخر خطوة، كل شيء يتم على الطريقة الخاطئة، بما فيها:

- استخدام بدائل القمح الحديثة
- التعديل على الحبوب
- إزالة الألياف منها
- تبييض الدقيق
- استخدام الإضافات الضارة

كل خطوة من هذه الخطوات هو بمثابة إبادة جماعية. طعامنا المسمم هو السبب الأساسي لمعظم أمراضنا في العصر الحديث، بما فيها: أمراض القلب والأوعية الدموية، السكتة الدماغية، السكري، السرطان، والكثير من الأمراض الأخرى.

الثورة الخضراء

يشير مصطلح الثورة الخضراء إلى الثورة العالمية في مجال الزراعة والتي حدثت بين الخمسينيات والسبعينيات. نورمان بورلاوج والذي يسمى "أبو الثورة الخضراء" حصل على جائزة نوبل عام 1970. كان بورلاوج أحد أكبر علماء مؤسسة روكفلر. دعمت المؤسسة مادياً التطور في العديد من الدول النامية.

كعادة روكفلر، في كل مرة يزيدون من حجم أعمالهم، يأخذون حصة كبيرة من الاقتصاد، الأمر الذي كان يُنظر إليه في نفس الوقت على أنه نوع من الكرم والإنسانية. في بداية القرن العشرين، احتكرت مؤسسة روكفلر صناعة البترول واستولت على حصص تجارية في الصناعات الكيميائية أيضاً. كان هدف الثورة الخضراء الحقيقي هو استبدال النظام الزراعي المستدام في الدول المختلفة بنموذج جديد، يعتمد بشكل كبير على المواد الكيميائية، المبيدات الحشرية، السماد، والوقود الأحفوري وذلك لتحقيق أرباح بالبلايين لصالح إمبراطورية روكفلر. أحد نتائج الثورة الخضراء هي استبدال المحاصيل المتنوعة بالمحاصيل المعدلة جينياً والتي تتطلب كميات كبيرة من المبيدات الحشرية والسماد. هناك نوعان من القمح راحا كضحية للثورة الخضراء: القمح ثنائي الحبة (قمح إيمر) والقمح وحيد الحبة. كلا هذين النوعين قد كان يُزرع منذ قديم الزمان. بالمقارنة مع الأنواع الحديثة، هذان النوعان يحتوي كل منهما على كمية كبيرة من الألياف، البروتين، الفيتامينات، والمعادن. الأطعمة المعدّة من أنواع القمح القديمة هذه لها مؤشر جلايسيمي ومؤشر إنسولين أقل بكثير، وبالتالي فإن تناول نفس الكمية من السعرات الحرارية من هذه الأنواع له أثر أقل بكثير على الوزن مقارنة بالأنواع الحديثة.

اغتيال القمح

رأينا أن أنواع القمح القديمة لها قيمة غذائية أقل بكثير من أنواع القمح ثنائي الحبة ووحيد الحبة، والذي كان طعام البشر لآلاف السنين. الجزء الأسوأ لم يأت بعد. خلال عملية الطحن، تتم إزالة النواة والنخالة من الحبة. ما تبقى يتكون معظمه من النشا. الدقيق مجرّد من محتواه الطبيعي من الألياف، هناك أيضاً كمية كبيرة مفقودة من البروتين، الفيتامينات، والمعادن. من دون التأثير الوقائي للألياف، سيتم هضم النشا بشكل أسرع بكثير، ما ينتج عنه ارتفاع حاد في مستويات الجلوكوز في الدم، والذي يتبعه ارتفاع مستويات الإنسولين.

القصة المرعبة عن معالجة القمح لم تنته بعد. قديماً، كانت تستخدم الطواحين الحجرية لطحن القمح، منتجةً دقيقاً خشناً إلى حد ما. لكن هذه الأيام، وبمرور القمح في آلات الطحن الحديثة، يتم تحطيم النشا الموجود في القمح. طحن الحبوب إلى جزيئات صغيرة جداً كالغبار يزيد من مساحة السطح، وهذا بدوره يزيد من سرعة الهضم. طريقة الطحن هذه لها أثر كبير على المؤشر الجلايسيمي ومؤشر الإنسولين للطعام.

لم ينتهِ الغش في صناعة الدقيق بعد. يأتي الآن دور الكيميائيين. يأخذ نضج الدقيق بشكل طبيعي أشهراً. هذا من النادر حدوثه هذه الأيام. بحسب جمعية الطحن الأمريكية الشمالية، خلال عملية التبييض، يتم تعريض الدقيق إلى غاز الكلور أو بيروكسايد البنزويل بهدف تسريع عملية النضج. بالمناسبة، كان غاز الكلور يستخدم في الحرب العالمية الأولى. أما بالنسبة لبيروكسايد البنزويل، فقد قام الاتحاد الأوروبي بحظر استخدام هذه المادة الكيميائية في عملية تصنيع الطعام.

بما أن عمليات الطحن الحديثة تجرد الدقيق من عناصره الغذائية المفيدة، فقد حان الوقت لإضافة شيء ما لرفع قيمته الغذائية. خلال عملية التخصيب، يتم استبدال جزء من المعادن والفيتامينات المفقودة بأخرى صناعية. هنا تنتهي قصة الطحين. بعد ذلك يتم تعبئة الدقيق وشحنه.

في المخابز، يتم إضافة العديد من النكهات، الإضافات، والملونات بهدف جعل المنتج أكثر جاذبية للزبائن وتحسين انتفاخ العجين. بالإضافة لهذه المواد الكيميائية، هناك مكون غذائية طبيعية مئة بالمئة تجدر الإشارة إليه. إنه السكر، من الممكن أنك متفاجئ بعض الشيء، ولكن السكر لا يستخدم فقط في الفطائر الحلوة بل في الخبز العادي أيضاً. لماذا؟ لأنه يجعل الخبز ألذ للكثيرين منا. تذكر، نحن جميعاً مدمنو سكر.

خلاصة

يمكننا أن نستنتج أن الخبز التقليدي المصنوع من المكونات الصحيحة يجب أن يكون جزءاً من نظامنا الغذائي اليومي. للأسف، لا تتحقق هذه الشروط في الخبز التجاري. من أجل صناعة خبز صحي ومفيد مليئ بالعناصر الغذائية، يجب علينا اتباع طريقة أجدادنا التقليدية. الخطوة الأولى هي اختيار الحبة الصحيحة. كل حبوب القمح الحديثة يصنع منها خبز ذو جودة منخفضة. أفضل أنواع الحبوب هي القديمة منها مثل: القمح ثنائي الحبة (قمح إيمر) والقمح وحيد الحبة. إذا لم يكن هذان النوعان متوفرين، يمكن استخدام الحنطة "قمح دنكل" كبديل، بالرغم من أنها تحتل مرتبة متوسطة بين الأنواع القديمة والحديثة من ناحية القيمة الغذائية. إذا لم يكن أي من هذه الأنواع متوفراً، فإن حبوب الجاودار يمكن أن يصنع منها خبز جيد، الشعير هو خيار جيد أيضاً. فهو مليء بالألياف والبروتين. الشعير بقشرته يحتوي الجزء الخارجي من البذرة؛ إنه يستخدم كطعام للحيوانات. كلا صنفي الشعير ذو القشرة والذي بدون قشرة صالح للاستخدام الآدمي. لا تستخدم أبداً الشعير المبرغل. هو نوع غير صحي من الشعير مجرد من النواة والنخالة. الخطوة الثانية هي صنع الدقيق الصحيح. الطواحين الحديثة تطحن حبات القمح منتجة دقيقاً ذي مؤشر جلايسيمي مرتفع. الدقيق الصحيح يكون خشناً، ذلك لأن الأجزاء الكبيرة تُبطئ عملية الهضم. الدقيق المثالي لا يحوي أي إضافات ويمكنك تحضيره بسهولة في مطبخك. هناك العديد من أنواع الطواحين صغيرة الحجم والتي تتسع لوضعها على الطاولة، تستحق الشراء من إيباي. خبز دقيقك المعد منزلياً

أسهل بكثير مما تعتقد. حتى الأطفال يمكنهم صناعة البسكويت. عمل الخبز أسهل بكثير من عمل البسكويت. للخبز أربع مكونات فقط: الدقيق، الخميرة، الماء، والملح. يمكن خبز الخبز في أي فرن. الخبز المعد منزلياً ليس فقط أكثر فائدة، بل إن طعمه ألذ بكثير من الخبز المزيف الذي يحتوي أطناناً من المواد الكيميائية.

الخبز والمخبوزات التجارية لها تأثير سلبي على صحتنا ويجب تجنبها. صانعو الطعام مبدعون للغاية. من وقت لآخر يأتون بأفكار جديدة مثل الخبز المدعم أو الخبز المصنوع من الحبوب المتعددة. في بعض الأحيان هم فقط يقومون بإضافة ملون بنّي إلى الدقيق الأبيض لخلق وهم أن الخبز مصنوع من الحبوب الكاملة. أساليب البيع هذه خادعة للغاية، لكنها لا تغير من الحقيقة وهي أن الخبز التجاري هو من صنف الطعام الغير صحي.

بذور الشوفان

منتجات الشوفان هي حبوب فطور مشهورة. يحتوي الشوفان على البيتا-جلوكان، وهو عديد سكر نباتي لا يمكن هضمه ويقلل من مستويات الجلوكوز والكوليسترول في الدم. لكن يجب الانتباه عند اختيار منتجات الشوفان التجارية المتوفرة. قم بواجبك وادرس البطاقات الغذائية بتمعن لأن أكثر منتجات الشوفان مبيعاً هي تلك التي تحتوي على كمية كبيرة من السكر. اصنع فطورك من الصفر. استخدم حبوب الشوفان الكاملة المدورة التي لا تحتوي أي إضافات. يصنع الشوفان المدور من تبخير وتسطيح حبوب الشوفان الكاملة لتشكل رقائق كبيرة. لا يجب أن تحتوي البطاقة الغذائية أي مكون غذائي عدا الشوفان.

كن حذراً للغاية، حتى لو صادفت حبوب الفطور "الصحية للقلب". بالرغم من شعار جمعية القلب الأمريكية مع علامة صح، لا تزال مثل هذه المنتجات مليئة بأطنان من السكر، النكهات الصناعية، والملونات. حبوب الفطور التي تحتوي سكراً مضافاً هي لمدمني السكر. الأمر نفسه ينطبق على قضبان الجرانولا والوجبات الخفيفة الأخرى المصنوعة من الحبوب.

الذرة ليست جيدة لصحتك

في العديد من الدول، الذرة هي الطعام الأساسي الثابت لكل السكان. فهي تلعب دوراً أهم من القمح أو الأرز في تغذية الناس. الحقيقة هي أن الذرة لها أقل قيمة غذائية وأسوء أثر في التسبب في السمنة من بين جميع الحبوب. تزرع الذرة بشكل كبير ليس من أجل فائدتها بل من أجل أسباب اقتصادية: العائد لكل هيكتار منها أكبر بكثير من عائد الحبوب الأخرى. هل تعلم أن 92% من الذرة في الولايات المتحدة معدلة جينياً؟[86] العائد لكل فدان من الذرة المعدلة جينياً أكثر بثلاثة أضعاف من عائد القمح.

استخدمت الذرة قديماً لتسمين الثروة الحيوانية. يتم تسمين الأبقار، البط، الإوز، والدواجن عادة من خلال إطعامها الذرة. كبد الإوز أو البط (فْوَا غْرَا) هو طعام أوروبي شهي. يصنع طبق كبد الإوز أو البط من كبد البطة أو الإوزة السمينة للغاية، والتي يتم إطعامها الذرة بالقوة عن طريق أنبوب إطعام. وكنتيجة لذلك، يتضخم كبد هذه الحيوانات كثيراً جداً بسبب تراكم الدهون في خلايا الكبد. نفس المرض عند الإنسان يسمى مرض تشمع الكبد غير الكحولي. الآلية التي تسبب فيها الذرة السمنة غير معروفة. عند مقارنة الذرة بحبوب القمح الكاملة، هناك فروقات كبيرة بين هذين النوعين من الحبوب من ناحية القيمة الغذائية. من هذه الفروق أن الذرة تحتوي كمية أقل بكثير من الألياف مقارنة بحبوب القمح الكاملة. للألياف دور وقائي مهم جداً يحمينا به من العديد من الأمراض المزمنة. بالإضافة لمحتواها الكبير من الألياف، تحتوي حبوب القمح الكاملة على كمية أكبر من البروتين من تلك الموجودة في الذرة.

أود أن أؤكد على هذا الأمر، تقريباً 100% من الذرة الغير عضوية المتوفرة في الأسواق الأمريكية هي معدلة جينياً. التأثيرات البعيدة المدى للأطعمة المعدلة جينياً مازالت غير معروفة. بالرغم من أن الأطعمة المعدلة جينياً قد صرحت السلطات الصحية بأنها آمنة، إلا أننا لا يجب أن نأخذ ذلك على محمل الجد.

26

قصة الأرز

الثورة الخضراء، مجدداً

في الفصل السابق، رأينا كيف أن أنواع المحاصيل التقليدية القديمة راحت ضحية الثورة الخضراء. تم استبدال النظام الزراعي المستدام بيئياً في الدول النامية بالنماذج العدائية التي تعتمد استخدام المواد الكيميائية، المبيدات الحشرية، الأسمدة والوقود الأحفوري. قللت الثورة الخضراء بشكل كبير التنوع الزراعي، فهي تعتمد على عدد محدود من أنواع المحاصيل ذات العائد الكبير. الأرز ليس استثناءً من تلك. بحسب جمعية الأرز، هناك أكثر من 40,000 نوعاً من الأرز. ولكن أنواعاً محدودة معدلة هي التي يتم زراعتها من أجل الغذاء. من بدايات الألفية الثانية، تم اعتماد أنواع الأرز المعدلة جينياً حول العالم.

اختيار الأرز الصحيح

الأرز الآسيوي هو نبتة الأرز التي يشار إليها غالباً بكلمة أرز. يمكن تصنيف الأرز الآسيوي إلى صنفين فرعيين: صنف أرز الجابونيكا الذي يلتصق وذو الحبة القصيرة، وأرز إنديكا الذي لا يلتصق وذو الحبة الطويلة. بجانب الأرز الآسيوي، هناك أنواع أرز أخرى تشمل الأرز الأفريقي، والأرز البري.

يمكن تصنيف الأرز إلى نوعين حسب طريقة المعالجة: الأرز البني، والأرز الأبيض. الأرز البني هو أرز ذو حبة كاملة مجرد من القشرة الخارجية غير الصالحة للأكل. كل الأرز الأبيض يبدأ كأرز بني. عملية الطحن تزيل القشرة الخارجية، النواة، والنخالة. هناك فرق كبير بين أنواع الأرز من ناحية مؤشر الإنسولين. عند شراء الأرز، يجب عليك الانتباه جيداً لاختيار النوع الصحيح. مؤشر الإنسولين للأرز الجيد يمكن أن يصل إلى نصف قيمة مؤشر الإنسولين للأرز السيء. كقاعدة عامة، يجب علينا دوماً استخدام الأرز البني. بما أن النخالة منزوعة من الأرز الأبيض، هذا يعني أن معظم محتوى الألياف قد فُقد. من دون التأثير الوقائي الذي توفره الألياف، سيتم امتصاص محتوى الطعام من الكربوهيدرات بشكل أسرع، الأمر الذي سيتسبب في ارتفاع حاد ومفاجئ في مستوى الإنسولين.

خلال عملية المعالجة، عند إنتاج الأرز الأبيض، فإنه يفقد العديد من الفيتامينات المهمة والمفيدة، أهمها فيتامين (B1). تاريخياً، في الدول النامية التي كان الأرز الأبيض طعامها

الأساسي، كان هناك مرض يسمى البيريبيري منتشراً بين سكانها، وهو مرض سببه نقص فيتامين (B1).

النشويات هي عبارة عن جزيئات تتكون من سلاسل طويلة من الجلوكوز. محتوى النشا في الأرز موجودين بشكلين: الأميلوز، والأميلوبكتين. يحتوي الأميلوبكتين على سلاسل متفرعة وهو سهل الهضم إلى حد ما. أما الأميلوز فشكله مستقيم دون تفرعات، ما يجعل هضمه أبطأ. أنواع الأرز التي تحتوي على أميلوز أكثر لها مؤشر جلايسيمي ومؤشر إنسولين أقل بكثير. هي تلك الأنواع ذات الحبة الطويلة والتي لا تلتصق. بوضع جميع أنواع الأرز المتوفر في الأسواق بعين الاعتبار، فإن الأرز الغير مصقول، مثل أرز دونجارا البني، وأرز بسمتي هما أفضل الخيارات الصحية. أرز بسمتي البني يكون غالباً متوفراً في الأسواق الكبيرة ومحلات البقالة الهندية.

تحتوي العديد من الوصفات الآسيوية دقيق الأرز. ينطبق عليه نفس المبدأ الذي تحدثنا عنه مع دقيق القمح. كلما كان حجم الأجزاء أصغر حجماً، كان الهضم أسرع، وهذا ليس جيداً لصحتك. لذلك فإن الأطعمة المصنوعة من حبوب الأرز الكاملة أفضل من تلك المصنوعة من دقيق الأرز.

في الختام، هناك نصيحة عملية أخرى. قاعدة عامة تنطبق تقريباً على كل الأطعمة النباتية: لا تطهو الأطعمة النباتية أكثر من اللازم، فقط حسب الحاجة. الطهو يجعل محتوى النشا في الطعام أسهل للهضم وهذا يرفع من المؤشر الجلايسيمي.

27

أفضل صديق للإنسان

فوائد الألياف

"أفضل صديق للإنسان" هي مقولة نقولها غالباً عن الكلاب، للإشارة إلى رفقتهم طويلة الأمد للبشر. بالرغم من أن معظم الكلاب اليوم هي مجرد حيوانات أليفة، إلا أن الكلاب قد حمت الإنسان وممتلكاته لآلاف السنين. كما حمتنا الكلاب لآلاف السنين، كذلك حمتنا الألياف في طعامنا منذ قديم الأزل. تستحق الألياف أن نصفها بأفضل صديق للإنسان، من وجهة نظرة غذائية على الأقل. للألياف فوائد صحية عديدة، منها تقليل خطر الإصابة بكل من السكري من النوع الثاني، مرض القلب التاجي، ارتفاع ضغط الدم، فرط شحميات الدم، وبعض السرطانات. تقلل الألياف من سرعة امتصاص الكربوهيدرات وبالتالي هي تقلل من حدة ارتفاع الإنسولين بعد تناول الطعام. عندما تكون مستويات الإنسولين قليلة، تُخزن كميات أقل من الطاقة في الخلايا الدهنية. عند مقارنة الأطعمة التي تحتوي نفس كمية الكربوهيدرات، سنجد أن مؤشر الإنسولين أقل للأطعمة التي تحتوي على كمية أكبر من الألياف. يظهر الجدول 27.1 مؤشر إنسولين ومحتوى الأطعمة من الألياف (كمثال، قم بمقارنة خبز حبوب القمح الكاملة بالخبز الأبيض أو الأرز البين بالأرز الأبيض). تؤخر الألياف إفراغ المعدة لمحتوياتها من الطعام إلى الأمعاء، ما يعطي شعوراً بالشبع لفترة أطول.

ذُكر في الدليل الغذائي للأمريكيين في نسخة عام 2010 أنه يستحسن على الإناث تناول 25 جراماً من الألياف يومياً، وعلى الرجال تناول 38 جراماً منها يومياً. رغم أن هذه الأرقام تقع ضمن الإطار العالمي المستحسن، إلا أنه يبدو أن الاتجاه السائد في علم التغذية قد قلل بشكل فظيع من أهمية تناول كمية كافية من الألياف. من أجل الحصول على أقصى فائدة ممكنة من الألياف، كمية الألياف المثالية التي يجب تناولها يومياً هي على الأقل 50-45 جراماً. الأمر المحزن هو أن ما يتناوله الأمريكيون في الولايات المتحدة في المتوسط هو فقط جزء صغير من القيم المستحسنة؛ من المتوقع أنه يصل إلى 15 جراماً يومياً. الحمية الغذائية الأمريكية العادية لا تحتوي الكثير من الألياف. الأغذية المحسّنة (المكرّرة) جداً تتكون بشكل أساسي من النشا، السكر، البروتين، والدهون. خلال عملية تصنيع الطعام، معظم الألياف النباتية تُفقد.

حتى القرن الماضي، كانت أمراض الشعوب المتحضرة غير موجودة بين الشعوب التي تعيش نمط حياة تقليدياً في الدول النامية. من ذلك أن الطبيب التبشيري ألبرت شفايتزر كان متفاجئاً لعدم مصادفته أي حالات إصابة بالسرطان في الغابون في عام 1913.

دينيس بارسونز بوركيت، جراح أمضى 20 سنة من حياته في أفريقيا، لاحظ أن هناك أمراض معينة غير موجودة ونادرة جداً بين الناس الذي كانوا يعيشون في بيئة طبيعية. افترض بوركيت أن مرض القلب التاجي، بعض أنواع السرطانات، التهاب الزائدة الدودية، السمنة، والسكري، هي أمراض مرتبطة بتناول كمية قليلة من الألياف.

الطعام	مؤشر الإنسولين	محتوى الألياف%
الخبز الأبيض	73	1.8
خبز حبوب القمح الكاملة	50	9.2
أرز أبيض، مطبوخ	55	0.5
أرز بني، مطبوخ	29	1.5
التفاح	43	2.3
الموز	59	2.6
الأفوكادو	4	5.6
البرتقال	44	2.4
العنب	60	0.9
سلطة الكرنب	20	2.0
الجرز	44	2.8
الفول السوداني	15	8.4
الجوز	5	6.7
فاصولياء (ذات الشكل الكلوي)	34	24.9
العدس	42	10.7
القرع	77	0.5
البازلاء الخضراء	37	4.5
القرنبيط	48	2.0

جدول رقم 27.1. مؤشر الإنسولين للأطعمة المختلفة ومحتواها من الألياف

أشار بيتر كليف أن العديد من أمراض الشعوب المتحضرة يسببها تناول كمية كبيرة من الدقيق الأبيض والسكر المحسّن (المكرّر). كان كل من بوركيت وكليف محقاً. إذا أضفنا

نمط الحياة السلبي قليل الحركة والتدخين لتناول كمية قليلة من الألياف وتناول كمية كبيرة من الكربوهيدرات المحسّنة (المكرّرة)، فسنكون قد وجدنا الوصفة المثالية للكارثة.

يجب علينا التخلص من السكر المحسّن (المكرّر) والدقيق الأبيض من طعامنا اليومي تماماً. تناول الكربوهيدرات المحسّنة (المكرّرة) له عواقب وخيمة على صحتنا على المدى الطويل. من دون التأثير الوقائي للألياف، تسبب السكريات المحسّنة (المكرّرة) والدقيق الأبيض حالة متواصلة من الالتهاب منخفض الحدة في أجسامنا. بعد سنوات عديدة وعقود سيظهر الالتهاب منخفض الحدة على شكل أمراض معينة. عند بعض الأشخاص، سيسبب الالتهاب السرطان، أما عند البعض الآخر فسيسبب مرض القلب التاجي، السكتة الدماغية، السكري، التهاب المفاصل، وأي مرض آخر من أمراض الشعوب المتحضرة.

يمكننا بسهولة تناول الكمية المستحسنة من الألياف من خلال تناول طعام طبيعي غير معالج. تخلص من الدقيق الأبيض في طعامك. هو يحتوي على النشا الذي يُهضم بسهولة وعلى كمية ضئيلة جداً فقط من الألياف. استخدم الدقيق التقليدي الخشن المصنوع من الجاودار أو من أنواع القمح القديمة مثل القمح ثنائي الحبة (قمح إيمر) والقمح وحيد الحبة. لتعرف أكثر، قم بقراءة فصل *القمح، "القاتل المتسلسل"*؟

الأرز البني ذو الحبة الطويلة والذي لا يلتصق هو مصدر جيد للألياف أيضاً. يشرح فصل *قصة الأرز* كيفية اختيار أنواع الأرز الجيدة.

جميع البقوليات، بالأخص الفاصولياء، هي مصدر ممتاز للألياف. الأنواع التي تحتوي أكبر كمية من الألياف هي الفاصولياء الحمراء الداكنة ذات الشكل الكلوي، الفاصولياء البيضاء، وفاصولياء كرانبري. يزيد الطهو من المؤشر الجلايسيمي للأطعمة، لذلك يجب أن نتجنب طهو طعامنا أكثر من اللازم، ولكن هناك استثناء واحد لهذه القاعدة، بعض أنواع الفاصولياء قد تحتوي مواد ضارة إذا لم يتم طهوها جيداً. قم دائماً بطهو الفاصولياء حتى تصبح طرية. بجانب الفاصولياء، يحتوي العدس والحمص على نسبة عالية من الألياف أيضاً. البقوليات غنية بالبروتينات النباتية. هذه البروتينات، عند تناولها مع الحبوب الكاملة، توفر لنا معظم الأحماض الأمينية اللازمة لجسمنا ويمكن أن تكون بديلاً جيداً عن اللحوم.

يُعد الكرنب الأجعد من أكثر الأطعمة الصحية والمفيدة في العالم، هو حجر أساس في الحمية الصحية. بجانب احتواءه على الألياف، هو يحتوي مضادات الأكسدة، الكالسيوم، والفيتامينات. أهم من ذلك هو أن للكرنب الأجعد تأثيراً قوياً في خفض مستويات السكر في الدم. يُضعف الكرنب الأجعد من الارتفاعات الحادة في مستويات الجلوكوز في الدم بعد تناول وجبة من الكربوهيدرات.[87] هناك العديد من الوصفات لإعداد الكرنب الأجعد. لكن إذا أردت الاستمتاع بأقصى فوائد صحية، عليك تناوله نيئاً؛ تناول الأوراق كاملة، أو قم بقطعها إلى أجزاء كبيرة. لا يجب أن تحول الكرنب الأجعد إلى سائل باستخدام الخلاط تحت أي ظرف من الظروف. الكرنب الأجعد ليس متوفراً في كل محل. الأخبار الجيدة هي أن

الكرنب الأجعد تسهل زراعته في البيت. لا تتطلب النبتة الكثير من الحرارة، ضوء الشمس، أو الماء. حتى أنه يمكن زراعتها في الدول ذات المناخ البارد مثل كندا.

بذور الشيا هي من ألغاز الأطعمة الخارقة القديمة التي تم اكتشافها مجدداً حديثاً. قام شعوب الآزتيك بزراعتها قبل العصر الكولومبي. يحتوي ثلث البذرة من الشيا على الألياف، وثلث آخر هو من الدهون، وهناك أيضاً كمية لا بأس بها من البروتين، المعادن، والفيتامينات. بذور الشيا هي أفضل مصدر نباتي لأحماض أوميجا-3 الدهنية.

إذا أضفنا كلاً من الكرنب والبقوليات إلى نظامنا الغذائي، وبالتوجه نحو الحبوب الكاملة والأرز الكامل، سنكون قد حققنا تناول الكمية المستحسنة من الألياف يومياً. يمكن زيادة ما نتناوله من الألياف بين الفينة والأخرى عن طريق تناول الجوز، اللوز، الفول السوداني، الأفوكادو، بذور الكتان، بذور عباد الشمس والشوفان المدور. كل الفواكه والخضراوات تحتوي على كمية أقل أو أكثر من الألياف.

28

كم نحتاج من الفواكه؟

هناك أمر مشبوه هنا

في الصحف، الكتيبات، ومواقع الإنترنت التي تعطي نصائح غذائية للعامة، تمر علينا نصائح غذائية تخبرنا أن نتناول فواكه وخضراوات أكثر. هذه العبارة غبية للغاية. لنفكر قليلاً! كيف يمكن أن تخسر الوزن إذا أكلت طعاماً أكثر؟ ربما كان ما يقصده خبراء التغذية الأذكياء هو أننا يجب أن نستبدل بعض طعامنا الغير صحي بالفواكه والخضروات؟ لنقل مثلاً، بدلاً من شرب كوكاكولا ذات الحجم الكبير في ماكدونالدز والتي تحوي 320 سعرة حرارية، علينا أكل أربع تفاحات. هذا منطقي.

يقول الدليل الغذائي للأمريكيين لعام 2010:

> "تناول حصتين ونصف من الخضراوات والفواكه يومياً مرتبط بتقليل خطر الإصابة بأمراض القلب والأوعية الدموية بما فيها الذبحة الصدرية والسكتة الدماغية."

دعنا نقوم ببعض التفكير النقدي. هدفي الأساسي هو أن أبقى محايداً. ما هي الفوائد الأساسية لتناول الفواكه؟ الفواكه مصدر ممتاز للألياف، مضادات الأكسدة، الفيتامينات، والمعادن. لا غنى عنها بالتأكيد، لا يمكن لأحد أن ينكر ذلك. دائماً ما تنتهي القصة هنا، لا أحد يتحدث عن الأضرار. منذ بداية الثورة الخضراء، اعتمدت الزراعة بشكل كبير على استخدام المبيدات الحشرية، والأسمدة المصنعة. المبيدات الحشرية الجهازية هي مواد كيميائية تمتصها النباتات، وحتى لو غسلت الفاكهة أو نزعت قشرتها فستتناول بقايا هذه المواد الكيميائية.

بعيداً عن ذلك، دعنا نقل أنك تأكل فواكه عضوية لا تحتوي أي مواد كيميائية. هناك مشكلة أخرى: هناك أكثر من 2,000 نوع من الفاكهة في العالم. كيف يمكن لك أن تفترض أن جميع الفواكه جيدة بالقدر نفسه؟ ربما لأنها حلوة جداً.

كلما كانت الفاكهة أكثر حلاوة، كلما أحببناها أكثر. تذكر، نحن مدمنو سكر. أي نوع من التفاح ستختار من على رف السوبرماركت: الحمراء الكبيرة ذات السطح اللامع والطعم الحلو جداً، أم الخضراء الصغيرة متوسطة الحلاوة والتي تباع بنصف السعر؟ أتوقع أن

معظم الناس سيختار الحمراء. يطلب المتسوقون الفواكه الحلوة جداً. الفواكه ذات الحلاوة الطبيعية لا طلب عليها، لذلك هي غير متاحة في المحلات.

هناك مشكلة كبيرة في الفواكه الحلوة: محتواها من السكر يفوق القيمة الغذائية لمضادات الأكسدة، المعادن، الفيتامينات، والألياف. يشكل الفركتوز أكثر من نصف محتواها من السكر. بالرغم من أن الفركتوز لا يرفع من مستويات السكر في الدم، إنه الأكثر تسبباً في السمنة من بين جميع أنواع السكر. لذلك إن الفواكه التي تحتوي الكثير من السكر، بالأخص تلك التي محتواها من الألياف قليل، يجب تجنبها. تلك الأنواع من الفواكه لها أعلى مؤشر جلايسيمي ومؤشر إنسولين. مثلاً، الأناناس والفواكه الاستوائية الأخرى التي لها طعم حلو جداً ليست جيدة لصحتك. على النقيض، الفواكه من الدول ذات الحرارة المعتدلة محتواها من السكر قليل وهي بذلك صحية أكثر.

تناول الفواكه بشكل معتاد له العديد من الفوائد الصحية. تلعب الجذور الحرة دوراً مهماً في الإصابة بمعظم الأمراض. (الجذور الحرة عبارة عن ذرات أو جزيئات بها إلكترونات غير زوجية أو بها غلاف مفتوح). تحمي مضادات الأكسدة الخلايا من مخاطر الجذور الحرة. التفاح غني بالفلافونيد، وهو نوع من مضادات الأكسدة. لمركبات الفلافونيد تأثير وقائي في تقليل خطر الإصابة بأمراض القلب والأوعية الدموية، السكري من النوع الثاني، وبعض أنواع السرطانات. التفاح غني بالألياف الذائبة أيضاً. بعد تناول وجبة غنية بالكربوهيدرات، تقوم الألياف الذائبة بإبطاء معدل الامتصاص، الأمر الذي يمنع الارتفاعات الحادة في مستويات الجلوكوز في الدم. يجب توخي الحذر عند اختيار النوع الصحيح. تجنب أنواع التفاح التي لها طعم حلو للغاية. محتوى السكر المرتفع سيفوق فوائدها الصحية. لا تقشر التفاح. هناك كمية كبيرة من المواد الغذائية المفيدة موجود في القشرة.

الموز معقد بعض الشيء. من منظور غذائي، هناك فرق كبير بين الموز الأخضر والموز الكامل النضج. في الموز الأخضر، يشكل السكر 7% فقط من كتلة الموز الجافة. في الموز الناضج جداً، يشكل السكر 88% من وزن كتلة الموز الجافة. الموز الناضج للغاية له مؤشر جلايسيمي مرتفع ويجب تجنبه. من ناحية أخرى فإن الموز الأخضر يتكون في الأساس من النشا الغير قابل للهضم.

كيف نأكل الفواكه

رأينا من الأمثلة السابقة أن النصيحة العامة "تناول فواكه أكثر" تبين أنها خاطئة. الأمر يعتمد على ظروف فيما إذا كانت الفاكهة مفيدة لصحتك أم لا. هناك بعض النصائح العملية في الأسفل لكيفية تحصيل الاستفادة القصوى من الفوائد الصحية لتناول الفواكه.

تجنب الفواكه الحلوة جداً. معظم الفواكه الاستوائية تدخل ضمن هذه الفئة. في بعض الأوقات يوجد فرق كبير بين أنواع الفواكه. لنأخذ العنب على سبيل المثال، بينما معظم أنواع العنب المشهورة تحتوي على ما نسبته 16% من السكر، فإن محتوى السكر في

الأنواع الأقل حلاوة هو فقط ثلث ذلك. مرة أخرى فإن السكر يفوق الفوائد الصحية للألياف، مضادات الأكسدة، المعادن، والفيتامينات.

محتوى الفواكه من السكر يعتمد أيضاً على درجة نضجها. خلال عملية النضج، سيتحول النشا تدريجياً إلى سكر. يمكننا زيادة الفائدة الصحية إذا تناولنا الفاكهة قبل أن تنضج تماماً.

تناول الفاكهة طازجة وغير مطهوة دائماً. الفواكه المطهوة يتم هضمها سريعاً وسينتج عنها ارتفاع كبير في مستويات السكر في الدم. بجانب ذلك، يقتل الطهو الفيتامينات. لا تتناول الفواكه مع شراب يحتوي السكر أو مع البسكويت أبداً. الكومبوت (شراب محلى مصنوع من فواكه مطبوخة) يقدم مع الأطباق الرئيسية أو كوجبة تحلية في الكثير من الدول. هذا ليس خياراً جيداً. مربى الفواكه مشهور للغاية، بالأخص بين الأطفال. للأسف، صنع المربي هو بمثابة اغتيال الفواكه. يحتوي المربى على كبية كبيرة من السكر، ما يصل إلى ثلثي وزنه.

الفواكه المجففة تصنع منذ آلاف السنين. الزبيب، التمر، الخوخ، التين، المشمش، الخوخ، التفاح والكمثرى هي أكثر الفواكه المجففة شهرة. بعض الفواكه المجففة مثل الفراولة والمانجا يتم حقنها بشراب السكر قبل أن تجف. تصنع الفاكهة المحلّاة بغلي قطع الفواكه في شراب السكر. بسبب محتواها المركز من السكر، الفواكه المجففة والمحلّاة غير مستحسنة. يجب أن نتناول الفواكه الطازجة بدلاً منها.

عصائر الفاكهة تقع ضمن فئة الطعام غير الصحي بكل تأكيد. هي تحتوي في معظمها على السكر، الحامض، النكهات الصناعية، الملونات، والإضافات الأخرى. يضيف المصنعون أحياناً بعض الكميات التي يمكن تجاهلها من الفاكهة "الحقيقية" بهدف تغطية المكونات الضارة فقط. ماذا عن عصائر الفاكهة الطبيعية 100%؟ المشكلة هي خلال عملية المعالجة، كمية كبيرة من الألياف تفقد. من دون التأثير الوقائي للألياف، سيسبب محتوى السكر في الفاكهة ارتفاعاً حاداً في مستويات الجلوكوز والإنسولين في الدم. بجانب ذلك، لا يوجد للفواكه الطبيعية طعم حاد كما هو متوقع. يقوم المصنعون بضبط مذاق منتجاتهم من خلال النكهات الصناعية.

يمكننا أن نستنتج أنه يجب علينا تجنب الفواكه التي لها طعم حلو جداً. تلك الأنواع التي تحتوي كمية معتدلة من السكر هي الموصى بتناولها بمقدار حصتين إلى ثلاثة في الأسبوع. يجب أن يكون التفاح فقط جزءاً من نظامنا الغذائي اليومي. يحسن تناول التفاح بشكل معتاد من التنظيم الجلايسمي ويمنع من الإصابة بالعديد من الأمراض. محتوى السكر الأقل هو أهم نقطة عند الاختيار من بين أنواع الفاكهة. يزيد محتوى الألياف الذائبة في الفواكه من فوائدها الصحية.

يمكن أن يسأل القرّاء السؤال: إذا لم أتناول على الأقل كأسين ونصف من الفواكه كل يوم، كما هو مذكور في الدليل الغذائي، كيف يمكن أن أحصل على الكمية اللازمة من

الألياف، الفيتامينات، المعادن، ومضادات الأكسدة؟ الجواب بسيط: من الحبوب الكاملة والخضراوات. الأخبار الجيدة هي أنها لا تحتوي على كمية كبيرة من السكر، يمكنك تناول الخضراوات بالقدر الذي تشاء.

29

الخضراوات

تناول منها بالقدر الذي تشاء

الفواكه والخضراوات مصدر ممتاز للعديد من المواد الغذائية المهمة. ينصح الدليل الغذائي للأمريكيين في إصدار عام 2010 أن نتناول حصتين ونصف من الفواكه والخضراوات في اليوم. المشكلة في هذه النصيحة هي أنها لا تضع في الحسبان الآثار الضارة للسكر: محتوى السكر المرتفع نسبياً في الفواكه يفوق الفوائد التي يمكن الحصول عليها من المواد الغذائية المفيدة. على الجانب الآخر، الخضار تحتوي القليل من السكر، إلا قليل منها. تحتوي الخضراوات على كل المواد الغذائية الضرورية الموجودة في الفواكه. لذلك يجب أن تكون الخضراوات لا الفواكه مصدرنا الرئيسي للألياف، الفيتامينات، المعادن، ومضادات الأكسدة.

البقوليات هي مصدر ممتاز للألياف. هي أيضاً غنية بالبروتين النباتي القيّم. هذه البروتينات، جنباً إلى جنب مع الحبوب الكاملة، تزودنا بمعظم الأحماض الأمينية اللازمة للجسم وهي بديل جيد عن اللحوم. البازلاء والفاصولياء يمكن استخدامهما كبذور جافة أو بذور خضراء مع القرون. خلال عملية النضج، يمر تركيب النباتات بتغييرات جذرية: يتضاعف محتوى البروتين والألياف، ويقل محتوى السكر. لذلك، البقوليات الناضجة أكثر فائدة من الخضراء. الفاصولياء ذات المحتوى الكبير من الألياف مثل الفاصولياء الحمراء الداكنة ذات الشكل الكلوي، الفاصولياء البيضاء، وفاصولياء كرانبري هي أكثر الخيارات الصحية. بجانب الفاصولياء، البقوليات الأخرى مثل البازلاء، العدس، والحمص غنية بالبروتين والألياف. بالرغم من أن الحمص غني بالمواد الغذائية، فإنه يحتوي على أعلى نسبة من السكر بين جميع البقوليات. لذلك فإن الحمل الجلايسيمي للحمص أعلى منه للعدس والفاصولياء.

الخضراوات الورقية تأتي من أنواع مختلفة من النباتات. هي جزء لا يمكن الاستغناء عنه في النظام الغذائي الصحي. تحتوي الخضراوات الورقية على نسبة مرتفعة من الألياف والبروتين لكل سعرة حرارية؛ هي أيضاً مصدر جيد للفيتامينات والمعادن. هناك الكثير من الطرق لإعداد الخضراوات الورقية لكن هناك قاعدتان يجب أن نبقيهما في أذهاننا. الأولى، دائماً تناول الخضراوات الورقية طازجة وغير مطهوة. يزيد من الطهو من سرعة الهضم ويعطّل التأثير الوقائي للألياف. بجانب ذلك، تُفقد العديد من الفيتامينات خلال عملية الطهو.

الثانية، تناول الأوراق كاملة، أو قم بقطعها إلى قطع كبيرة. لا تقم بتحويليها إلى سائل باستخدام الخلاط.

يُعد الكرنب الأجعد من أكثر الأطعمة الصحية والمفيدة في العالم، هو حجر أساس في الحمية الصحية. بجانب احتواءه على الألياف، هو يحتوي مضادات الأكسدة، الكالسيوم، والفيتامينات. أهم من ذلك هو أن للكرنب الأجعد تأثيراً قوياً في خفض مستويات السكر في الدم. يُضعف الكرنب الأجعد من الارتفاعات الحادة في مستويات الجلوكوز في الدم بعد تناول وجبة من الكربوهيدرات.[87] يجب علينا إدخال الكرنب الأجعد إلى طعامنا اليومي ويجب أن نتناوله بأكبر قدر ممكن وكل وقت ممكن.

يحتوي الملفوف على الكثير من الألياف والبروتين لكل سعرة حرارية، وهو أيضاً مصدر غني بفيتامين (C). يمكن تناوله مطهواً أو نيئاً، لكن للملفوف النيء فوائد أكثر. الملفوف أداة فعّالة جداً في خسارة الوزن، لأنه يعطيك شعوراً سريعاً بالشبع. الخضراوات التالية: الملفوف، البروكلي، القرنبيط، اللفت، كرنب بروكسل والكرنب السلقي (اللفت الألماني) قد تبدو مختلفة، إلا أنها فقط أصناف مختلفة من نفس النوع. يمكنك تناول هذه الخضراوات بالقدر الذي تشاء.

يمكنك أيضاً تناول الخضراوات التالية والتي لها جذر وتدي دون أي قيود: الجزر، البقدونس، الفجل، اللفت، الكرفس. الشمندر يحتوي على نسبة عالية من السكر ولا يجب تناوله بكميات كبيرة. هذه القاعدة العامة التالية تنطبق على كل الخضراوات: إذا كان من الممكن تناولها نيئة، مكن تناولها نيئة، يجب عليك تناولها نيئة.

الخضراوات ذات الأبصال مثل الثوم، البصل، الكراث، والثوم المعمر غنية بالفيتامينات، المعادن، ومضادات الأكسدة. الثوم علاج شامل يستخدم منذ لآلاف السنين. تشمل الفوائد الصحية للثوم قدرته على خفض ضغط الدم، حماية القلب، منع التجلط، كما أنه مضاد للميكروبات، مضاد للالتهاب، ومضاد أكسدة. بالإضافة إلى ذلك، إن تناول الثوم يقلل من خطر الإصابة بالعديد من السرطانات.

الطماطم، الفلفل، والباذنجان هي من الخضراوات الباذنجانية الموصى بتناولها. لا يجب تناول الكثير من أنواع الفلفل التي تحتوي على الكثير من السكر (هي غالباً ذات لون أحمر وطعمها أحلى من الأنواع الأخرى). بعض أنواع الطماطم، بالأخص تلك التي يتم قطفها ناضجة تماماً عن النبتة، محتواها من السكر مرتفع. في بعض الحالات يمكن أن تكون نسبة السكر أكثر من 6% بالمقارنة مع 2% في الطماطم العادية. يجب تقليل تناول أنواع الطماطم الحلوة إلى قطعة أو قطعتين في الوجبة. تجنب الطماطم بصورتها المصنعة مثل الصلصة، العصيدة، أو الكاتشب لاحتوائها على الكثير من السكر المركز.

يمكن تناول الخيار طازجاً أو بشكل مخلل، اقرأ البطاقات الغذائية بتمعن، بعض المخلل يحتوي على السكر. أضف مثل هذه المنتجات إلى القائمة السوداء.

تختلف أنواع القرع من حيث تركيبها من المواد الغذائية بشكل كبير. لا ينصح بتلك التي تحتوي على الكثير من السكر. القرع المر (معضوضة كرمية) هو من عائلة القرعيات، ذو صلة بعيدة بالقرع، واليقطين. تزرع في الصين والهند منذ آلاف السنين. يقول بعض المؤلفون أن للقرع المر تأثيراً قوياً في خفض مستويات الجلوكوز في الدم عند كل من الأشخاص الأصحاء ومرضى السكري.[88]

الفطر لذيذ ويحتوي على مواد غذائية مهمة. هو مصدر جيد للبروتين، الألياف، الفيتامينات، المعادن، ومضادات الأكسدة. يمكن تناول الفطر نيئاً أو مطبوخاً. يحتفظ الفطر بمعظم المواد الغذائية إذا لم يطهى أكثر من اللازم.

الخضراوات التي لا فائدة صحية منها

أصبح إنبات البراعم (أول ما ينبت من الورق) أمراً شائعاً خلال العقود الأخيرة. تبيع متاجر المواد الصحية أنوية العديد من النباتات مثل فول الصويا، الشعير، القمح، البرسيم، البروكلي، وغيرها الكثير مدعية أن براعم هذه النباتات هي علاج شامل قادر على الوقاية من وعلاج العديد من الأمراض. يشاع غالباً أن تناول البراعم "يقوي جهاز المناعة" و "يزيد من نشاط الإنزيمات" وهكذا. على الرغم من احتواء البراعم على الكثير من البرتين، الفيتامينات، المعادن، والمواد النباتية الثانوية، إلا أن باقي الادعاءات لم يتم إثباتها علمياً وهي أيضاً مختلطة بالعلم الزائف. على سبيل المثال، آن ويغمور التي كانت من مناصري علاج عشبة القمح تم اتهامها بالخداع في الرعاية الصحية والشعوذة.

بصرف النظر عن المواد الغذائية القيّمة، تحتوي البراعم على إنزيم معين، وهو الأميلاز، يكسر النشويات إلى سكاكر بسيطة. الأميلاز هو أهم مكونات الملت، والذي يستخدمه صانعو الجعة. يفرز كل من البنكرياس والغدد اللعابية كمية كافية من الأميلاز واللازمة للهضم. من خلال إضافة الأطعمة التي تحتوي كمية كبيرة من الأميلاز مثل البراعم إلى طعامنا، نحن نزيد الاستجابة الجلايسيمية لوجبات الكربوهيدرات. هناك دراسة سريرية تمت في كوريا[89] بهدف دراسة الفوائد المزعومة لبراعم الشعير. تناول المشاركون حبة من مستخلص براعم الشعير لمدة 12 أسبوع. في نهاية التجربة، لم يظهر تناول براعم الشعير أي فوائد صحية. بعيداً عن التحسن الطفيف في مستويات البروتين الدهني قليل الكثافة (LDL)، ازدادت اختبارات الدهون سوءاً لدى المشاركين. ازداد مستوى الجلوكوز في الدم وقت الصيام زيادة طفيفة، بينما ازدادت مستويات الإنسولين بشكل كبير. بكلمات أخرى، لم يظهر تناول براعم الشعير أي فوائد فحسب، بل تبين أنه مضر.

البطاطس هي أكثر الخضراوات استهلاكاً في الولايات المتحدة وفي العديد من الدول حول العالم. يأكل كل أمريكي أكثر من 54 كجم من البطاطس كل عام. تشتري ماكدونالدز وحدها 8% من مجموع إنتاج البطاطس في الولايات المتحدة. البطاطس هي الأكثر راحة من الخضراوات للكثيرين. البطاطس المهروسة، البطاطس المشوية، البطاطس المسلوقة،

البطاطس المحمرة، البطاطس المقلية، رقائق البطاطس، وسلطة البطاطس جميعها تحظى بشعبية كبيرة.

يدّعي مناصرو تناول البطاطس أن البطاطس واحدة من أكثر المأكولات الصحية في العالم. ليس فيها أي دهون وهي تحتوي على فيتامين (C) وفيتامين (B6) والبوتاسيوم. دعنا نلقي نظرة عن كثب على الادعاء القائل أن البطاطس هي من المأكولات المفيدة لصحتنا. ما لن يخبروك به في ماكدونالدز هو أن البطاطس المقلية مصنوعة من البطاطس التي تمت معالجتها باستخدام العديد من المواد الكيميائية المضرة. حتى أن بعض هذه المبيدات مسرطن (يسبب السرطان). بحسب وزارة الزراعة الأمريكية، وجدت بقايا أكثر من 35 نوعاً من المبيدات الحشرية في عينات البطاطس.[90] لا يعرف محبو البطاطس أنه قبل الحصاد، ترش نباتات البطاطس بمبيدات أعشاب لقتل الجزء الأخضر من نبتة البطاطس. بعيداً عن المبيدات الحشرية، دعنا نفترض أنك تأكل بطاطس عضوية. هل هي خيار صحي حقاً؟ لدي بعض الأخبار السيئة. حتى لو لم تكن المواد المسرطنة موجودة، لا تزال هناك مشكلة كبيرة: البطاطس تسبب السمنة.

البطاطس خضار نشوية. معظم كتلة البطاطس الجافة هي من النشا. رسّخ الفرنسي متعدد المعارف جان أنثيلمي بريلات سافارين تأثير النشا في التسبب في السمنة قبل 200 عام. بعكس الحبوب الكاملة، البطاطس فقيرة بالمواد الغذائية الأخرى. بالمقارنة مع البطاطس، تحتوي الحبوب الكاملة على بروتين أكثر بنسبة 50% وضعفي كمية الألياف، كنسبة من الكتلة الجافة. الألياف هي العامل الوقائي ضد الارتفاع الحاد في مستويات الجلوكوز والإنسولين بعد تناول وجبة كربوهيدرات. يحتوي كل من البطاطس ودقيق الحبوب الكاملة على كمية لا بأس بها من النشا. لكن تركيب النشا مختلف تماماً بينهما. تحتوي البطاطس على كمية أكبر من النشا سريع الهضم[91]، وهو يسبب إفراز إنسولين أكثر حدة مما يسببه النشا في دقيق الحبوب الكاملة. النشا المقاوم يتفادى الهضم وله العديد من الفوائد الصحية. يدعي بعض الخبراء أن البطاطس تحتوي على كمية كبيرة من النشا المقاوم، هذا صحيح، فبعض أنواع البطاطا وهي استثناءات فقط تحتوي على كمية كبيرة من النشا المقاوم. لكن هذه نصف الحقيقة. تحتوي الحبوب على النوع الأول من النشا المقاوم والذي يبطئ عملية الهضم، بالأخص إذا تم طحن النواة إلى دقيق خشن. تحتوي البطاطس في الناحية الأخرى على النوع الثاني من النشا المقاوم، وهو أكثر صعوبة في الهضم من النوع الأول، هكذا يقول مناصرو البطاطس، ولكن بعد طهو البطاطس، يتحول النشا إلى أسوء شكل ممكن ويصبح سريع الهضم جداً، مسبباً ردة فعل جلايسيمية سريعة.[92] يلحق الارتفاع الشديد في مستويات الجلوكوز في الدم ارتفاعاً حاداً في مستويات الإنسولين. بالمقارنة، للبطاطس المسلوقة ضعف مؤشر الإنسولين للأرز البني.[93]

يمكننا أن نستنتج أن البطاطس لا يمكن أن تزودنا بأي مواد غذائية قيّمة. بسبب النشا سهل الهضم، لا يُنصح بتناول البطاطس كثيراً. إذا لم تستطع العيش بدون البطاطس، قلل

ما تتناوله منها إلى وجبة واحدة في الأسبوع. يجب تجنب البطاطس المسلوقة والمهروسة. أفضل طريقة لطهو البطاطس هي قليها في زيت نباتي طبيعي تم عصره على البارد. البطاطا الحلوة، كما يقترح اسمها، تحتوي على الكثير من السكر وتجب إزالتها من نظامنا الغذائي.

30

الدهون

الدهون المشبعة

كان مرض القلب يعتبر من الأمراض النادرة في أوائل القرن العشرين. لكن بالتزامن مع النمو الاقتصادي السريع في الستينيات، أصبح مرض القلب والأوعية الدموية وباءً منتشراً يتطلب فعلاً سريعاً من حكومات العالم. أُنفقت بلايين الدولارات لإيجاد سبب الخطر الأول على صحتنا. ظهرت نظريات جديدة وماتت أخرى قديمة. الحكمة القديمة التي عمرها 150 عاماً والتي تؤكد على تأثير الكربوهيدرات في التسبب في السمنة تم نسيانها بسرعة. أصبحت الكربوهيدرات فجأة طعاماً صحياً وتم إعلان الدهون عدو البشرية الأول. الدهون المشبعة، "الأكثر شراً" من بين جميع الدهون، حظيت بسمعة سيئة في الستينيات. كتيّب عام 1977 سيء السمعة، بعنوان أهداف الولايات المتحدة الغذائية، قد حفّز الناس على تناول كربوهيدرات أكثر ودهون أقل. للأسف، قام الناس بالالتزام بهذه النصيحة السيئة وقاموا بالضبط بما طلب منهم: قللوا من تناول الدهون وأكثروا من تناول الكربوهيدرات. لا غرابة في أن الدليل الغذائي الجديد تزامن مع بداية أكبر وباء للسمنة في التاريخ البشري. السياسة العامة تجاه الدهون لم تتغير منذ السبعينيات. يعتبر جمهور العلماء فرضية الدهون وأمراض القلب حقيقة علمية مثبتة، بدلاً من كونها نظرية فقط. تقول هذه الفرضية أن الدهون ترفع من مستويات الكوليسترول في الدم وبالتالي هي تزيد من خطر الإصابة بمرض القلب التاجي. في عام 1990، قامت جمعية القلب الأمريكية (AHA) بنشر بيان علمي.[94] لقد قاموا بتحديد الأحماض الدهنية المشبعة، الكوليسترول، والسمنة على أنها عوامل الخطر الأساسية للإصابة بمرض القلب. كانت حجة المؤلفين هي "الأدلة الكثيرة" التي تثبت صحة فرضية الدهون وأمراض القلب. بعض الباحثين، بمن فيهم أنا، أخذ بعض الوقت ليقوم بالبحث بعمق بهدف التأكد من أن "الأدلة الكثير" موجودة فعلاً. الدراسات التي ذكرتها جمعية القلب الأمريكية مثيرة للجدل جداً. بعض المراجع ليس لها علاقة بالموضوع أصلاً، أو أن الحقائق المذكورة مبالغ فيها. أعطى المؤلفون الكثير من الاهتمام لأعمال أنسيل كيز. لم يذكر جمهور العلماء أبداً أن أكبر المشككين بنظرية كيز هو كيز نفسه. هناك نقطة مهمة أخرى وهي أن بعض الادّعاءات لم يتم إثباتها على البشر، بل فقط في التجارب على الحيوانات. بالإضافة إلى ذلك، تم اتهام الباحثين بالغش في أحد التجارب السريرية المذكورة.[95]

بالرغم من نقص "الأدلة الكثيرة" على صحة فرضية الدهون وأمراض القلب، إلا أنها لا تزال الفرضية الوحيدة المقبولة لدى معظم جمهور العلماء حتى يومنا هذا. انتهازاً لضعف فرضية الدهون وأمراض القلب، ظهرت آراء جديدة مع بداية السبعينيات. روبرت أتكينز كان أحد أول المعارضين لفرضية الكوليسترول. من وقت لآخر، يأتي المشككون بأفكار أكثر غرابة من النظرية الأساسية. من ذلك أن الجمعية البريطانية للتغذية قامت بنشر ورقة بحثية عام 2012 مذكور فيها أن تناول الدهون المشبعة يقلل من خطر الإصابة بمرض القلب.[96] تم تحليل إحصائيات تناول الطعام والإحصائيات الصحية من 41 دولة أوروبية بما فيها الجمهوريات السوفيتية سابقاً. وجد المؤلف أنه في شرق أوروبا والجمهوريات السوفيتية سابقاً والتي كان فيها تناول الدهون المشبعة قليلاً، معدل الإصابة بمرض القلب أعلى بكثير منه في غرب أوروبا (انظر الرسم البياني المعاد بناؤه رقم 30.1). لأولئك الذين لديهم معرفة بالاقتصاد والجغرافيا السياسية لقارة أوروبا، من الواضح أنه لا يمكن المقارنة بين فرنسا وأذربيجان. دول المعسكر الشرقي سابقاً مختلفة جداً عن أوروبا الغربية من ناحية الوضع الاقتصادي، نظام الرعاية الصحية، نمط الحياة والعادات الغذائية للسكان. بالإضافة إلى ذلك، إحصائيات الطعام من دول المعسكر الشرقي سابقاً لا يمكن الاعتماد عليها. غالباً، لا يوزع الطعام في أسواق كبيرة. معظم المنتجات تباع في أسواق المزارعين، المحلات الصغيرة، أو أن الناس أنفسهم يزرعونها. مثل هذه البيانات الغذائية غير متضمن في الإحصائيات الرسمية. إذا أخذنا نظرة أخرى على الرسم البياني، المنطقة السفلى على اليمين تمثل دول أوروبا الغربية والمنطقة العليا على اليسار تمثل دول المعسكر الشرقي سابقاً.

دعنا نرسم مخططاً مستقلاً لدول الشرق، وآخر لدول الغرب. منحنى الميل العام لكل منهما متعاكس في الاتجاه الآن. الدهون المشبعة تزيد بشكل طفيف من خطر الإصابة بمرض القلب التاجي (انظر الرسوم البيانية 30.2 و30.3).

هدفي الأساسي هو البقاء محايداً. أنا لا أدعم أياً من الطرفين سواء المشككون أم جمهور العلماء. تظهر العديد من الدراسات أن هناك علاقة ضعيفة بين تناول الدهون المشبعة ومرض القلب. الأمر أقل خطورة بكثير مما يقول جمهور العلماء، لا يمكننا تجاهله أيضاً، كما يفعل المشككون.

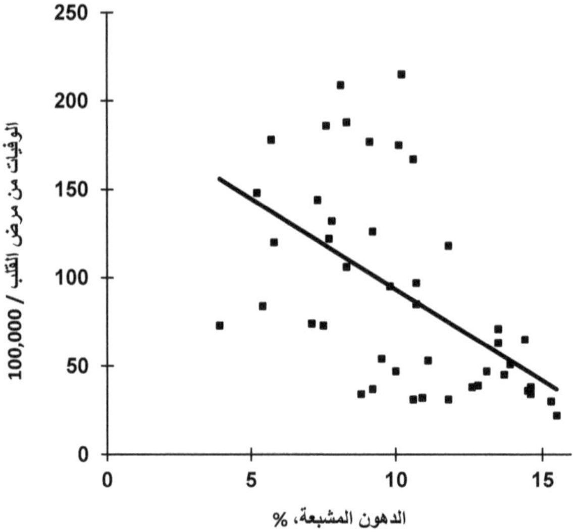

الرسم البياني 30.1. الرسم المضلل الذي يظهر أن هناك علاقة سلبية بين تناول الدهون المشبعة والوفاة من مرض القلب التاجي.

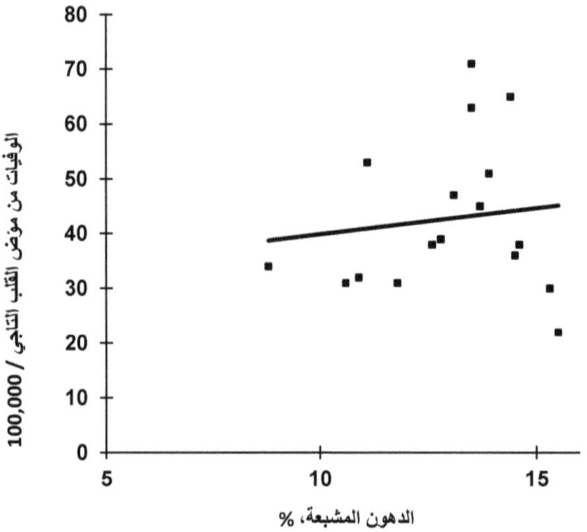

الرسم البياني 30.2. الدول الأوروبية الغربية التي أظهرت علاقة إيجابية ضعيفة بين تناول الدهون المشبعة والوفاة من مرض القلب التاجي.

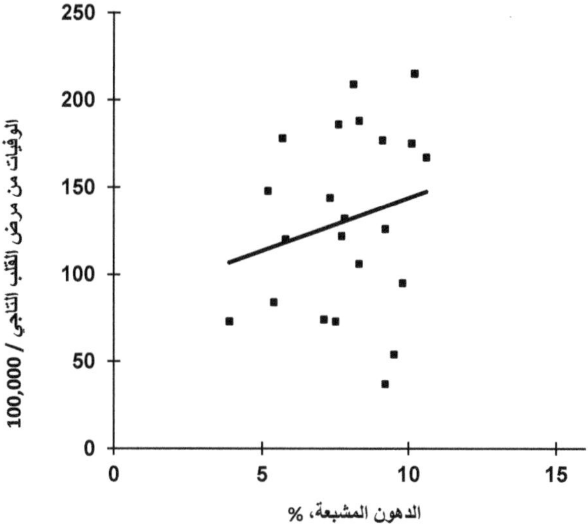

الرسم البياني 30.3. دول أوروبا الشرقية التي أظهرت علاقة إيجابية ضعيفة بين تناول الدهون والوفاة من مرض القلب التاجي.

يجب التنويه أيضاً أن نتائج الدراسات، حتى الكبرى منها، قد لا يعوّل عليها. كمثال على ذلك، تمت دراسة بهدف تحليل 1,042 حدث قلبي بين 13,614 مشارك.[97] في مجموعة التجربة، تم استبدال الدهون المشبعة بالدهون غير المشبعة المتعددة (PUFA). وجد الباحثون أنه بناءً على النسبة المئوية لإجمالي استهلاك الطاقة، فإن كل استبدال بنسبة 5% من الدهون المشبعة بالدهون الغير مشبعة المتعددة (PUFA) يقلل من خطر الإصابة بأمراض القلب التاجية بنسبة 10%. كانت الدراسة مموّلة من المعهد الدولي للقلب والرئة والدم، لكن تضارباً في المصالح قوّض من مصداقية الدراسة. إذا قرأنا التفاصيل الدقيقة، فإن أحد الباحثين مرتبط بأحد شركات الأدوية مثل جلاكسو سميث كلاين وسيجما تاو. إنه لشائع أن تمول شركات الأدوية أو الطعام الدراسات السريرية. هذه الأيام، يجب أن يقوم مؤلفو الأوراق العلمية بالكشف عن هذه المصالح المتضاربة، لكن الأمر لم يكن كذلك دوماً. في الستينيات والسبعينيات، عندما وُضعت أساسات فرضية الدهون وأمراض القلب، لم تكن مثل هذه المتطلبات موجودة ولم يتم التعرف على التجارب التي تمولها الصناعات.

وجدت دراسة مولتها منظمة الصحة العالمية أن استبدال كل نسبة مئوية من الدهون المشبعة بما نسبته 0.5% دهون غير مشبعة و0.5% دهون غير مشبعة متعددة نتج عنه انخفاض قدره 0.06 مل مول/لتر في مستويات الكوليسترول في الدم.[98] **توقع** المؤلفون أيضاً

أن تقليل واحد بالمئة من الدهون المشبعة **يمكنه** إنقاص 9,800 وفاة من وفيات مرض القلب التاجي، وينتج عنه أيضاً عدد وفيات من السكتة الدماغية أقل بمقدار 3,000 وفاة كل عام في كل الدول الأوروبية الخمسة عشر التي جرت فيها الدراسة. أود أن أشير أن المؤلفين لم يقولوا أن الوفيات من مرض القلب والسكتة الدماغية قد نقصت بالفعل بهذا المقدار أو ذاك بعد تقليل تناول الدهون المشبعة. بدلاً من ذلك، هم فقط **يتوقعون الانخفاض** في المستقبل إذا تم تقليل تناول الدهون المشبعة بنسبة 1%. مثل هذه العبارات مضلل جداً، بالأخص إذا أخذتها وسائل الإعلام الرئيسية بعيداً عن سياقها.

هذا هو سوء فهم منتشر جداً يدّعي أن الدهون المشبعة مضرة. ظهرت هذه الخرافة في الوقت الذي كانت هناك حملة شرسة ضد الدهون قامت بها وسائل الإعلام الرئيسية. معظم جمهور العلماء سيتفق أن هناك فقط ثلاث أحماض دهنية مشبعة مرتبطة بزيادة خطر الإصابة بمرض القلب والأوعية الدموية وهي: حمض الغار (اللوريك) وحمض الميريستيك وحمض النخيل (البالمتيك). تعتبر الأحماض الدهنية الأخرى غير مضرة.

في دراسة أخرى، كان المشاركون يتبعون نظام غذائياً مرتكزاً على الدهون المشبعة التي تحتوي كميات كبيرة من أحماض اللوريك، الميريستيك، البالمتيك.[99] بعد ثلاثة أسابيع، وُجد أن مستويات البروتين الدهني منخفض الكثافة (LDL) للمشاركين هو 0.47 ملي مول/لتر وهو أعلى من قيمته لدى المجموعة الأخرى التي تناولت الدهون الأحادية غير المشبعة. هذه الزيادة التي نسبتها 15% في مستويات (LDL) تبدو مدهشة، لكن إذا قرأنا التفاصيل الدقيقة، سنجد أن الدراسة كانت ممولة من معهد ساندوز للأبحاث، والذي ينتمي لشركة نوفارتس، واحدة من أكبر شركات الأدوية في العالم.

دور الدهون المشبعة في الإصابة بمرض القلب التاجي يبقى أمراً مثيراً للجدل جداً. مجموعة كبيرة من الأبحاث السريرية مموّلة من صناعة الأدوية والنتائج الإيجابية فقط هي التي يتم نشرها. تتلقى المجلات الطبية تبرعات من شركات الأدوية بشكل دوري.[66] الأمر الذي يضع ضغطاً كبيراً على المحررين الذين يقررون الدراسات التي ستنشر وتلك التي لن تنشر. نتائج الدراسات التي لا تنشر وتلك التي تنشر في مجلات صغيرة مستقلة تقدم دليلاً جيداً يؤكد أن الدهون المشبعة تلعب دوراً أقل أهمية بكثير مما كنا نعتقد في الإصابة بمرض القلب التاجي. على أي حال، لا يزال هناك علاقة ضعيفة بين تناول الدهون المشبعة ومرض القلب والأوعية الدموية.

الدهون التقابلية

غالباً ما يتم الخلط بين الدهون التقابلية، الدهون المشبعة، والزيوت المهدرجة. الدهون التقابلية هي نوع من الأحماض الدهنية غير المشبعة، تمتلك ذرات هيدروجين حول الرابطة الثنائية. الدهون المشبعة ليس فيها رابطة ثنائية. كلا الدهون المشبعة والدهون التقابلية قد يسبب أضرار صحية. نأتي الآن إلى قصة الرعب الحقيقية. الدهون الطبيعية الصحية غير

المشبعة تقع غالباً ضحية لصناعة الطعام غير الصحي. تسمى العملية هدرجة، وهي معالجة كيميائية للزيوت.

ينتج عن الهدرجة دهون مشبعة ودهون تقابلية. الزيوت المهدرجة صلبة في درجة حرارة الغرفة ولها مدة صلاحية طويلة. السمن النباتي، هو طعام صناعي بالكامل، يصنع من هدرجة زيوت النباتات. الزيوت الغنية بالدهون التقابلية تستخدم أيضاً في دهن الطعام من أجل القلي العميق في المطاعم. الدهون التقابلية المهدرجة تزيد من خطر الإصابة بمرض القلب التاجي. بشكل استثنائي، يوافق كل من جمهور العلماء ومشككو الكوليسترول على ذلك.

في الدراسة التي ذكرناها سابقاً، بجانب الدهون المشبعة، تمت دراسة الدهون التقابلية أيضاً.[99] وجد الباحثون أن مستويات (LDL) لدى المشاركين الذي اتبعوا حمية غنية بالدهون التقابلية كانت 0.37 ملي مول/لتر، أعلى من المجموعة الأخرى التي تناولت الدهون الأحادية غير المشبعة.

بالرغم من أن أضرارها معروفة منذ عقود، إلا أن الدهون التقابلية المنتجة صناعياً لا زالت مستخدمة بشكل واسع. ما يثير السخرية هو أن الطبيعة تنتج الدهون التقابلية أيضاً. الدهون في اللحم البقري، لحم الضأن، والحليب، تحتوي على 2-8% أحماض دهنية تقابلية، والتي تصنعها البكتيريا في معدة الحيوانات المجترة (البقر، الخراف، الماعز، إلخ). بينما يشكك بعض العلماء في الأضرار الصحية للدهون التقابلية الطبيعية، يرى البعض الآخر أن كلا الدهون التقابلية الطبيعية والصناعية مضرة بالقدر نفسه. لكن يجب التنويه أن الدهون التقابلية في اللحوم، والحليب موجودة بكميات ضئيلة ومن غير المحتمل أن هذه الدهون التقابلية وحدها يمكن تحديدها كعامل خطر للإصابة بمرض القلب والأوعية الدموية. على النقيض، تبين أن تناول الكثير من اللحوم الحمراء والحليب مضر. كيف يكون هذا ممكناً؟ لا نعرف الإجابة الدقيقة. يمكن إرجاع هذه الأضرار الصحية إلى الدهون التقابلية، الدهون المشبعة، مجموع الدهون، البروتينات، أو عوامل أخرى أيضاً.

الدهون غير المشبعة

الدهون الأحادية غير المشبعة لها تأثير مثبت علمياً هو تقليل مستويات (LDL). زيت الزيتون هو أفضل مصدر للدهون الأحادية غير المشبعة، بمتوسط محتوى 75% من حمض الأولييك. الدهون غير المشبعة المتعددة لها نفس التأثير الوقائي ضد مستويات (LDL) المرتفعة. زيوت البذور، مثل زيت دوّار الشمس، العصفر، وزيت السمسم غنية جداً بحمض اللينولييك. هناك اثنان من الأحماض الدهنية الأساسية التي لا يستطيع جسمها إنتاجها: حمض اللينولييك، وحمض لينولينيك. لذلك، يجب أن يحتوي طعامنا على كميات كافية من هذه الأحماض الدهنية المهمة. يحتوي زيت السمك على أحماض دهنية متعددة وغير مشبعة وذات سلاسل طويلة وطويلة جداً.

مصطلحا الأحماض الدهنية من نوع أوميجا-3 وأوميجا-6 غالباً ما يتم استخدامهما في النصوص العلمية. أوميجا-3 يعني أن الرابطة الثنائية موجودة في الموقع الثالث من نهاية الجزيء. في الأحماض الدهنية من نوع أوميجا-6 الرابطة الثنائية موجودة في الموقع السادس. يجدر الانتباه إلى نسبة أوميجا-3 إلى أوميجا-6. بالرغم من أهمية الأحماض الدهنية من نوع أوميجا-6، إلا أنها يمكن أن تصبح ضارة إذا لم تكن في اتزان مع الأحماض الدهنية من نوع أوميجا-3. الكميات الفائضة من أوميجا-6 يتم تحوليها إلى مركبات إيكوزانويد، والتي تزيد من الالتهاب في أجسامنا. عندما تكون الأحماض الدهنية من نوع أوميجا-3 موجودة بكثرة، يتم تحويل كمية أقل من الأحماض الدهنية من نوع أوميجا-6 إلى مركبات إيكوزانويد المسببة للالتهاب. العديد من أمراض الشعوب المتحضرة مرتبط بحالة من الالتهاب منخفض الحدة في أجسامنا. بسبب خصائصها المضادة للالتهاب، تلعب الأحماض الدهنية من نوع أوميجا-3 دوراً قوياً في الوقاية من أمراض عصرنا الحديث مثل أمراض القلب والأوعية الدموية، السكتة الدماغية، التهاب المفاصل، الربو، بعض أنواع السرطان، مرض الزهايمر والاكتئاب. من المتوقع أنه في الدول الصناعية، نسبة استهلاك أوميجا-6 إلى أوميجا-3 هي بين 1:10 و1:15. النسبة المثالية التي لها دور في تعزيز الصحة وطول العمر هي 1:4.[100] الحمية الغذائية الغربية لا توفر كمية كافية من أوميجا-3. اليابان هي الاستثناء الوحيد من بين الدول الصناعية، فسكانها يتناولون كميات كافية من الأحماض الدهنية من أوميجا-3. الكميات الكبيرة من الأحماض الدهنية من نوع أوميجا-3 في الحمية اليابانية التقليدية مرتبطة بالمعدلات المنخفضة للإصابة بالسمنة وأمراض القلب والأوعية الدموية، بالمقارنة مع الدول المتطورة.

تقنيات الزراعة والحراثة الحديثة لا تفضل تركيب الأحماض الدهنية الصحية. من أجل تحقيق نمو سريع، يتم إطعام الحيوانات بطعام مركز إلى جانب إعطائها الهرمونات. تمت دراسة في البرازيل بهدف مقارنة جودة لحم البقر التقليدي، الذي يتغذى على العشب بلحم البقر الذي يتغذى على الحبوب.[101] وجد الباحثون أن نسبة الأحماض الدهنية من نوع أوميجا-6 إلى الأحماض الدهنية من نوع أوميجا-3 كانت أفضل بكثير لدى البقر الذي يتغذى العشب مقارنة بالبقر الذي يتغذى الحبوب (1:3.6 و1:5.8 على التوالي). أظهرت دراسة أسترالية زيادة قدرها 2 إلى 3 أضعاف في الدهون التقابلية (من نوع 1:18) عند مقارنة الحيوانات التي تتغذى على الأعشاب بتلك التي تتغذى على الحبوب. [102]

الدهون الحيوانية

يوصي الدليل الغذائي بتناول دهون أقل. يربط جمهور العلماء تناول الدهون الحيوانية بمستويات مرتفعة من الكوليسترول في الدم، الأمر الذي يزيد خطر الإصابة بمرض القلب التاجي. هم يدّعون أن الدهون المشبعة موجودة بوفرة في المنتجات الحيوانية وهي أحد أهم عوامل الإصابة بأمراض القلب والأوعية الدموية. حتى أن بعض خبراء الصحة في وسائل

الإعلام يستخدم مصطلحي الدهون الحيوانية والدهون المشبعة بتبادل. دعنا نلقي نظرة سريعة على تركيب الأحماض الدهنية الموجودة في الدهون الحيوانية. هناك فروق بين الأنواع، ولكن بشكل عام، إن حوالي نصف محتوى الدهون في الحيوانات التي تربى منزلياً هو من الأحماض الدهنية المشبعة. النصف الآخر هو من الأحماض الدهنية الأحادية غير المشبعة، وهناك كمية صغيرة من الأحماض الدهنية المتعددة غير المشبعة. هناك فقط ثلاثة أحماض دهنية قد تعد مضرة: حمض الغار (اللوريك) وحمض الميريستيك وحمض النخيل (البالمتيك). هؤلاء الثلاثة معاً هم الأحماض الدهنية "السيئة" التي تشكل حوالي ربع محتوى الدهون الكلي. بكلمات أخرى، ثلاثة أرباع الأحماض الدهنية الموجودة في الحيوانات جيد، أو على الأقل محايد.

يستفيد بعض مشككي الكوليسترول من نقص الأدلة العلمية القوية ضد الدهون المشبعة ويدّعون أن الدهون الحيوانية هي مصدر صحي وطبيعي. هم أحياناً يحفزون الناس للابتعاد عن اللحم الخالي من الدهون واستخدام الدهون الحيوانية في الطهو بدلاً من الدهون النباتية. لكن هناك مشكلتان كبيرتان. الأولى، لا يوجد أي دليل علمي يدعم الادعاء القائل أن الدهون الحيوانية صحية أكثر من الدهون النباتية. الثانية، جمهور العلماء ينقصه الدليل على صحة نظريته أيضاً. هناك رابط ضعيف فقط بين الدهون المشبعة ومرض القلب والأوعية الدموية. في نظري، لا يجب أن نقلق كثيراً حيال الدهون الموجودة بشكل طبيعي في منتجات اللحوم. الأطعمة المصنوعة من اللحم الخالي من الدهون غالباً ما تحتوي السكر، وهو أسوأ من أي نوع من أنواع الدهون. في المقابل، لا تستخدم الدهون الحيوانية للطهي، ليس للدهون الحيوانية أي فوائد صحية. حضّر طعامك من الزيت النباتي المعصور على البارد.

الزيوت النباتية

يجب توخي الحذر عند اختيار الزيت الصحيح للطبخ. الزيوت العضوية المعدة بشكل تقليدي غنية بالمواد الغذائية وهي مصدر ممتاز للأحماض الدهنية الأساسية، مضادات الأكسدة، وبعض الفيتامينات. عند التسوق لشراء الزيت الصحيح، يجب أن تضع في الاعتبار بعض الأشياء. تجنب تماماً أي طعام مصنوع من نباتات معدلة وراثياً. تزداد حصة السوق العالمي من محاصيل النباتات المعدلة وراثياً كل عام. في الحقيقة، إن العولمة ذهبت بعيداً حتى أنه في بعض الدول من الصعب إيجاد النوع الغير معدل وراثياً من بعض النباتات. في الولايات المتحدة مثلاً، معظم محاصيل الذرة والصويا معدلة وراثياً. تأثيرات الأطعمة المعدلة وراثياً غير معروفة. بالرغم من أن السلطات الصحية أعلنت أن الأطعمة المعدلة وراثياً آمنة، لا تأخذ ذلك على محمل الجد. يجب أن نبقي في أذهاننا أن البحث العلمي ممول بطريقة غير مباشرة من صناعة الطعام والدواء. كقاعدة عامة، الدراسات ذات النتائج الإيجابية فقط هي التي يتم نشرها. الدراسات التي تتعارض مع شركات الأطعمة أو شركات الأدوية الكبرى يتم إسكاتها بسرعة. على سبيل المثال، عالم الكيمياء الحيوية والتغذية الهنغاري أرباد

بوستي، أمضى 36 عاماً في معهد وريت للأبحاث في أبردين، إسكتلندا. بعد ذلك تم طرده بعد أن أشار أن البطاطس المعدلة وراثياً مضرة. تمت مصادرة بيانات أبحاث بوستي ومنعه من الحديث للعامة.

بعيداً عن الأطعمة المعدلة وراثياً، هناك قصة مرعبة أخرى. بجانب المبيدات الحشرية العادية، يرش الجليوفوسفات على بعض المحاصيل من أجل تسريع وقت حصادها (مثل دوار الشمس). صنفت الوكالة الدولية لبحوث السرطان الجليوفوسفات كمادة كيميائية من المحتمل أنها مسرطنة (تسبب السرطان).

في محطة المعالجة، يتم استخراج الزيت من البذور باستخدام الحرارة، الضغط، والمذيبات الكيميائية. بعد ذلك يذهب "الزيت الخام" إلى المصفاة. في هذه الخطوة، تتم إزالة البروتينات، الفيتامينات، الصبغات، و"الشوائب" الأخرى عن طريق عمليات كيميائية وميكانيكية أخرى. في الخطوة الأخيرة، يتم تبييض الزيت وإزالة رائحته.

في الختام، يجب علينا تجنب كل نوع من أنواع الزيت النباتي المعالج، والغير طبيعي. وحدها المنتجات النباتية العضوية التي تم استخلاص الزيت منها من خلال العصر على البارد هي الموصى بها.

زيت الكانولا هو أكثر الزيوت النباتية المثيرة للجدل. تلقى هذا المنتج شهادة فحص جمعية القلب الأمريكية. بجانب هذه الشهادة، هناك أسباب أخرى تدعونا لتجنب زيت الكانولا. مناصرو زيت الكانولا يدّعون أنه يحتوي على نسبة ضئيلة من الأحماض الدهنية المشبعة ونسبة الأحماض الدهنية من نوع أوميجا-3 إلى الأحماض الدهنية من نوع أوميجا-6 فيه مثالية. هذا الجزء صحيح. لكن باقي القصة لم تطبع على بطاقة المادة الغذائية. زيت الكانولا هو مثال على الأطعمة المعدلة. يستخرج هذا الزيت من السلجم، وهو في الأصل نبات لا يؤكل بسبب احتواءه على كميات كبيرة من حمض الإروسيك السام. أسفرت عقود من تقنيات التربية الانتقائية عن مستنبتات تسمى "ذات خانتين صفريتين"، أي أنها تحتوي كميات أقل بكثير من المواد السامة. هذا ليس كل شيء. في عام 1995، طرحت شركة موسانتو نبتة الكانولا الجديدة المعدلة وراثياً. الكانولا الجديدة المعدلة وراثياً حاصلة على علامة "Roundup Ready". ما تعنيه هذه العلامة هو أن المحاصيل يمكن أن ترش بمبيدات أعشاب أكثر دون قتل النبات نفسه.

الزيوت الجيدة

كما ناقشنا سابقاً، الحفاظ على نسبة صحيحة من الأحماض من نوع أوميجا-3 وأوميجا-6 هو أمر ضروري. هدفنا الأساسي هو تناول الأحماض الدهنية من نوع أوميجا-3 قدر الإمكان، وتقليل تناول الأحماض الدهنية من نوع أوميجا-6. النسبة الصحيحة ليست أكثر من 4 أجزاء من الأحماض الدهنية من نوع أوميجا-6 لكل جزء من الأحماض الدهنية من نوع أوميجا-3. أسماك البحر المدهنة مصدر غني بالأحماض الدهنية من نوع أوميجا-3

ذات السلاسل الطويلة والطويلة جداً. زيت بذور الكتان هو أفضل مصدر نباتي للأحماض الدهنية من نوع أوميجا-3. يبدأ زيت بذور الكتان الطبيعي في التحلل عند تعرضه للهواء أو لدرجة حرارة مرتفعة. لذلك يجب تخزينه في الثلاجة، ولا يمكن استخدامه للقلي أو الطبخ. يجب أن يكون زيت بذور الكتان هو الخيار رقم واحد عند إعداد السلطات، الأطباق الباردة، والأطباق الأخرى التي تتطلب تسخين الزيت. الشيا هي طعام خارق اكتشفناه مجدداً حديثاً. أكثر من نصف محتوى زيت بذور الشيا هو أوميجا-3، هي أيضاً مصدر ممتاز للألياف والبروتين. زيت بذور الشيا غير متوفر في الأسواق. تؤكل بذور الشيا طازجة ونيئة. فقط قم بغمرها في الماء قبل وجبتك بنصف ساعة.

زيت السمك، زيت بذور الكتان، وبذور الشيا هي المصادر الأساسية المركزة للأحماض الدهنية من نوع أوميجا-3 ومحتواها من الأحماض الدهنية من نوع أوميجا-6 قليل أيضاً. هناك مصادر أخرى للأحماض الدهنية من نوع أوميجا-3 ولكن نسبة أوميجا-6 إلى أوميجا-3 فيها أعلى بكثير. أود التأكيد على استخدام زيت بذور الكتان فهو الخيار رقم واحد للأطعمة التي لا تتطلب تسخين الزيت. للأشياء الأخرى، استخدم زيت الزيتون البكر الممتاز. محتوى زيت الزيتون من أوميجا-6 ليس مرتفعاً جداً. يمكن موازنة نسبة أوميجا-3 بتناول المزيد من زيوت السمك، زيت بذور الكتان، وبذور الشيا. من خلال إضافة هذه الأطعمة إلى نظامك الغذائي اليومي، ستستمتع بأقصى الفوائد الصحية لحمية غذائية متوازنة وصحية غنية بالأحماض الدهنية من نوع أوميجا-3. بين الفينة والأخرى، يمكنك استخدام الزيوت النباتية الأخرى المعصورة على البارد. يمكنك أيضاً تناول المكسرات والبذور الزيتية الأخرى. لا يوجد لزيت النخيل أو زيت جوز الهند أي فوائد صحية لأنهما يحتويان على نسبة عاليةً جداً من الأحماض الدهنية المشبعة – أكثر بثلاث مرات مما تحتويه الدهون الحيوانية.

31

البروتينات الحيوانية

تناول المزيد من اللحوم

في الدول النامية، ازداد تناول اللحوم بشكل ثابت على مدار النصف قرن الأخير. لكن في الدول المتطورة، وصل تناول اللحوم في بداية العقد الأول من القرن العشرين إلى ذروته، ومنذ ذلك الوقت بدأ بالانخفاض. في الدول الغير متطورة اقتصادياً، تعتبر اللحوم رمزاً للترف. كلما نمت ثروة دولة ما، يزداد تناول اللحوم فيها. تقاليد تناول الطعام القديمة يتم استبدالها تدريجياً بالطعام الغربي الذي يحتوي كميات كبيرة من الكربوهيدرات المحسّنة (المكرّرة) واللحوم. تعد الصين من أكثر الأسواق نمواً في العالم. الطبقة المتوسطة في الصين تنفجر، نتيجة لتراكم الثروة في المناطق الحضرية. بدأ نمط الحياة الغربي يصبح أكثر شعبية في الصين بالأخص بين الشباب، مستبدلاً بذلك القيم الصينية التقليدية. لا يزال ماكدونالدز رمزاً لا يمكن إنكاره لنمط الحياة الأمريكي. في عام 2017، أعلنت ماكدونالدز أنها ستضاعف عدد مطاعمها في الصين خمسة أضعاف خلال خمس سنوات.

مع استبدال الطعام التقليدي بالطعام الغربي وزيادة تناول اللحوم، ازدادت معدلات الإصابة بأمراض الشعوب الغربية والتي كانت نادرة في الدول الغير متطورة اقتصادياً. الدليل على ذلك أن معدلات الإصابة بمرض نقص تروية القلب، السرطان، والسكري تزداد بشكل ينذر بالخطر في الدول النامية. يظهر الرسم البياني 31.1 ازدياد تناول اللحوم لكل نسمة منذ عام 1990، في كل من الصين، كوريا الجنوبية، البرازيل، والمكسيك. بالرغم من أن كوريا الجنوبية دولة متطورة جداً، إلا أن معدلات حدوث أمراض الشعوب المتحضرة فيها يتبع نفس نمط الدول الثلاث الأخرى. بالتوازي مع زيادة تناول اللحوم، تزداد معدلات الإصابة بأمراض نقص تروية القلب، السرطان، والسكري بشكل ثابت (انظر الرسوم البيانية 31.2، 31.3، 31.4). هناك بالتأكيد ارتباط بين تناول اللحوم والإصابة بأمراض الشعوب الغربية.

الارتباط لا يعني بالضرورة السببية. أنا لا أقول أن تناول اللحوم هو السبب الوحيد وراء أمراض العصر الحديث، بل هو أحد العوامل الرئيسة. يلعب كل من تناول القليل من الألياف، تناول الكثير من الكربوهيدرات المحسّنة (المكرّرة)، وقلة النشاط البدني دوراً مهماً في الإصابة بالعديد من الأمراض، لكن لا يجب أن ننسى آثار تناول الكثير من اللحوم.

تناول اللحوم

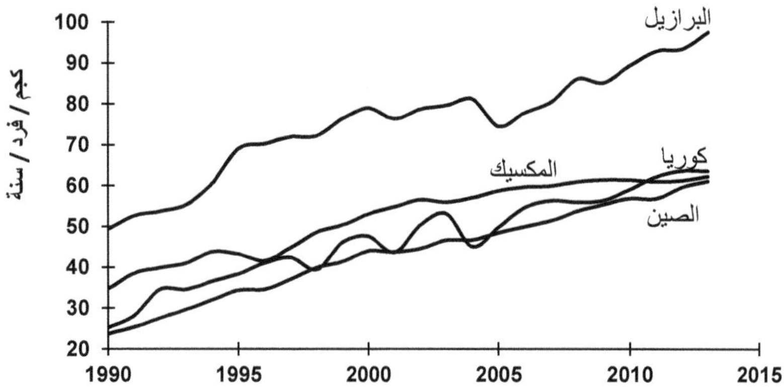

الرسم البياني 31.1. تناول اللحوم لكل فرد في أربع دول

مرض نقص تروية القلب

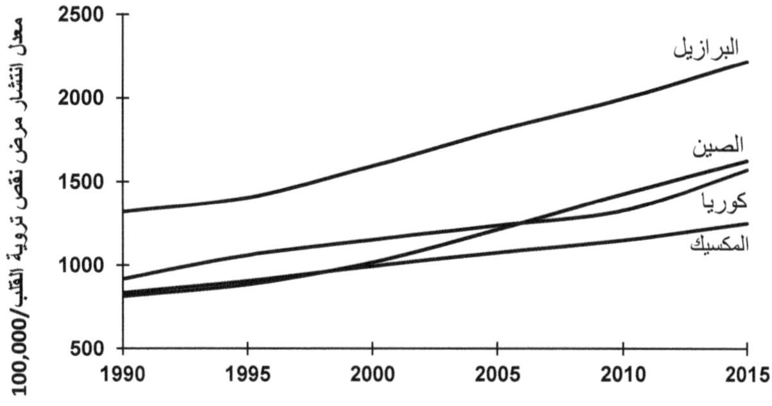

الرسم البياني 31.2. معدل الإصابة بمرض نقص تروية القلب

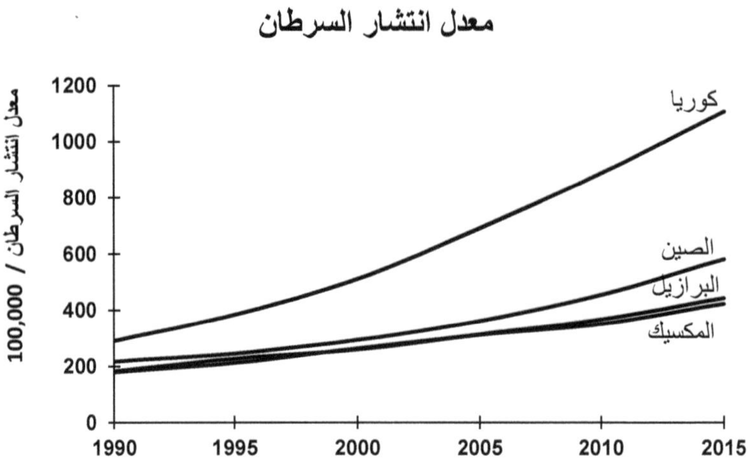

الرسم البياني **31.3.** معدلات انتشار السرطان

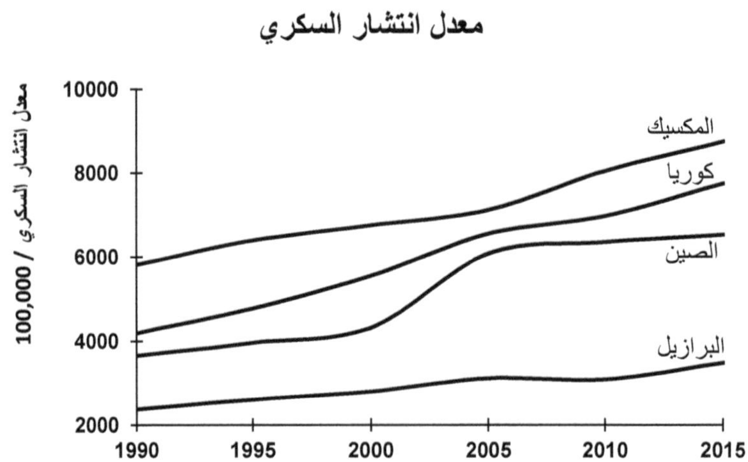

الرسم البياني **31.4.** معدلات انتشار السكري

ما خطب اللحوم؟

أنا لا أحاول إقناع أي أحد بأن يصبح نباتياً. لكن يجب علينا إعادة النظر في دور اللحوم في نظامنا الغذائي. هناك مشكلتان في عاداتنا الغذائية: حجم وجودة اللحوم التي نأكلها. متوسط تناول اللحوم المتوقع في الدول الغربية هو بين 90 و113 كيلوجراماً في السنة لكل فرد. للحصول على هذا القدر من اللحوم، علينا تناول ثلث بقرة، أو 62 دجاجة. على النقيض، اليابانيون الذين هم أكثر صحة بكثير من الغربيين، يأكلون في المتوسط 50 كيلوجراماً من اللحوم في السنة. المناطق الزرقاء هي تلك المناطق من العالم حيث يعيش الناس حياة أطول من المتوسط. تشمل هذه المناطق سردينيا في إيطاليا، إيكاريا في اليونان، وأوكيناوا في اليابان. ما هي الصفة المشتركة في النظام الغذائي للناس الذين يعيشون في المناطق الزرقاء؟ هم يعيشون على نظام غذائي يعتمد بشكل شبه كامل على النباتات ويأكلون اللحوم بين الفينة والأخرى. يأكل الغربيون كمية أكبر بكثير من اللحوم وهم أيضاً يمرضون أكثر بكثير من الأشخاص الذين يعيشون في المناطق الزرقاء من العالم.

المشكلة الثانية هي جودة اللحوم التي نأكلها. ما المشكلة في اللحوم المنتجة تجارياً؟ الجواب هو: كل شيء، من الخطوة الأولى وحتى الخطوة الأخيرة. تقنيات الزراعة والحراثة الحديثة لا تنتج طعاماً صحياً أبداً. من أجل تحقيق نمو سريع، يتم إطعام الحيوانات مواد مركزة بدلاً من تركها تأكل بشكل طبيعي. في الفصل السابق، ناقشنا كيف أن لحم البقر الذي يتغذى على العشب أفضل بكثير من لحم البقر الذي يتغذى على الحبوب من ناحية نسبة الأحماض الدهنية من نوع أوميجا-6 إلى تلك التي من نوع أوميجا-3. تربية المواشي بالطريقة الطبيعية تزيد من جودة المنتجات الحيوانية.

من أجل تسريع النمو، يتم استخدام نظائر صناعية من الهرمونات الجنسية الطبيعية مثل التستوستيرون والبروجسترون في إنتاج لحم البقر. بالإضافة للهرمونات الجنسية، يتم علاج الحيوانات باستخدام مركبات حيوية دخيلة (غريبة) لا تُنتج بشكل طبيعي فيها. الولايات المتحدة هي السوق الرئيسي للحوم البقر المنتجة باستخدام الهرمونات. بسبب تصاعد المخاوف الصحية، لم يعد استخدام الهرمونات في إنتاج اللحوم مسموحاً في دول الاتحاد الأوروبي. بسبب هستيريا الكوليسترول التي بدأت في السبعينيات، منتجات اللحوم الخالية من الدهون أصبحت رمزاً لخيارات الطعام الصحية أكثر. لجعل منتجاتهم أكثر جذباً للمستهلك، يضيف صانعو الطعام كمية كبيرة من السكر إلى لحومهم "الصديقة للقلب" وقليلة الدهون. كما ناقشنا سابقاً، السكر أكثر ضرراً بكثير من الدهون. تناول كمية كبيرة من الكربوهيدرات المحسّنة (المكرّرة) هو القوة المحركة الأساسية وراء العديد من أمراض الشعوب المتحضرة.

الولايات المتحدة هي أحد أكثر الدول استهلاكاً للحوم الحمراء في العالم. نتائج الأبحاث الأخيرة ربطت تناول اللحم الأحمر بزيادة خطر الإصابة بأمراض شديدة مثل المتلازمة الأيضية[103]، أمراض القلب والأوعية الدموية[104]، السرطان[104]، والسكري.[105] منتجات

اللحوم الحمراء تحتوي على الحديد في صورة هيم، والذي يلعب دوراً مهماً في تكوين الجذور الحرة تحت ظروف معينة مسبباً إجهاداً تأكسدياً. هذا الأمر الذي يؤدي إلى حالة من الالتهاب منخفض الشدة، وهذا الأخير مرتبط بالعديد من الأمراض.

في الدول الغربية، لا يتم تناول اللحوم في صورتها الطبيعية بل في صورة معالجة جداً مثل النقانق، الهامبرجر، السجق، السلامي، اللحوم المعلبة، إلخ. تبين أن اللحوم المعالجة أكثر ضرراً من اللحوم الحمراء.[106] خلال عملية المعالجة، يتم تعريض اللحوم للعديد من المواد الكيميائية مثل النترات، النتريت، الفوسفات، والدخان.

الحل

إنه لمن المستحيل تقريباً البقاء في صحة جيدة عن طريق تناول كميات كبيرة من اللحوم المعالجة، ما يعادل ثلث بقرة، أو 62 دجاجة في السنة. اللحوم المعالجة هي الأكثر ضرراً من بين جميع المنتجات الحيوانية، لذلك يجب أن نبتعد عنها نهائياً. اللحوم البيضاء صحية أكثر بكثير من اللحوم الحمراء. يحتوي لحم البقر على الهرمونات، الحديد في صورة هيم، الدهون التقابلية، ونسبة الأحماض الأمينية من نوع أوميجا-6 إلى نوع أوميجا-3 سيئة. إذا لم تستطع العيش بدونه، عليك تناوله بكميات قليلة، وفي المناسبات فقط؛ ليس أكثر من مرة في الأسبوع. لكن الخيار الأكثر صحة هو عدم تناول اللحوم الحمراء من الأساس. تعتبر الدواجن والأسماك بدائل مثالية عن اللحوم الحمراء.

كما ناقشنا سابقاً، أنا أقول أنه يجب علينا إعادة النظر في دور اللحوم الرئيسي في نظامنا الغذائي. الناس في الدول الغنية، كرمز للترف، يميلون لتناول لحوم أكثر مما تحتاجه أجسامهم. الناس الأكثر صحة والأطول عمراً يأكلون اللحوم مرة أو مرتين في الأسبوع. هذا هو أحد أسرار الصحة وطول العمر. يأكل الأمريكي العادي 2.2 كيلوجراماً من اللحوم أسبوعياً. هذه كمية كبيرة جداً من الحديد بصورة الهيم، وبقايا الهرمونات، والأحماض الدهنية من نوع أوميجا-6، والمواد الحافظة. حاول تقليل ما تتناوله من اللحوم إلى 0.5 – 0.7 كيلوجرام في الأسبوع كحد أقصى. يمكن تناول هذه الكمية كحصص يومية صغيرة أو 2-3 وجبات أكبر حجماً. حضر اللحوم بالطريقة التي تحب. لا يجب أن تقلق حيال الدهون الموجودة بشكل طبيعي في اللحوم. عند طبخها، استخدم زيت الزيتون الممتاز المعصور على البارد. لا تستخدم الدقيق أو السكر في المرق أو الصلصة.

السمك صحي أكثر من اللحوم. حاول استبدال اللحوم بالسمك في نظامك الغذائي. أسماك البحر المدهنة هي مصدر غني بالأحماض الدهنية من نوع أوميجا-3. تناول أي نوع من السمك باستثناء اثنين. تجنب السمك المحفوظ بالتمليح تماماً. يمكن تمليح السمك بشكل متوسط، لكن السمك الذي يباع تجارياً قد يحتوي على الملح بنسبة 20%. تناول هذه الكمية من الملح أمر غير صحي. هذا المحتوى من الملح هو أكثر 5-10 مرات من العادي. بالنسبة للسمك المعلب، عليك قراءة البطاقة الغذائية. تجنب تلك التي تحتوي على مكونات سيئة مثل

السكر، أو زيت نبتة الصويا المعدلة وراثياً. اشتر الأسماك المعلبة في مياه الينابيع. قم بإزالة الماء وأضف معلقتين من زيت بذور الكتان على السمك. هذا سيصنع لك يوم أوميجا-3 ممتاز.

البروتينات النباتية

البروتينات النباتية هي بديل صحي عن اللحوم. كل الأحماض الأمينية الضرورية الموجودة في اللحوم يمكن الحصول عليها من الأطعمة النباتية. هناك 20 حمضاً أمينياً موجودة بشكل طبيعي، 10 منها تسمى أحماضاً أمينية أساسية، وذلك يعني أن الجسم لا يستطيع صنعها. هناك أربع أحماض أمينية تسمى الأحماض الأمينية المُحدّدة والتي لها دور مهم في عملية صنع البروتين داخل أجسامنا وهي: اللايسين، الميثيونين، الثريونين، والتربتوفان. بتناول البقوليات بشكل معتاد، يمكننا بسهولة الحصول على ما نحتاجه من الأحماض الأمينية الأساسية.

تناول البيض

بسبب هستيريا الكوليسترول التي ضربت العالم، تناقص تناول البيض في الولايات المتحدة منذ السبعينيات. لا يجب أن تقلق حيال الكوليسترول في طعامنا ذلك لأن تأثير على مستويات (LDL) يمكن تجاهله.[73، 107] الكوليسترول موجود في كل خلية من خلايا جسمنا تقريباً، فهو جزء لا يتجزأ من الغشاء الخلوي. الكوليسترول موجود في العصارة الصفراوية أيضاً، وهو المادة الخام لصناعة فيتامين (D) والعديد من الهرمونات. لا يوجد حياة من دون الكوليسترول. في كل يوم، ينتج جسمنا 700 مليجرام من الكوليسترول. كلما تناولت كمية أكبر من الكوليسترول، سينتج جسمك كمية أقل منه.

على الرغم من احتواء البيض على الكثير من الكوليسترول، فإن تناول البيض لا يؤثر على مستويات الكوليسترول في الدم. يمكنك تناول البيض دون أن تقلق حيال مستويات الكوليسترول في دمك.

تعتمد جودة البيض على الظروف التي تمت فيها تربية الحيوانات. البيض الذي تنتجه الدجاجات الحرة أكثر فائدة غذائية من البيض الذي تنتجه الدجاجات المحبوسة والتي تتغذى على الهريس التجاري. بيض دجاج المراعي غني بفيتامين (A) ومحتوى فيتامين (E) والأحماض الدهنية من نوع أوميجا-3 فيه أعلى بمرتين من ذلك البيض الذي تنتجه الدجاجات المحبوسة في المزارع التجارية.

32

الحليب ومشتقاته

لقد أخبرونا أن نشرب حليباً أكثر

ينصح الدليل الغذائي للأمريكيين في إصدار عام 2015 بتناول 3 أكواب من الحليب في اليوم للبالغين. يذهب الدليل الغذائي الكندي أبعد من ذلك: على المراهقين تناول 3 إلى 4 أكواب من الحليب كل يوم. إن الفوائد المزعومة للحليب تشمل تقليل خطر الإصابة بكل من هشاشة العظام، أمراض القلب والأوعية الدموية، السرطان، التهاب المفاصل، السكري، الاكتئاب، وتطول اللائحة. للأسف، لا يمكن إثبات أي من هذه الادعاءات. الدليل الذي يدعم الفوائد الصحية للحليب شحيح. لا يوجد بيانات بحثية متعارضة، والدليل على الأضرار الصحية للحليب ومشتقاته موجود بكثرة مثل تلك الأبحاث التي تثبت فوائده الصحية.

هل الحليب جيد حقاً لصحتك؟

هشاشة العظام مرض يعني نقص كثافة العظام ما يجعلها أكثر عرضة للكسر. بما أن الكالسيوم هو المعدن الأساسي في العظام، ولأن الحليب ومشتقاته تحتوي على الكثير من الكالسيوم، كان هناك افتراض يقول أن تناول الحليب يقي من الإصابة بهشاشة العظام. دعنا نرى هل يقينا الحليب من هشاشة العظام؟ تمت دراسة دور الحليب ومشتقاته في الوقاية من هشاشة العظام لعقود، لكن النتائج مثيرة للجدل. هناك العديد من الدراسات التي تظهر أن للحليب ومشتقاته دوراً في الوقاية من هشاشة العظام. على النقيض، وجد آخرون أن تناول الحليب لا يمنع من كسور العظام أبداً، حتى أن الحليب مضر بصحة العظام.

تمت دراسة استباقية مدتها 12 سنة بمشاركة 77,761 ممرضة (إناث). تم تصنيف الممرضات في أربع فئات من حيث تناولهن للحليب. تم تحليل معدل حدوث كسور في الحوض والساعد باستخدام طرق إحصائية. بشكل مدهش، إن أقل معدلات حدوث كسور العظام كانت بين تلك الممرضات اللاتي تناولن أقل كمية من الحليب ومشتقاته. وجدت الدراسة أنه من غير المحتمل أن تناول كميات كبيرة من الحليب يقي من كسور الحوض والساعد.[108]

بناءً على إحصائيات كسور الحوض من 37 دولة[109]، هناك علاقة قوية (معامل الارتباط = 0.84) بين تناول الحليب ومعدل حدوث كسور الحوض. (انظر الرسم البياني 32.1). رغم أن الارتباط لا يعني بالضرورة السببية، أود أن أشير إلى حقيقة أن الدول التي

يتناول فيها الناس كمية كبيرة من الحليب لديها أعلى معدلات حدوث كسور الحوض أيضاً. دور الحليب في الإصابة بالسرطان أكثر تعقيد. تظهر بعض الدراسات أن هناك علاقة إيجابية، بينما تظهر أخرى أن هناك علاقة سلبية بين تناول الحليب ومشتقاته والإصابة ببعض أنواع السرطان. تمت دراسة استباقية بمشاركة 15,914 شخص، وُجد أن هناك ارتباطاً قوياً بين تناول الحليب والسرطان في الأعضاء الليمفية (نسبة الأرجحية: 3.4).[110] وجد أيضاً أن هناك العديد من السرطانات الأخرى المرتبطة بتناول الحليب. من ناحية أخرى، قد أظهر الحليب دوراً وقائياً في الحماية من سرطان المثانة.

يحتوي الحليب بشكل طبيعي على هرمون اسمه عامل النمو الذي يشبه الانسولين-1 (IGF-1). ينتج جسم الإنسان هذا الهرمون أيضاً؛ هو يحفز النمو الخلوي، مؤثراً بذلك على كل خلية من خلايا جسمنا. بجانب تأثيره في تحفيز النمو، فإن لعامل النمو الذي يشبه الإنسولين-1 دوراً أيضاً في نمو الخلايا السرطانية. يمكن لتناول الحليب زيادة مستويات (IGF-1) في بلازما الدم بنسبة تصل إلى 23%، بالأخص عند الأشخاص ذوي العرق غير القوقازي.[111] يتم علاج الأبقار المنتجة للحليب في الولايات المتحدة وبعض الدول الأخرى بهرمون النمو البقري، لزيادة إنتاجها للحليب. من الممكن أن يحتوي حليب الأبقار المعالجة على (IGF-1) أكثر بنسبة 83%.[112] مستويات (IGF-1) المرتفعة مرتبطة بزيادة خطر الإصابة ببعض السرطانات.

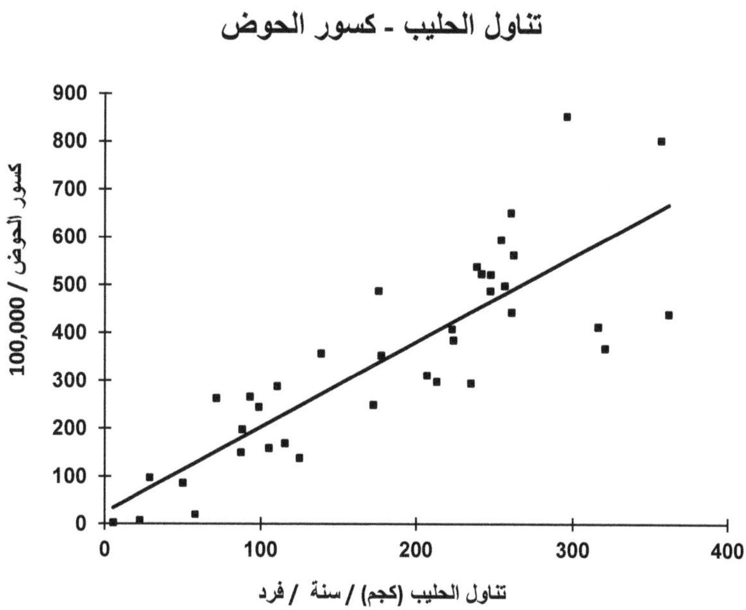

الرسم البياني 32.1. الارتباط بين تناول الحليب وكسور الحوض

يشكل اللاكتوز العنصر الأكبر من الكربوهيدرات في الحليب. يحتوي الحليب السائل على اللاكتوز بنسبة 4-5% في المتوسط. الأشخاص المصابون بحساسية اللاكتوز ينقصهم إنزيم اللاكتاز الذي يهضم السكر الموجود في الحليب. في حال غياب إنزيم اللاكتاز، وبعد تناول الحليب، يصل اللاكتوز غير مهضوم إلى الأمعاء، فتقوم بكتيريا الأمعاء بتكسيره. تشمل الأعراض ألماً في البطن، الانتفاخ، الإسهال، والتقيؤ. بعد الولادة بعدة أشهر، يبدأ نشاط اللاكتاز بالانخفاض. بعد الفطام، وعند الكثير من الأشخاص، تصبح مستويات نشاط اللاكتاز قريبة من الصفر.

معدل انتشار حساسية اللاكتوز مختلفة كثيراً بين الشعوب. في دول الأوروبية الشمالية، حوالي 10% من السكان مصاب بحساسية اللاكتوز. حوالي نصف السكان في دول أوروبا الجنوبية ومعظم الصينين مصابون بحساسية اللاكتوز أيضاً.

الكازين هو المتهم الأساسي

يشكل الكازين 80% من البروتين الموجود في الحليب. تحت ظروف معينة، يعمل الكازين كمادة مسببة للسرطان. يتحدث دكتور تي كولن كامبل في كتابه دراسة الصين عن تأثير الكازين في تحفيز نمو الأورام. في حيوانات المختبر، يمكن ببساطة تفعيل أو تثبيط نمو الورم عن طريق إعطاء أو سحب الكازين. وجدت دراسة حديثة أن الكازين يزيد من نمو خلايا سرطان البروستات عند الإنسان.[113]

كما ناقشنا سابقاً، دور الحليب في الإصابة بأمراض الشعوب المتحضرة مثير للجدل. بعض الدراسات تربط بين الحليب والعديد من الأمراض، بينما تظهر دراسات أخرى الفوائد الصحية لتناول الحليب. عند قياس الارتباط بين الحليب والعديد من الأمراض، يركز الباحثون عادة على مقدار تناول الحليب فقط، أو على مادة مغذية واحدة في الحليب مثل البروتين، اللاكتوز، أو الأحماض الدهنية. كانت البيانات البحثية حول التأثير الصحي للبروتينات الموجودة في الحليب ضئيلة حتى التسعينيات. اكتشف البروفيسور بوب إليوت من جامعة أوكلاند أن هناك فرقاً قدره 10 أضعاف في معدل الإصابة بالنوع الأول من السكري بين أطفال الساموا الذين يعيشون في نيوزيلاندا وأطفال الساموا الذين يعيشون في ساموا. لاحظ إليوت أنه في نيوزيلاندا، الحليب غني ببروتين معين اسمه بيتا-كازين A1. هذا البروتين يؤدي إلى التهاب جهازي وأمراض في المعدة والأمعاء تشبه تلك التي عند المصابين بحساسية اللاكتوز.

مع ظهور أساليب الزراعة الحديثة، تم استبدال السلالات التقليدية بسلالات أبقار هولستين (الأبقار الهولندية). بما أن أبقار هولستين منتجة بشكل استثنائي، فهي أكثر سلالات الأبقار المنتجة للحليب شهرة في الدول الصناعية. في الولايات المتحدة، 94% من الأبقار المنتجة للحليب هي من سلالة الهولستين. أبقار هولستين ذات الإنتاجية العالية تعطي حليباً

يحتوي نسبة عالية من هرمون بيتا-كازين A1. حليب الأنواع الأخرى، مثل الخراف، الماعز، أو الجمال، لا يحتوي على بيتا-كازين A1.

في المعدة والأمعاء، يتم تكسير بيتا-كازين A1 إلى بيتا-كازومورفين 7 (BCM7)، وهو مخدر قوي. بيتا-كازومورفين 7 هو أحد عوامل خطر الإصابة بالعديد من الأمراض المهددة للحياة مثل السكري من النوع الأول وأمراض القلب والأوعية الدموية. لدى العديد من الأشخاص، يمنع الإنزيم (DDP4) الكازومورفين من الدخول إلى مجرى الدم بينما عند البعض الآخر قد يصل هذا المركب إلى الدم ومن ثم إلى الدماغ. يسبب (BCM7) أنماطاً سلوكية شبيهة بتلك الموجودة لدى المصابين بالتوحد أو الفصام.

بحسب بيانات تناول الحليب في 48 دولة، وجدت علاقة قوية بين معدل انتشار السكري من النوع الأول ومقدار تناول الحليب لكل شخص (معامل الارتباط = 0.7) (انظر الرسم البياني 32.2). وجد إليوت علاقة قوية (معامل الارتباط = 0.98) بين تناول البيتا كازين (B+A1) والإصابة بالسكري.[114] أود أن أؤكد على أن معامل ارتباط بقيمة 0.98 يعني ارتباطاً قوياً بين المتغيرين. حتى أن رسم أنسيل كيز البياني "الكاذب" أظهر علاقة أكثر ضعفاً، وكان معامل الارتباط فيه بين تناول الدهون والوفاة من مرض القلب يساوي 0.96.

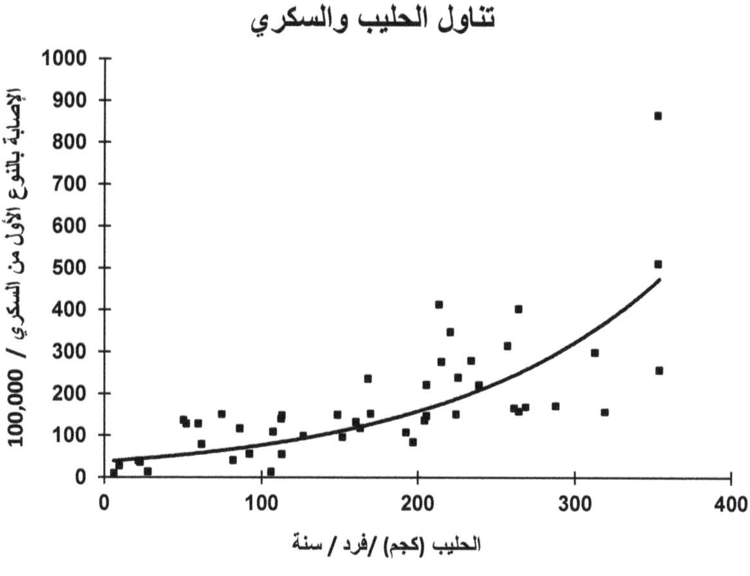

الرسم البياني 32.2. الارتباط بين تناول الحليب والسكري من النوع الأول

تمت دراسة في فنلندا شارك فيها أقرباء أصحاء لأطفال مصابين بالسكري من النوع الأول.[115] قام الباحثون بتحليل العلاقة بين تناول الحليب عند الأطفال الأصحاء وخطر الإصابة بالسكري. الأطفال الذين يشربون أكثر من 540 مل من الحليب يومياً، كانت فرصة إصابتهم بالسكري أعلى خمس مرات.

البقرة ومرض القلب التاجي

محتوى الحليب من الأحماض الدهنية بعيد عن المثالية: ثلاثيّ الأحماض الدهنية المشبعة "السيئة" (C16-C12) تشكل ثلث محتوى الحليب من الأحماض الدهنية. يحتوي الحليب أيضاً على الأحماض الدهنية التقابلية. يضع متعصبو الدهون اللوم حول أضرار الحليب على محتوى الحليب من الدهون. تبين أن الكازين أكثر ضرراً من الدهون في النهاية. بناء على بيانات تناول الحليب من 52 دولة، هناك علاقة متوسطة فقط (معامل الارتباط = 0.32) بين تناول الحليب والوفاة من مرض القلب التاجي. لكن هناك علاقة قوية بين تناول بيتا-كازين A1 ومرض القلب (معامل الارتباط = 0.63، انظر الرسم البياني 32.3). على الرغم من أن الأضرار الصحية للبيتا كازين A1 مدعومة بالبيانات الإحصائية، فإن الآلية التي يسبب فيها الكازين زيادة خطر الإصابة بمرض القلب التاجي غير مفهومة.

تناول البيتا-كازين A1 ومرض نقص تروية القلب

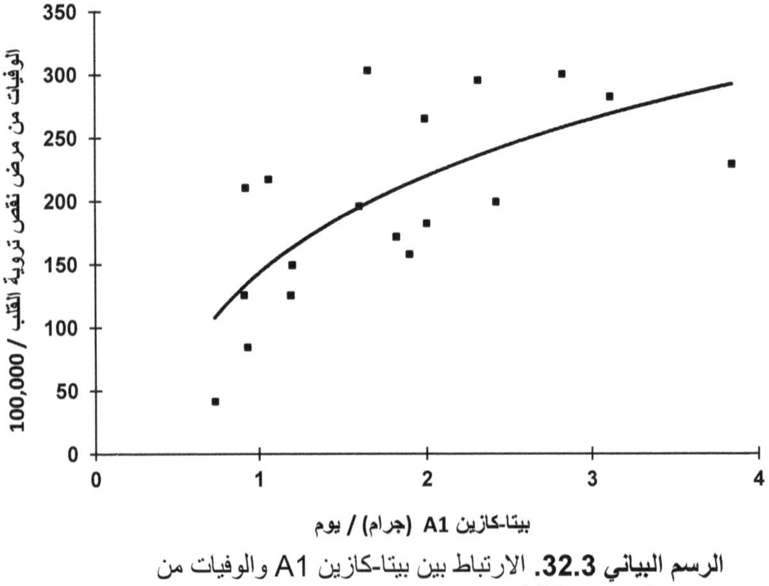

الرسم البياني 32.3. الارتباط بين بيتا-كازين A1 والوفيات من مرض نقص تروية القلب

هناك افتراض يقول أن البيتا-كازومورفين 7، وهو ناتج ثانوي عن هضم الكازين، يلعب دوراً مهماً في إحداث مرض القلب. كان علاج القرحة الهضمية هو تناول الحليب، باستخدام ما يسمى "حمية سيبي". في عام 1960، نشرت ورقة بحثية حول المعدلات المنذرة بالخطر للإصابة بمرض القلب التاجي بين أولئك الذي كانوا يعانون من قرحة هضمية وتم علاجهم باستخدام حمية الحليب.

في بريطانيا، أولئك المصابون بقرحة هضمية وكانوا يتناولون الحليب عرضة للإصابة بذبحة صدرية أكثر بست مرات بالمقارنة مع أولئك الذين أصيبوا بقرحة هضمية ولم يشربوا الحليب. في الولايات المتحدة، المصابون بالقرحة الهضمية وكانوا يتناولون الحليب أكثر عرضة للإصابة بذبحة صدرية بمقدار 2.4 مرات مقارنة مع أولئك الذين لم يشربوا الحليب.[116] الأشخاص المصابون بقرحة هضمية لديهم جهاز هضمي متضرر، لذلك إن بيتا-كازوموفين 7 يمكنه دخول مجرى الدم بسهولة. بيتا-كازومورفين 7 هو مخدر قوي وله تأثير يسبب تصلب الشرايين (تكون تراكمات في جدار الشرايين). يفترض العلماء أن BCM7 يسرع من تكوين التراكمات في جدر الشرايين، لذلك فإنه من عوامل خطر الإصابة بمرض القلب التاجي.

الدعوى ضد حليب البقر

يمكن أن الكثير منكم قد سمع بمقولة "الحليب فقط للأطفال" أو "الإنسان هو النوع الوحيد على الأرض الذي يشرب حليب الأنواع الأخرى". يجب تعديل الجملة الثانية قليلاً: في بعض الدول، تشرب القطط والحيوانات الأليفة الأخرى الحليب أيضاً. بالنسبة للجملة الأولى، أنا أوافق تماماً. لا يحتاج الكبار والشباب إلى الحليب. حليب البقر المزيف المتوفر في الأسواق مضر أكثر بكثير من كونه مفيداً. ما المشكلة في الحليب؟ كل شيء من الخطوة الأولى وحتى الأخيرة.

خلال القرن الأخير، تم استبدال سلالات الأبقار التقليدية بسلالة هولستين تدريجياً في العديد من الدول. أبقار هولستين منتجة بشكل استثنائي، لكن حليب هذه الأبقار يحتوي على كميات كبيرة من بيتا-كازين A1 والذي بدوره يسبب العديد من الأمراض الخطيرة عند بعض الأشخاص الذين لديهم حساسية.

في الدول الصناعية، تم استبدال أساليب الزراعة التقليدية بأخرى جديدة. بدلاً من الأبقار التي تأكل لأوقات طويلة، يتم إطعام الأبقار بمواد مركزة. التكنولوجيا غير الطبيعية هذه تغير من تركيب الأحماض الدهنية الموجودة في الحليب. على النقيض، فإن الأبقار التي تتغذي بشكل تقليدي على الأعشاب يحتوي حليبها على نسبة أحماض دهنية من نوع أوميجا-6 إلى نوع أوميجا-3 ممتازة، وهو كذلك غني بحمض اللينوليك المقترن.

يتم علاج الأبقار المنتجة للحليب في الولايات المتحدة وبعض الدول الأخرى بهرمون النمو البقري، وذلك لزيادة إنتاجيتها من الحليب. بسبب المخاوف الصحية، تم حظر الحليب المنتج من الأبقار المعالجة بالهرمونات في كل من كندا والاتحاد الأوروبي.

عملية بسترة الحليب أمر إلزامي في الدول الصناعية منذ قرن. من المعروف أن معالجة الغذاء بالحرارة تفقده محتواه من الفيتامينات: بالأخص فيتامين (B2) وفيتامين (B12) حيث أن نسبتهما في الحليب تقترب من صفر. يحاول المصنعون حل المشكلة من خلال إضافة الفيتامينات الصناعية إلى الحليب. بجانب خسارة الفيتامينات، هناك مشكلة كبرى أيضاً. تزيد عملية البسترة من خطر الإصابة بأمراض القلب والأوعية الدموية. قبل حوالي نصف قرن، قام دكتور أناند بتحليل عميق في كيف أن دخول البسترة الإجبارية في بريطانيا أثر على معدلات حدوث أمراض القلب والأوعية الدموية وأمراض الدماغ الوعائية. قام أناند بمقارنة معدلات انتشار هذه الأمراض قبل وبعد دخول عملية البسترة. وجد أن الوفيات من الذبحة الصدرية ازدادت بنسبة 82% في بريطانيا، وفي لندن ازدادت بنسبة 261%. ازدادت الوفيات من الجلطة الدماغية أو الانسداد في أحد الأوعية الدموية في الدماغ بنسبة 42% في بريطانيا.[117] هناك افتراض يقول أن معالجة البروتين الموجود في الحليب بالحرارة ربما تكون عامل خطر أساسياً في الإصابة بأمراض القلب والأوعية الدموية. تمنع السلطات الصحية بيع الحليب الطازج في العديد من الدول. هم يدعون أن الحليب الطازج غير آمن، لذلك يجب بسترته لقتل البكتيريا الضارة. هذا صحيح بالنسبة للحليب القادم من "أبقار المصانع" فقط، حيث أن البقر هناك لا يمضغ الطعام بل يتغذى فقط على مواد مركزة. تربى الحيوانات في أماكن وسخة، ومكتظة. في مثل تلك الظروف تصبح الأبقار عادةً مريضةً ويتم علاجها بالمضادات الحيوية والهرمونات. على النقيض، فإن إنتاج الحليب الطازج والعضوي من الأبقار التي تتغذى على الأعشاب هو أمر منظم بشكل صارم في الولايات المتحدة. تبقى الحيوانات في أماكن نظيفة ويقوم بيطري بفحص جميع الأبقار. يتم جمع الحليب من الحيوانات المختلفة بشكل منفصل. لا يحتوي مثل هذا الحليب أي بكتيريا مضرة.

في الدول الغربية، معظم الحليب المنتج بشكل تجاري تتم مجانسته. المجانسة هي عملية فيزيائية يتم فيها إدخال الحليب عبر فتحات صغيرة جداً تحت ضغط عالٍ. تقلل عملية المجانسة من حجم كريات الدهون في الحليب. تمنع هذه العملية الكريمة من الانفصال والتكون على سطح الحليب. تزيد عملية المجانسة من عدد ومساحة سطح كريات الدهون. نتيجة لمساحة سطح أكبر، تتعرض الجزيئات للأكسجين، وتتأكسد المواد الغذائية بسهولة أكبر. مقارنة بالبسترة، إن عملية المجانسة تحدث ضرراً أقل بكثير بالمواد الغذائية الموجودة في الحليب. على أي حال، إن الحليب الذي لم يتعرض لعملية المجانسة أفضل من ذلك الذي تعرض لها.

نتيجة لهستيريا الكوليسترول والدهون في السبعينيات، أصبح الحليب يباع على أنه قليل الدسم، أو منزوع الدسم. كالعادة، فقد أعطونا النصيحة الخاطئة. في الحقيقة إن الحليب

منزوع الدسم أكثر ضرراً من الحليب كامل الدسم. تقلل الدهون من سرعة امتصاص الكربوهيدرات؛ لذلك فإن للحليب كامل الدسم مؤشر الإنسولين أقل بكثير من الحليب منزوع الدسم. كما ناقشنا سابقاً، بعض البروتينات الموجودة في الحليب، مثل بيتا-كازين A1 يسبب أضراراً صحية وخيمة. الحليب الذي يحتوي على دهون أكثر، يحتوي في نفس الوقت على كازين أقل مقارنة بالحليب منزوع الدسم وهو بذلك أقل ضرراً.

نصيحة عملية

الحليب بالأساس للأطفال. ببساطة، لا يحتاج البالغون إلى الحليب. لا يحتوي الحليب أي مادة غذائية لا يمكن الحصول عليها من مصدر غير الحليب نفسه. إذا كنت لا تستطيع العيش من دون الحليب، قلل ما تتناوله إلى حصة أو حصتين أسبوعياً فقط. اشتر المنتجات المصنوعة من الحليب كامل الدسم والخالي من السكر المأخوذ من الأبقار التي تتغذى على العشب. حليب الخراف، الماعز أو الجمال، أو حليب الأبقار الذي يحتوي على الكازين من نوع A2 هي الأنواع المفضلة. تجنب جميع منتجات الحليب "المفيدة" مثل حليب الشوكولاتة، الحليب الذي يحتوي نكهات مضافة، اللبن الذي يحتوي نكهات مضافة، مخفوق الحليب (الميلك شيك)، أو أي شيء يحتوي سكراً مضافاً. لقد كتب هذا الفصل حول تناول حليب الأبقار. لا يحتوي حليب الجمال على البيتا كازمين A1 وهو بديل جيد عن حليب الأبقار.

33

ثمانية أكواب من الماء في اليوم

خرافة الثماني أكواب من الماء يومياً

تمر علينا أحياناً عبارات مثل "حوالي 60% من كتلة جسم الإنسان هي من الماء" ... "يعتمد جسمنا على الماء للبقاء" ... "يجب أن نشرب كمية كافية من الماء لنبقى مرتوين". هذه العبارات هي حقائق علمية لا يمكن دحضها. قامت الأكاديمية الوطنية للعلوم بتحديد قيمة المدخول الكافي من الماء وقيمته 3.7 لتر يومياً للرجال، و2.7 لتر يومياً للنساء. يمكن أن يسأل القراء الفضوليين، كيف جاءت الأكاديمية بمثل هذه الأرقام؟ هي هذه التوصيات مدعومة بأدلة علمية؟ الجواب القصير هو لا. لا يوجد دليل يقول أن الرجال يحتاجون فعلاً إلى 3.7 لتر وأن النساء يحتجن إلى 2.7 لتر من الماء يومياً ليبقوا مرتوين. قام علماء الأكاديمية بأخذ قيم استهلاك الماء من بيانات الإحصاء الأمريكية وبعد ذلك قالوا أنه يجب أن نشرب هذا القدر من الماء. المنطق خلف هذه النظرية يشير ببساطة إلى أننا نحتاج أن نشرب قدراً معيناً من الماء لأننا نشرب الكثير من الماء في المتوسط. هذا ادعاء لا دليل عليه.

الطريقة التي قام بها العلماء بتحديد المدخول الكافي من الماء هي مثال جيد على فلسفة هذه الأيام القائلة أن أمراً واحداً يلائم الكل. تعتمد حاجة الإنسان للماء بشكل كبير على الظروف. هناك العديد من العوامل التي تؤثر على ما نحتاج من الماء، مثل الوزن، كمية الطعام التي نتناولها، صحتنا بشكل عام، وعمرنا. الهدف الأساسي هو الحفاظ على مستوى تروية مناسب للجسم. إنها لحقيقة علمية أن توازن الجسم الداخلي يمكن الحفاظ عليه في نطاق واسع من شرب الماء: كلما شربنا ماءً أكثر، زاد ما يطرحه الجسم منه. كلما شربنا ماءً أقل، قل ما يطرحه الجسم منه على شكل عرق أو بول.

تشمل قيم 3.7 و2.7 لتر كلاً من الماء الذي نحصل عليه على شكل سوائل نشربها، وكذلك الماء الموجود في الطعام. بالنسبة لشرب السوائل، هناك خرافة شهيرة نجدها غالباً في مدونات الصحة ووسائل الإعلام الشهيرة: "اشرب ثماني أكواب من الماء على الأقل يومياً." كتب دكتور هاينز فالتين من مدرسة الطب في دارتموث ورقة بحثية حول هذا الموضوع، محاولاً إيجاد أصل خرافة الثماني أكواب من الماء.[118] في نسخة عام 1945 للكمية الموصى بها، ذكر أن كمية الماء الموصى بها للبالغين هي 2.5 لتر وهذا يشمل الماء الموجود في الطعام. يفترض هاينز أن خرافة الثماني أكواب جاءت من سوء فهم دليل عام

1945، وذلك بتجاهل الماء الذي نحصل عليه من الطعام. زيادة على ذلك، يؤكد بعض المؤلفين أن تناول المشروبات التي تحتوي الكافيين لا يجب عدّه ضمن ما نحصل عليه من الماء. استنتج فالتين أنه لا يوجد دليل علمي يدعم الادعاء القائل أننا يجب أن نشرب على الأقل ثماني أكواب من الماء يومياً. بالنسبة للمشروبات التي تحتوي الكافيين، فإن القهوة والشاي تعد جزءاً من مجموع ما نتناوله من الماء يومياً. للأشخاص الأصحاء، العطش هو أفضل دليل لتحديد ما تحتاج من الماء. بجانب العطش، البول ذو اللون الغامق هو دليل على أن الشخص غير مرتوٍ. أما في غير ذلك فلا يجب أن تقلق كثيراً: اشرب الماء عندما تشعر بالعطش. توقف عن شرب الماء وأنت غير عطشان.

لغز المياه المعبأة

تضاعف استهلاك المياه المعبأة في الولايات المتحدة بين عامي 1999 و2013. يشرب الأمريكي العادي 149 لتر من الماء المعبأ كل عام (انظر الرسم البياني 33.1). بالرغم من وجودها لأكثر من قرن، إلا أن قصة نجاح المياه المعبأة بدأت باختراع القنينة البلاستيكية في عام 1973. منذ ذلك الوقت، نمت صناعة المياه المعبأة إلى عمل ببلايين الدولارات. يجب التنويه إلى أن هناك تزامناً عجيباً بين مراجعة قيم المدخول الكافي من الماء والنمو الكبير في صناعة المياه المعبأة. أنا ليس لدي دليل يقول أن خدعة الارتواء قام بها صانعو المياه المعبأة، لكني لن أتعجب إن كان الأمر كذلك.

تحت تأثير الإعلانات المتلفزة، يمكننا أن نفترض أن القناني تحتوي على أنقى المياه المعدنية التي تتدفق من صخرة من جبل خلاب. لا يوجد أبعد من ذلك عن الحقيقة. في غالب الأحيان، إنها فقط مياه عادية ولكن في قنينة. إن القوانين الصحية للمياه المعبأة في الولايات المتحدة أكثر غموضاً من تلك الخاصة بمياه الحنفية العادية. تمضي على المياه شهور وهي في القناني البلاستيكية قبل استهلاكها. مع الوقت، ترشح بعض المواد الكيميائية من البلاستيك إلى الماء.

يحتاج إنتاج القناني البلاستيكية إلى كميات كبيرة من النفط الخام والغاز الطبيعي. الوقود الأحفوري يستخدم لشحن المياه المعبأة. ينتهي المطاف بالقناني الفارغة أو النصف ممتلئة في مواقع دفن النفايات. يتطلب الأمر قروناً حتى يتحلل البلاستيك. أنا لست ناشطاً لحماية الطبيعة؛ هذا بديهي فقط. ما هو الحل؟ إذا لم تزل مصراً على المياه المعبأة، اشتر تلك القناني الزجاجية التي يمكنك إرجاعها. يمكن أن تكون هذه القناني صعبة الإيجاد بعض الشيء. لا تكن خجولاً، قم بإعادة تعبئة القناني من مياه الحنفية أو مياه الينابيع. ستخلف نفايات أقل وستوفر بعض المال الذي يمكنك أن تنفقه في شراء طعام صحي.

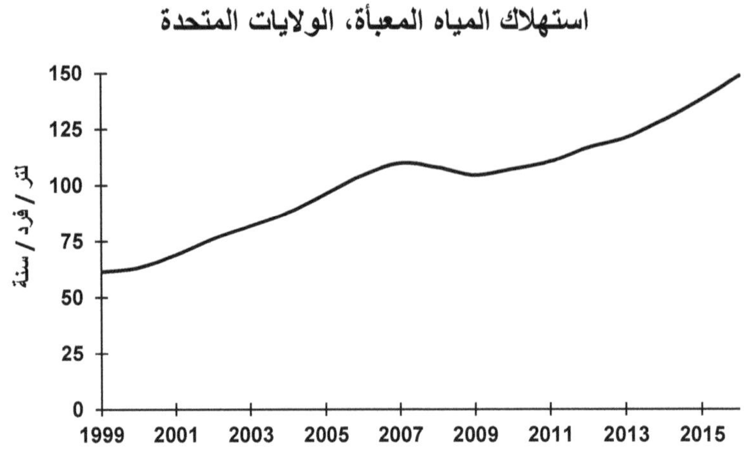

الرسم البياني 33.1. استهلاك المياه المعبأة في الولايات المتحدة

النفايات السامة في مياهك

عملية فلورة مصادر مياه الشرب هي أمر فيه جدال منذ بدايته. عملية فلوة مياه الشرب دخلت الولايات المتحدة في الخمسينات. يدعي مناصرو هذا الأمر أن الفلور في مياه الشرب يمنع تحلل الأسنان عند الأطفال والكبار. في الخمسينات، نُشرت العديد من الدراسات التي تبين تطوراً ملحوظاً في صحة الأسنان لدى تلك المجتمعات التي يشرب فيها المواطنون ماءً مضافاً إليه الفلور. كل الدراسات الأولى أظهرت نتائج إيجابية. بعد إقناع منظمة الصحة العالمية، قامت مافيا الفلور ببدء برنامج فلورة مصادر مياه الشرب العالمية. من دون الحاجة للذكر، تبين أن بيانات الأبحاث التي تثبت فوائد فلورة المياه كلها مزورة من البداية. الغش كان واضحاً، حتى أنه في عام 1959، صدر كتاب كامل يطرح أسئلة تدحض دقة هذه التجارب السريرية.[119] الأمر الأهم هو أن إضافة الفلور إلى مياه الشرب لا يمنع من تحلل الأسنان أبداً. للفلور فائدة وقائية إذا وضع على سطح الأسنان كما في معجون الأسنان، أما في غير ذلك فهو بلا فائدة. تناول الفلور ببساطة لا يمنع تحلل الأسنان. أثبتت دراسة تمت في الولايات المتحدة شارك فيها 39,000 طفل في المدرسة أن فلورة الماء لا تأثير لها على انتشار تسوس الأسنان.[120] الفلور ليس مادة غذائية. لم يعاني أحد ما من قبل من "عوز الفلور". الفلور مادة سامة جداً وربما يسبب ضرراً على الدماغ. المضحك في القصة هو أن الفلور في جرعات أكبر ليس فقط ساماً، بل إنه يدمر الأسنان أيضاً، مسبباً مرضاً يسمى "تسمم الأسنان بالفلور".

يمكن أن يسأل القارئون سؤالاً: إذا كان الفلور مضراً، لماذا لا يزال يضاف إلى 70% من مصادر المياه في الولايات المتحدة؟ الجواب بسيط، فلورة الماء هي عمل ضخم. الفلور هو منتج ثانوي من عملية تصنيع البلاستيك، السيراميك، المبيدات الحشرية، والأدوية. يعتبر الفلور بكل تأكيد مخلفاً ساماً من الصعب التخلص منه. بشكل غامض، بدلاً من التخلص من الفلور بشكل عادي مثل التخلص من أي مادة سامة أخرى، يتم إعادة تدويره في مصادر مياه الشرب، وبعض الأعمال التجارية تجني المال من ذلك. بالإضافة لهذه المشاكل، هناك سؤال أخلاقي أيضاً. تصنف إدارة الغذاء والدواء الأمريكية (FDA) الفلور كدواء. إضافة الفلور إلى ماء الشرب هي نوع من إعطاء العلاج دون أخذ موافقة المريض.

نصيحة عملية

لا تقلق كثيراً حيال الدليل الغذائي الرسمي. إذا كنت في صحة جيدة، اشرب الماء عندما تشعر بالعطش. لا تشرب الماء وأنت لست عطشاناً بعد الآن. المياه المعدنية ومياه الينابيع هي أفضل الخيارات. إذا كانت جودة مياه الحنفية في منطقتك جيدة، اشرب منها. في معظم الأوقات، المياه المعبأة ليست أفضل من مياه الحنفية. قم بالاتصال بمزود المياه وتأكد أنه لا يضيف الفلور إلى مياه الشرب. إذا اشتريت مياهاً معبأة، حاول إيجاد منتج يبيع الماء في قناني زجاجية. مع الوقت، ترشح العبوات البلاستيكية بعض المواد الكيميائية في الماء. تجنب المياه المعلبة. علب الألومينيوم مبطنة بالبيسفينول (أ). البيسفينول (أ) له تأثيرات شبيهة بالإستروجين، والذي هو أحد الهرمونات الأنثوية. حاول إبعاد البلاستيك عن الطعام. أظهرت دراسة حديثة أن معظم البلاستيك له تأثير شبيه بتأثير الإستروجين.[121]

اقرأ البطاقات الغذائية دوماً. لا تشتر أي شيء يحتوي على سكر مضاف أو نكهات صناعية. يضيف المصنعون أحياناً الصوديوم (الملح) إلى المياه. هم يقومون بذلك عمداً: يجعلك الملح أكثر عطشاً وسيتمنون أنك ستشرب مياهاً أكثر. لا تزد من مبيعات مثل هذه الشركات.

إذا كنت مدمن مشروبات غازية، حاول استبدال المياه الغازية بالماء المكربن. افحص المكونات: لا سكر، لا نكهات صناعية، لا أحماض، لا محليات صناعية أو ملح. شراء آلة صودا خاصة بك وصنع مياهك المكربنة الخاصة يعطيك القدرة على التحكم فيما تشرب. الماء المكربن بالتحديد ليس مضراً، ولكن ليس له أي فوائد صحية. هو حامضي بعض الشيء، لذلك هو ليس جيداً لأسنانك؛ قلل ما تشربه من المياه المكربنة إلى كأس واحد في اليوم. تحتوي المياه المكربنة على ثاني أكسيد الكربون. هو أحد المنتجات الجانبية للأيض الخلوي. تناول المخلفات الأيضية بكميات كبيرة لن ينتج عنه أي فوائد صحية.

34

الشاي والقهوة

هل الكافيين جيد أم سيء لصحتك؟

لا جواب مباشر على هذا السؤال. ما زال العلماء يدرسون الآثار الصحية للكافيين منذ عقود، لكن النتائج مثيرة للجدل. بينما أظهرت بعض الدراسات بعض فوائد شرب القهوة، وجدت دراسات أخرى أن المشروبات التي تحتوي الكافيين مضرة. تمت دراسة واسعة النطاق شارك فيها أكثر من 400,000 رجل وامرأة. درس الباحثون العلاقة بين شرب القهوة ومعدلات الوفاة بسبب الأمراض المختلفة. وجدوا أن أولئك الذين يشربون أكثر من ست أكواب من القهوة في اليوم، بالمقارنة مع أولئك الذين لا يشربون القهوة، احتمال وفاتهم من أمراض الشعوب المتحضرة مثل السرطان، السكتة الدماغية، مرض القلب، ومرض الرئتين أكثر بنسبة 60%.[122] في البداية، يمكننا أن نعتقد أن هناك مواد عالية السمّية في كوبك. لحسن الحظ، الأمر ليس كذلك. أظهرت الإحصائيات أن شاربي القهوة من المحتمل أن يكونوا مدخنين. الآثار الضارة سببها التدخين في الحقيقة وليس القهوة. بعد إزالة التدخين والعوامل المؤثرة الأخرى، وجد الباحثون أن معدلات الوفيات بجميع الأسباب أقل بنسبة 10% لدى الذين يشربون ست أكواب من القهوة يومياً، مقارنة بأولئك الذين لا يشربون القهوة.

للقهوة تأثير وقائي يحمي من السكري من النوع الثاني. أكثر شاربي القهوة كان خطر إصابتهم بالسكري أقل بنسبة 40%. المثير للاهتمام أن القهوة الخالية من الكافيين أظهرت خصائص وقائية ضد السكري أيضاً. الآلية التي تمنع بها القهوة الإصابة بالسكري غير مفهومة تماماً. من المحتمل أن التأثيرات الوقائية سببها مواد غذائية أخرى غير الكافيين: مضادات الأكسدة هي مرشح جيد. حتى أن بعض الدراسات أظهر أن إعطاء الكافيين وحده يضعف من حساسية الإنسولين.[123] تتفق جميع الدراسات على أن القهوة سواء العادية أو منزوعة الكافيين، تقلل جداً من احتمال الإصابة بالسكري. يتم إعطاء الكافيين بشكل علاجي للأشخاص المصابين بالربو القصبي، استسقاء الرئة، الصداع، وهبوط ضغط الدم الحاد بعد تناول الطعام. شرب القهوة مرتبط بنقصان خطر الإصابة بأمراض التنكس العصبي مثل مرض الزهايمر، ومرض باركنسون. على النقيض، ما زالت القهوة -حسب الورقة البحثية الأولى- أحد العوامل المعتبرة التي تزيد خطر الإصابة بجميع أنواع السرطانات. وجدت دراسة أخرى أن شرب القهوة يقلل خطر الإصابة بسرطان الثدي بنسبة 10% لدى النساء

بعد سن اليأس، وليس لدى النساء الأصغر سناً.[124] لدى شاربي القهوة، خطر الإصابة بسرطان المعدة أعلى وخطر الإصابة بسرطان القولون أقل. رغم أن الدراسة الأول وجدت علاقة إيجابية بين الإصابة بالسرطان وشرب القهوة، إلا أن النتائج غير متجانسة. لا يمكننا أن نقول ببساطة أن شرب القهوة يزيد خطر الإصابة بالسرطان.

من منظور خسارة الوزن، للقهوة فوائد صحية لا يمكن تجاهلها. يرفع الكافيين من معدل الأيض. يحفز أيضاً حرق الدهون. وجد الباحثون أن إعطاء الكافيين يزيد من حرق الطاقة أثناء الصيام بنسبة تصل إلى 13%. يستخدم الرياضيون الكافيين لزيادة أداءهم البدني. استخدام الكافيين في تمارين التحمّل يزيد من الوقت المستغرق قبل أن يصاب الرياضي بالإرهاق. إعطاء جرعات صغيرة من الكافيين يؤدي إلى تحسن كبير في أداء السباحين، العدّائين، وراكبي الدراجات. في تمارين المقاومة، يزيد الكافيين من قوة العضلات.

بجانب الفوائد، للكافيين أضرار صحية أيضاً. كما ذُكر سابقاً، قد يزيد الكافيين من خطر الإصابة ببعض أنواع السرطانات. من الأضرار أيضاً أن الكافيين يرفع ضغط الدم. إلا أن القهوة تحتوي على مركبات طبيعية أخرى لها القدرة على تقليل هذا التأثير الضار بشكل جزئي. شرب الكثير من الكافيين مرتبط أيضاً باضطرابات النوم وأعراض القلق.

الكافيين هو أكثر الأدوية المنشطة المستخدمة في العالم. يدّعي بعض المؤلفين أن الكافيين مادة تسبب الإدمان. لنقل أن مادة ما تسبب الإدمان، يجب أن تتوفر عدة شروط. يتوفر في الكافيين شرطان من تلك الشروط. أولاً، في غياب القهوة، قد يصاب بعض الأشخاص بأعراض متلازمة انسحاب الدواء المعين. يقول الشرط الثاني أنه "يتم قضاء الكثير من الوقت في أنشطة معينة بهدف الحصول على المادة (الدواء)". هذا الشرط موجود في الكافيين أيضاً، على الأقل في أمريكا الشمالية. كل يوم يذهب الكنديون متعصبين إلى توم هورتونز أو ستاربكس، أو مطاعم أخرى، ينتظرون بصبر في طوابير طويلة، ومن ثم يعودون لأعمالهم بعد ما حصلوا على جرعة الكافيين. في كندا، تبيع متاجر توم هورتونز 2 بليون كأس قهوة في السنة. أليس هذا إدماناً؟

تمت دراسة الكافيين لعقود، لكن لا يوجد إجماع بين العلماء فيما إذا كان الكافيين جيداً أم مضراً. إنه من الصعب أن تفرق بين الأضرار الصحية للكافيين والعوامل المؤثرة الأخرى المصاحبة لشرب القهوة. على سبيل المثال، يميل المدخنون لأن يشربوا قهوة أكثر مما يشرب غير المدخنين. بما أن الكافيين والنيكوتين يستخدمان نفس الممرات العصبية في الدماغ، شرب الكافيين بشكل معتاد قد يؤدي إلى التدخين. تدعى هذه الظاهرة باسم التحسيس المتصالب.

يتم امتصاص الكافيين بسرعة من القناة الهضمية. بعد شربه عن طريق الفم، أعلى مستويات الكافيين في بلازما الدم تكون بعد 45 دقيقة إلى ساعتين. عمر النصف للكافيين هو الوقت اللازم حتى يصبح تركيز الكافيين في بلازما الدم 50% من التركيز الابتدائي وهو بين 2.5 إلى 10 ساعات. عند الأطفال، عمر النصف أطول بكثير. عند الرجال البالغين

المدخنين، عمر النصف للكافيين أقل بنسبة 30-50% مقارنة بغير المدخنين. عند شاربي القهوة المعتدلين، من الصعب تقييم الآثار المباشرة للكافيين. يفترض بعض الباحثين أن تأثيرات الكافيين المنشطة هي بشكل كبير بسبب انعكاس أعراض الانسحاب ما يثير تساؤلاً حول الآثار المباشرة للكافيين.

مضادات الأكسدة في القهوة

الجذور الحرة غير مستقرة ولديها قدرة كبيرة على التفاعل وسرقة الالكترونات أو منحها إلى جزيئات أخرى. الكميات الكبيرة من الجدور الحرة قد تؤدي إلى تدمير أجزاء الخلية مثل DNA والبروتينات. تسمى هذه العملية الإجهاد التأكسدي. العديد من الأمراض مرتبطة بالإجهاد التأكسدي مثل أمراض القلب والأوعية الدموية، السرطان، السكري، التهاب المفاصل. تقينا مضادات الأكسدة من الإجهاد التأكسدي. تحتوي الفواكه والخضراوات الطازجة على كمية كبيرة من مضادات الأكسدة. إلا أن النظام الغذائي الغربي يفتقر لمضادات الأكسدة، لأن الناس في الدول المتطورة يتناولون طعاماً مصنعاً. على سبيل المثال، أظهرت دراسة أن ما نسبته 65% من مدخول مضادات الأكسدة لدى النرويجيين البالغين يأتي من القهوة.[125] بالنسبة لأولئك الذين يتبعون حمية صحية متوازنة، ويحصلون على حاجتهم من مضادات الأكسدة، تلعب القهوة دوراً أقل أهمية في الوقاية من المرض. في كلا الحالتين، لا تزال القهوة مصدراً ممتازاً لمضادات الأكسدة. يعتمد محتوى القهوة من مضادات الأكسدة بشكل كبير على عملية المعالجة. بعض مضادات الأكسدة موجود في الحبة الخضراء، بينما تولد مضادات أكسدة أخرى خلال عملية التحميص. بشكل عام، كل ما زاد وقت التحميص، قلت كمية مضادات الأكسدة. بكلمات أخرى، التحميص الخفيف والمتوسط له فوائد أكثر من التحميص الداكن.

نصيحة عملية

لسوء الحظ، أكثر أنواع القهوة شهرة هي المكافئ السائل للطعام غير الصحي. إذا أردت أن تشرب قهوة صحية، يجب أن تصنعها من الصفر. تحتاج أن تشتري حبوب القهوة المحمصة بشكل متوسط أو خفيف وتقوم بطحنها. لا تشتر أبداً القهوة المطحونة الجاهزة. ربما تحتوي على مواد مضافة أو مواد حشو. لا تثق بأي اسم تجاري أو شركة. لأساليب التخمير أثر كبير على محتوى القهوة من مضادات الأكسدة. يتم استخراج كميات كبيرة من مضادات الأكسدة من القهوة بواسطة آلات الإسبريسو والموكا. آلات القهوة التي تستخدم ورقة ترشيح تلتقط كمية أقل من مضادات الأكسدة من القهوة. كما أن ورقة الترشيح تزيل أيضاً المكونات الزيتية مثل دايتيربين، وهي مادة آثارها الصحية غير مفهومة. يمكن أن تسمح ورقة الترشيح لبعض المواد الكيميائية أن ترشح إلى قهوتك. هذا أكثر صحة بالنسبة لأوراق الترشيح التي

تعرضت للتبييض. بحسب وكالة حماية البيئة الأمريكية، تحتوي أوراق ترشيح القهوة البيضاء على الديوكسين، وهو مادة كيميائية تسبب السرطان. إذا كنت لا تملك واحدة بالفعل، يمكنك أن تفكر في شراء آلة صنع قهوة جيدة. الأجزاء التي تلامس الماء والقهوة يجب أن تكون مصنوعة من الفولاذ المقاوم للصدأ أو الزجاج، لا يجب أن تمر السوائل خلال مواد أخرى مثل البلاستيك أو الورق. لا تشتر آلات القهوة المصنوعة من الألمنيوم. آلات الإسبريسو والموكا المصنوعة من الفولاذ المقاوم للصدأ هي خيار جيد. لكن أفضل قهوة في العالم هي تلك المصنوعة بشكل تقليدي دون استخدام أي وسائل حديثة. إذا قمت بإعداد قهوتك في وعاء قهوة تقليدي، ستستخرج جميع المكونات الصحية دون أن ترشح مواد ضارة إلى قهوتك.

بمجرد أن تقوم بحل المشاكل، وتكون مستعداً لعمل أول كأس قهوة صحي، كن حذراً وتجنب العثرات التالية: لا تقم بتقديم القهوة في كأس ورقي، بلاستيكي، أو كأس مصنوع من البوليستيرين. جميعها ترشح مواد كيميائية. لمعلوماتك، الكؤوس الورقية ليست مصنوعة فقط من الورق. هي تحتوي على طبقة من البلاستيك من الداخل. لا تضف أبداً السكر أو أي مادة محلية صناعية إلى قهوتك. بالرغم من أن القهوة لا تحتوي عملياً على أي سعرات حرارية، إلا أن المحليات الصناعية تحفز إفراز الإنسولين كما تفعل الكربوهيدرات. تجنب الحليب البقري إلا إذا اشتريت حليب A2. لمعلومات إضافية، قم بالاطلاع على فصل *الحليب ومشتقاته*. كل من القشدة، وحليب الماعز أو الخراف جيد بكميات ضئيلة.

كما رأينا سابقاً، للقهوة الخالية من الكافيين نفس الفوائد الصحية للقهوة العادية. يمكن أن يسأل القارئون: هل عملية نزع الكافيين من القهوة تضيف أي مواد ضارة إليها؟ يقوم أحياناً المصنعون باستخدام مواد كيميائية لاستخراج الكافيين من القهوة. منتجات القهوة التي تعرضت للمواد الكيميائية تقع ضمن فئة الطعام غير الصحي. لكن عملية معالجة المياه السويسرية (Swiss Water Process) هي طريقة نزع كافيين خالية 100% من المواد الكيميائية. تلك القهوة الخالية من الكافيين والمصنوعة على طريقة عملية معالجة المياه السويسرية آمنة.

شرب الشاي

بعد القهوة، يأتي الشاي كأكثر المشروبات شهرة في الدول الآسيوية. في آسيا، عرف الناس الفوائد الصحية لشرب الشاي منذ مئات السنين. يصنع الشاي الأخضر من خلال تبخير وتجفيف أوراق الشاي الطازجة لمنع تخمرها. على الجانب الآخر يصنع الشاي الأسود من خلال عملية التخمير. النوع الثالث، شاي أولونغ، تم تخميره بشكل جزئي. خصائص الشاي المضادة للأكسدة والمضادة للالتهاب يرجع سببها إلى محتواه من البوليفينول. معظم محتوى البوليفينول محفوظ في الشاي الأخضر. لكن خلال عملية التخمير، يُفقد جزء كبير من

البوليفينول. كنتيجة لعملية المعالجة هذه، يحتوي الشاي الأسود على كمية أقل بكثير من البوليفينول مقارنة بالشاي الأخضر. جميع أنواع الشاي مفيدة. إلا أن الشاي الأخضر هو أكثرها فائدة.

يدعي بعض الباحثين أن شرب القهوة قد يزيد من خطر الإصابة ببعض السرطانات. هذا ليس صحيحاً مع الشاي. للبوليفينول الموجود في الشاي آثار مضادة للسرطان معروفة جيداً. للمركبات الموجودة في الشاي القدرة على تثبيط نمو الخلايا السرطانية، وتحفز موتها. شرب الشاي مرتبط بخطر أقل للإصابة بالسكري من النوع الثاني. وجدت دراسة هولندية أن أولئك الذين يشربون أكثر من خمس أكواب من الشاي في اليوم، أقل عرضة للإصابة بالسكري من النوع الثاني بنسبة 32% مقارنة بأولئك الذين لا يشربون الشاي إلا مرة واحدة في اليوم.[126] شرب الشاي الأخضر بشكل معتاد يساعدك على خسارة الوزن والحفاظ عليه. ما يثير الاهتمام أن تأثير خسارة الوزن أكثر قوة لدى الآسيويين منه لدى القوقازيين. يقلل شرب الشاي من خطر الإصابة بأمراض القلب والأوعية الدموية، حصوات الكلية، مرض باركنسون، وهشاشة العظام.

الشاي هو خيار صحي أكثر من القهوة. يوفر الشاي جميع الفوائد الصحية التي توفرها القهوة بكمية أقل من الكافيين. محتوى الكافيين في الشاي الأسود هو نصف ذلك الموجود في القهوة. يحتوي الشاي الأخضر على كمية أقل من الكافيين مقارنة بالشاي الأسود. لا تستخدم أكياس الشاي. مثل ورق القهوة، هي ترشح الكثير من المواد الكيميائية. شراء كيس كبير من ورق الشاي من أحد المتاجر الآسيوية هي فكرة جيدة. هذا الشاي الأصلي مذاقه أفضل بكثير من أغلى الأنواع التجارية. استمتع بالشاي دون أي سكر مضاف، أو عسل، أو أي مواد محلّية صناعية. قدم الشاي في كأس من البورسلان أو الزجاج: كؤوس الورق، البلاستيك، البوليستيرين ترشح مواد كيميائية.

35

شرب الجعة

ما الذي يوجد في الجعة؟

الجعة هي أكثر المشروبات الكحولية شهرة في الولايات المتحدة. تصنع الجعة من تخمير العديد من أنواع الحبوب. بعض القارئين لن يعرف بالضبط الفرق بين النبيذ والجعة. يمر علينا من وقت لآخر في مدونات الصحة الأمريكية، مقالات الصحف، وبرامج التلفاز بعض المؤلفين الذين يدّعون أن شرب الجعة له العديد من الفوائد الصحية. هم يربطون شرب الجعة بخطر أقل للإصابة بالسكري، مرض القلب، السرطان، حصوات الكلية، وهشاشة العظام. حتى أن بعض "الخبراء" ينصحوننا أن نتناول ما نحتاجه من الفيتامينات والألياف مع الجعة! أتمنى أنك لا تأخذ مثل هذه الادعاءات على محمل الجد.

دعنا نرى كيف تتم مثل هذه الدراسات. في الدراسات الإيكولوجية، يبحث الباحثون عن العلاقات بين حدوث الأمراض والتعرض للأسباب المحتملة. على سبيل المثال، يرغب العلماء أن يثبتوا أن تناول الكثير من الدهون يسبب مرض القلب. في هذه الحالة، يمكنهم بسهولة أن ينتجوا "أدلة علمية ضخمة" من خلال مقارنة الدول التي يتناول فيها الناس الكثير من الدهون ومعدلات الإصابة مرض القلب فيها مرتفعة بالدول التي لا يتناول فيها الناس الكثير من الدهون ومعدلات الإصابة بمرض القلب فيها منخفضة. في النهاية، هناك حوالي 200 دولة في العالم، يمكن للباحثين أن ينتقوا بعناية الدول التي تتفق مع ادعاءاتهم، تماماً مثلما فعل أنسيل كيز في عام 1953. مثل هذه الدراسات لا فائدة منها وهي لا تثبت أي شيء على الإطلاق. هذا يسمى تحيز الاختيار.

في أحد الدراسات، كان هناك ترابط بين بيانات شرب الجعة ومعدلات الوفاة من العديد من السرطانات من 47 ولاية من الولايات المتحدة. وجد الباحثون علاقة قوية (معامل الارتباط = 0.81) بين شرب الجعة والوفاة من سرطان المستقيم في الولايات المتحدة.[127] حتى إن لم يكن هناك أي تحيز اختيار موجود، هناك الكثير من القصور في الدراسة. هناك العديد من العوامل الأخرى المؤثرة مثل التدخين، الحمية الغذائية، مستوى النشاط البدني، والتعرض للمواد الكيميائية، إلخ، والتي من الممكن أن تؤثر على خطر الإصابة بالسرطان. الارتباط لا يعني بالضرورة السببية. رغم أن شرب الجعة قد يزيد من خطر الإصابة بالسرطان، فنحن لا نعرف بالضبط هل سبب السرطان هو الجعة نفسها أم العوامل الأخرى.

العلاقة بين شرب الجعة والسرطان تبقى مثيرة للجدل. الدراسات التي تثبت الأضرار الصحية للجعة كثيرة مثل الدراسات التي تثبت فوائدها الصحية أيضاً.

بالرغم من البيانات المتضاربة، لا يزال هناك دليل كافٍ على أن شرب الجعة مرتبط بالعديد من أمراض الشعوب المتحضرة. التهاب المفاصل هو أحد هذه الأمراض. تمت دراسة حالات وشواهد في المملكة المتحدة بهدف التحقيق في دور الجعة في الإصابة بالتهاب المفاصل التنكسي. وجد الباحثون أن أولئك الذين يشربون أكثر من عشرين حصة من الجعة في الأسبوع أكثر عرضة بمرتين للإصابة بالتهاب المفاصل التنكسي في ركبهم أو في الحوض مقارنة بأولئك الذين لا يشربون الجعة أصلاً.[128]

تأثير الجعة في التسبب في السمنة

لدى الكثير من الدول التي يشرب فيها الناس الجعة مصطلح معروف يصف السمنة في منطقة البطن. تسمى هذه الظاهرة في الإنجليزية باسم "بطن الجعة"، بيربوخ" بالألمانية، أو "شورحاش" باللغة المجرية. المصطلحان الأخيران يعنيان أيضاً "بطن الجعة". يعرف الجميع أن الجعة تسبب السمنة. أشار متعدد المعارف الفرنسي جين أنثيلمي بريل-سافارين في عمله الشهير فسيولوجيا التذوق والذي تم نشره عام 1825 إلى أن الدول التي يشرب سكانها الجعة لديهم "بطون كبيرة". تحدث أيضاً عن شاربي الجعة البارسيين الذين أصبحت لديهم بطون كبيرة منذ أن أصبحوا لا يستطيعون شراء النبيذ.

بجانب الأدلة القصصية الكثيرة، هناك أدلة علمية كافية تثبت أن للجعة خصائص تسبب السمنة. رغم أن عملية اكتساب الوزن أمر معقد أكثر بكثير من السعرات الحرارية الداخلة مقابل السعرات الحرارية المستهلكة، إلا أن الطاقة الفائضة من المشروبات هي عامل مساهم سخي في وباء السمنة اليوم. تحتوي الجعة العادية على 140-200 سعرة حرارية لكل 12 أونصة (354 ملليتر). الكحول مركب غني بالطاقة: كل جرام يحتوي على 6.9 سعرة حرارية. تحتوي معظم أنواع الجعة على سكر مضاف أيضاً. يتراوح محتوى الجعة من السكر بين 1.5% إلى 6%. القليل يصنع الكثير، ربما تحتوي خمس حصص من الجعة على ما يصل لألف سعرة حرارية إضافية. بجانب السعرات الحرارية الإضافية، ربما تزيد الجعة الباردة شهيتك وستجد نفسك تأكل أكثر من المعتاد.

كما ناقشنا سابقاً، إن نموذج السعرات الحرارية الداخلة-السعرات الحرارية المستهلكة لا يعطي جواباً كاملاً شافياً عن سؤال ما الذي يسبب السمنة. عملية الإصابة بالسمنة تتحكم بها الهرمونات بشكل أساسي. الإنسولين هو الهرمون الأساسي المسؤول عن تراكم الدهون. بالمقارنة مع المشروبات الكحولية الأخرى، إن للجعة القدرة الأكبر على رفع مستويات الإنسولين. مؤشر الإنسولين للجعة هو أكبر بعشرين مرة من الجن (مشروب كحولي) ومحتواه من الكحول 40%.[129] مؤشر الإنسولين مبني على عينات طعام تحتوي 1,000 كيلوجول.

الغدد غير الصماء من البنكرياس تفرز إنزيمات الأميلاز. يكسر الأميلاز النشويات إلى سكريات. وجد الباحثون أن المركبات الغير كحولية في الجعة تسبب أكثر من ضعف إفراز إنزيم الأميلاز، بينما الكحول نفسه لا تأثير له على إفراز الأميلاز.[130] إفراز كميات كبيرة من الأميلاز ينتج عنه زيادة سرعة امتصاص الطعام وارتفاع حاد في مستويات الجلوكوز والإنسولين في الدم. هذا هو أحد تفسيرات تأثير الجعة في التسبب في السمنة، بالأخص إذا تم شربها مع وجبة من الكربوهيدرات.

الخداع الكبير

ربما يسأل القارئون الفضوليين ممَّ تصنع الجعة. للجعة العديد من الألوان والطعوم لكن المكونات الأساسية هي نفسها: الماء، الملت (حبوب مخمّرة)، بعض الحبوب وعشبة الدينار. دعنا نلقي نظرة على ماركة بدويزر، وهي أفضل بائع جعة في الولايات المتحدة. بحسب صفحة البائع الإلكترونية، بدويزر مصنوعة من الماء، ملت الشعير، الأرز، وعشبة الدينار. معظم الوقت، تكون لائحة مكونات الجعة قصيرة جداً: نادراً ما تظهر البطاقة الغذائية أكثر من 4 عناصر. هل هذا كل شيء؟ حسناً، ربما كان الأمر كذلك قبل 200 عام، لكن من الصعب تصديق هذه الادعاءات اليوم، في الوقت الذي تكون فيه الأطعمة المعدة من مصادر طبيعية نادرة جداً. لا يعطي صانعو الجعة لائحة المكونات الغذائية كاملة، لأنه ليس عليهم القيام بذلك. هم فقط يذكرون بعض المكونات التي قد تبدو جذابة للمستهلك. باقي المكونات غير مذكور في البطاقة الغذائية. في عام 1990، قامت وزارة الزراعة في الولايات المتحدة بإجبار جميع شركات الطعام على ذكر مكونات أطعمتهم في البطاقات الغذائية. لكن صناعة الجعة تديرها وزارة الخزانة الأمريكية، وليس إدارة الغذاء والدواء. صناعة الجعة هي عمل ببلايين الدولارات. بحسب بيانات عام 2016، تم توقع التأثير الاقتصادي للجعة بأكثر من 350 بليون دولار. تضع هذه الشركات ضغطاً كبيراً على الحكومات، وكنتيجة لذلك، ليس على المصنعين وضع المكونات الغذائية. البطاقات الغذائية، كالمعتاد، خادعة جداً. إذا نظرت إلى الحقائق الغذائية، لا تبد الجعة سيئة جداً من الوهلة الأولى، لأن قائمة المكونات هذه هي لحصص صغيرة جداً، بالتحديد أونصة واحدة (29 ملليتر)، وهذا ليس بكثير. لكن إذا قمت بالحساب، فإن ست علب من نفس الجعة تحتوي على 878 سعرة حرارية. لا تحتوي الجعة على الدهون أو الكوليسترول. هذه الحقيقة هي جزء لا يتجزأ من ورقة الحقائق الغذائية للجعة وشركات الجعة فخورة جداً بها. لمعلوماتك، لا تحتوي الأطعمة النباتية على الكوليسترول أبداً. في هذا الوقت، يخاف الناس من الكوليسترول أكثر من أي شيء آخر في العالم، حتى أن الأطعمة الخالية من الدهون والكوليسترول أصبحت تسمى أطعمة صحية. لا شيء أبعد من ذلك عن الحقيقة؛ يمكنك تسمية الجعة بما تشاء، لكنها ليست صحية إطلاقاً.

حقائق غذائية

حجم الحصة: 1 أونصة (29.8) جرام

الكمية لكل حصة	
السعرات الحرارية 12.2 السعرات من الدهون0	
	القيمة اليومية% *
مجموع الدهون 0 جرام	**%0**
الدهون التقابلية 0 جرام	
الكوليسترول 0 ملليجرام	**%0**
الصوديوم 0.9 ملليجرام	**%0**
البوتاسيوم 9.8 ملليجرام	**%0**
مجموع الكربوهيدرات 0.9 جرام	**%0**
الألياف 0 جرام	**%0**
البروتين 0.1 جرام	
الكالسيوم	%0.1
الحديد	%0

*نسب القيمة اليومية مبنية على أساس نظام غذائي يحتوي 2000 سعرة حرارية

الرسم التوضيحي 35.1. حقائق غذائية حول الجعة

يحاول المبتدئون المتحمسون حل لغز الجعة. تدعي بعض المدونات الإلكترونية أن الجعة تحتوي على العديد من المواد المضرة من شراب الذرة المعدلة وراثياً إلى إفرازات الغدد الشرجية للقنادس. هدفي الأساسي هو البقاء محايداً. بما أن لائحة المكونات الحقيقة للجعة هي أحد أسرار صانعي الجعة المخبأة بإتقان، سنكون ساذجين إذا اعتقدنا حقاً أن الشركات ذات بلايين الدولارات ستقوم بإصدار وصفاتها تحت ضغط بعض آلاف المدونات الإلكترونية.

بدلاً من التخمين، لا يزال بإمكاننا الاعتماد على النصوص العملية ورأي خبراء إعداد الجعة المستقلين. يستخدم صانعو الجعة بكل تأكيد شراب الذرة أو الأشكال الأخرى من السكر المضاف لجعل طعم جعتهم أكثر قبولاً. رغم أنه لا دليل على أن الشراب المستعمل مصنوع من الذرة المعدلة وراثياً، إلا أنني متأكد أن هذا هو الحال، بما أن 92% من الذرة في الولايات المتحدة معدلة وراثياً.[86] في عام 2007، وُجد أرز تجريبي معدل وراثياً وغير مصرح به في جعة بدويزر.[131] السكر المضاف مضر بنفس ضرر الكحول نفسه. ناقشنا في الفصل السابق كيف أن الكربوهيدرات المحسّنة (المكرّرة) تضعف من حساسية

الإنسولين. هي تسبب حالة من الالتهاب منخفض الحدة في أجسامنا، والأخيرة مرتبط بالعديد من أمراض الشعوب المتحضرة مثل مرض القلب، السكري، والسرطان. خلال عملية التصنيع، تستخدم مصانع الجعة العديد من المواد الكيميائية والإضافات الي لا تذكر في البطاقات الغذائية مثل غِراء السَّمَكِ، الجيلاتين، هلام السيليكا، تراب المشطورات، الكارجينان، الكاراميل، التانين، البنتونيت، والإنزيمات المحللة للبروتين. الحقيقة هي أن بعض هذه المكونات مسرطن.

في المجتمعات الغربية، الجعة هي رمز للرجولة. لكن يجب على شاربي الجعة أن يصدقوا حقيقة أن مشروبهم المفضل يحتوي على كمية لا بأس بها من الهرمونات الأنثوية. الأزهار الأنثى من نبتة عشبة الدينار تستخدم كعامل مضيف للنكهة في الجعة. تحتوي عشبة الدينار على الفيتواستروجينات. أقواها هو (Prenylnaringenin-8). الفيتواستروجينات لها تأثير مشابه لتأثير الهرمونات الجنسية الأنثوية، أي الاستروجين الذي ينتجه المبيضان. هذا المركب يحفز نمو الرحم في الحيوانات المخبرية.[132] بسبب محتواها من الفيتواستروجينات، إن مستخلص عشبة الدينار مفيد جداً في تقليل نوبات الحرارة عند النساء بعد انقطاع الطمث. في الأوقات التي كانت تُقطف فيها عشبة الدينار باليد، كانت اضطرابات الدورة الشهرية منتشرة بين الإناث التي يعملن في القطف.

مدمنو المشروبات الكحولية من الرجال يعانون غالباً من أعراض التأنيث، مثل فشل الخصية، الأثداء الكبيرة، وتغير في توزيع دهون الجسم. تُفسر هذه الأعراض بالتعرض لمستويات عالية من الاستروجين. بجانب محتوى الفيتواستروجينات، هناك مصدر آخر يحاكي الاستروجين: علب الجعة مبطنة بالبيسفينول أ. قبل عدة سنوات، وجد أن البيسفينول أ غير آمن وأن قناني الأطفال التي تحتوي بيسفينول أ تم منعها في الولايات المتحدة.

بعض هذه المواد الكيميائية يتم إلقائها في الجعة، يومياً. بعض الأحيان، هناك مواد سامة أكثر فتكاً موجودة في الجعة، مثل الرصاص والزرنيخ. أول تسمم واسع النطاق من الزرنيخ الموجود في الجعة تم تسجيله في بريطانيا عام 1900، أثر بذلك على أكثر من 6,000 شخص. في بداية القرن العشرين، كانت القوانين الصحية غامضة وكان علم الغذاء والكيمياء لا يزالان في مرحلة الطفولة. حقيقة أن الزرنيخ ما زال من الممكن إيجاده في الجعة في القرن الواحد والعشرين ذي التكنولوجيا العالية صادمة. في عام 2013، أعلنت الجمعية الكيميائية الأمريكية أن مستويات الزرنيخ في الجعة التي تباع في ألمانيا أعلى بكثير من الحد الآمن الذي قررته منظمة الصحة العالمية.[133] وجد المحققون أن الزرنيخ كان يرشح إلى الجعة من مواد التصفية المستخدمة في صناعتها. يقول الخبراء أن تلوث الزرنيخ في الجعة ليس محدوداً على ألمانيا فقط؛ حدثت المشكلة ذاتها في دول أخرى أيضاً.

أود أن أؤكد أن هذه بعض الأمثلة على حالات معروفة تم نشرها في وسائل الإعلام حول الأضرار الصحية لشرب الجعة – هي غيض من فيض. لقد قمت متعمداً بإزالة تلك الادعاءات التي لا يمكن إثباتها أو لها دليل يثبت بطلانها. الطريقة الوحيدة لتجنب الأمراض المرتبطة بالجعة هي عدم شرب الجعة أصلاً.

36

الملح والبهارات

هل الملح سيء حقاً؟

بعد الكوليسترول، يأتي الملح كعدو الناس الثاني. حددت الأكاديمية الوطنية للعلوم في الولايات المتحدة الحد الأقصى المطلوب من الصوديوم بمقدار 2.3 جرام في اليوم. هذا يعادل 5.9 جرام من الملح، تقريباً بحجم ملعقة شاي. هذا هو مثال آخر على منهج مقاس واحد يناسب الجميع. قد يكون طبيبك أو أخصائي التغذية خاصتك قد أخبرك بالفعل أنك تحتاج لتقليل ما تتناوله من الملح. يجب أن تفعل ذلك لأن تناول الملح يسبب ضغط دم مرتفع وهو أحد الأسباب الرئيسية لأمراض القلب والأوعية الدموية. الجزء الثاني من الجملة صحيح، لكن كيف تمكن العلماء من الوصول لقدر محدد هو 2.3 جرام في اليوم؟

سخرت الأكاديمية الوطنية للعلوم في منشورها[134] أكثر من 160 صفحة لتقديم الدليل العلمي من أجل إقناع أخصائيي الرعاية الصحية أن تناول أكثر من 2.3 جرام من الصوديوم في اليوم يزيد من خطر إصابتنا بأمراض القلب والأوعية الدموية بشكل كبير. يأخذ معظم الأطباء الكمية الغذائية المرجعية كما هي: هم لا يتجرؤون على تحدي هذه القيم. لقد قمت بما لن يقوم به الأخصائي الصحي خاصتك أبداً: قمت بمراجعة النصوص العلمية، وقمت ببحث إضافي، وقمت ببعض التفكير النقدي أيضاً. لقد تبين أن الحد الذي قيمته 2.3 جرام تم اختياره عشوائياً. لا يوجد دليل علمي يقول أن تناول أكثر من 2.3 جرام من الصوديوم في اليوم يزيد من خطر الإصابة بأمراض القلب والأوعية الدموية.

يمكن أن يبدو الآتي صادماً لجمهور العلماء، وهو أن إصدار عام 1945 من منشور الكمية الموصى بتناولها، يقول أن المدخول العادي من الملح يومياً هو 10-15 جرام (3.9-5.9 جرام من الصوديوم). يمكن أيضاً لأولئك الذين يقومون بالأعمال الشاقة أو يعملون في بيئات حارة تناول 20-30 جراماً من الملح يومياً (7.9-11.8 جرام من الصوديوم). على النقيض، في الأهداف الغذائية للولايات المتحدة في نسختها لعام 1977 مذكور أن أحد الأهداف هو تقليل تناول الملح لحد 3 جرام (1.18 جرام من الصوديوم). بعد الحرب العالمية الثانية، عندما استبدل التبريد دور الملح في حفظ الطعام، انخفض تناول الملح في الولايات المتحدة بشكل ملحوظ. خلال الفترة بين الخمسينيات والستينيات، انخفض تناول الملح تدريجياً إلى نصف الكمية التي كانت قبل الحرب. في نفس الوقت، ارتفعت معدلات الوفاة من مرض القلب التاجي أكثر من أي وقت مضى في التاريخ. من الواضح

أن تقليل ما نتناوله من الملح بشكل كبير لم يقلل من معدلات الوفاة من مرض القلب التاجي. بعد اتباع توصيات الحكومة، غالباً ما تؤدي هذه التوصيات إلى نتائج عكسية.

"نصف الحقيقة أكثر خطراً من الكذب. يمكنك أن تكشف الكذبة عند مرحلة معينة، لكن نصف الحقيقة يمكن أن يكون مضللاً لوقت طويل". هذا الاقتباس هو من خبير التخدير والكاتب الهندي أنوراج شوري. الكتب والمجلات الطبية مليئة بأنصاف الحقائق. يتم تمويل الأبحاث العلمية بشكل مباشر أو غير مباشر من صناعات الطعام والدواء ذات بلايين الدولارات. الأوراق البحثية التي لا تدعم فكرة الداعم لا يتم نشرها. حتى أن النتائج التي يتم نشرها مثيرة للجدل جداً.

دعنا نلقي نظرة سريعة على كيف بدأت هستيريا الملح. في فصل *الدهون*، قرأنا عن رسومات أنسيل كيز البيانية الكاذبة. في عام 1953، قام كيز بانتقاء ست دول بعناية ورسم مخططاً بيانياً يظهر علاقة شبه خطية بين تناول الدهون والوفاة من مرض القلب. يظهر الرسم البياني 36.1 رسماً مشابهاً. يظهر المحور السيني فيه طرح الصوديوم في البول (الطريقة غير المباشرة في حساب مدخول الصوديوم) ويظهر المحور الصادي ضغط الدم الانقباضي لدى المشاركين. هذا الرسم البياني مبني على بيانات من دراسة انترسالت، التي نشرت عام 1988.[135] رغم أن تصميم وطريقة عرض كل من كيز ودراسة انترسالت مختلف بعض الشيء، إلا أن هناك صفة مشتركة. قام المؤلفون بانتقاء المشاركين بهدف إثبات فرضيتهم. يسمي العلماء هذا بتحيز الاختيار. يظهر الرسم علاقة خطية بين تناول الملح وضغط الدم. كلما تناولت ملحاً أكثر، سيترفع ضغط دمك. هل أنت متأكد؟ ألق نظرة على النقاط الأربعة المشار إليها بدائرة. هي ليست حتى قريبة من النقاط الأخرى، يسمي العلماء هذه النقاط القيم الشاذة.

أخذت هذه البيانات من مجتمعات عشائرية في كينيا، بابيوا (غينيا الجديدة)؛ هنود الشينجو واليونامامي. تناولهم للملح قريب من الصفر. مثل هذه البيانات لا علاقة له إطلاقاً. مجتمعات الصيد وجمع الثمار العشائرية لا يمكن مقارنتها بالولايات المتحدة أو اليابان. الأمر المثير حقاً هو أنك إذا أزلت البيانات التي تم جمعها من سكان القبائل، يتغير منحنى الميل العام إلى الاتجاه المعاكس: تناول المزيد من الملح يقلل من ضغط الدم بشكل طفيف، (انظر الرسم البياني 36.2). يجب التنويه أن العلاقة الثانية ليست ذات دلالة إحصائية (القيمة الاحتمالية = 0.3). تقع دراسة انترسالت ضمن دراسات الملاحظة. هذه الدراسات بطبيعتها لا تعطي دليلاً علمياً قوياً. لكن التجارب السريرية تعطي أقوى الأدلة على السببية.

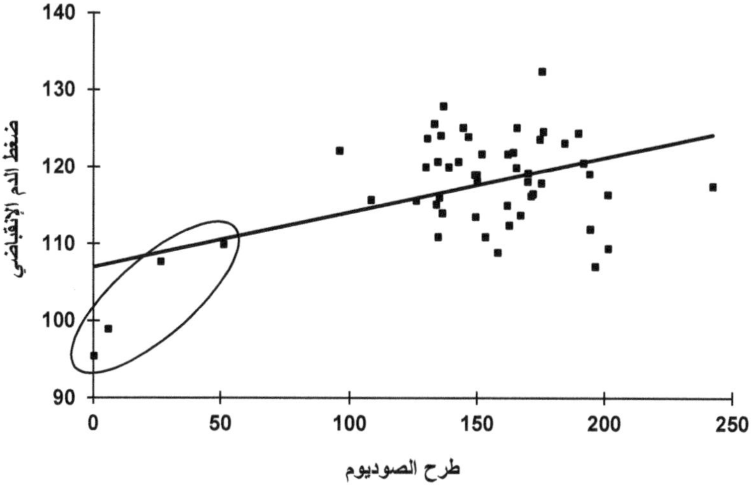

الرسم البياني 36.1. ضغط الدم وطرح الصوديوم من بيانات 56 موقع جغرافي

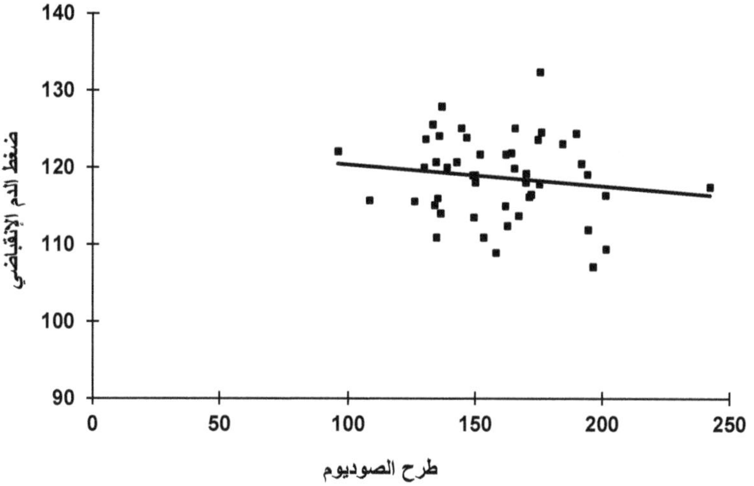

الرسم البياني 36.2. ضغط الدم وطرح الصوديوم من بيانات 48 موقع جغرافي

نشرت المجلة الطبية البريطانية مراجعة منهجية لعدد 34 تجربة سريرية عشوائية.[136] درس الباحثون تأثير تناول كمية أقل من الملح (في المتوسط، أقل بمقدار 4.4 جرام في اليوم) على ضغط الدم بمشاركة 3,230 شخص. لتناول كمية أقل من الملح تأثير نافع يخفض من ضغط الدم بشكل طفيف. في المتوسط، انخفض ضغط الدم الانقباضي بمقدار 5.4 ميليمتر زئبقي وضغط الدم الانبساطي بمقدار 2.8 ميليمتر زئبقي. هذا كل شيء. وجدت دراسات أخرى أن تناول الملح تحت قيمة معينة يمكنه خفض ضغط الدم. كتاب الكمية الغذائية المرجعية من الأكاديمية الوطنية للعلوم له العديد من المراجع. من باب الفضول، قمت بتتبع القليل من المراجع لأرى من أين جاءت الأكاديمية بحد تناول ذي 2.3 جرام من الصوديوم. الحقيقة الأساسية هي أنه لا دليل علمي يبرر هذه القاعدة. نتائج الدراسات المتعلقة بالموضوع أظهرت عكس النتائج المتوقعة. على سبيل المثال، وجدت أحد الدراسات المشار لها أن الحمية الغذائية ذات الملح القليل ليست فقط بلا فوائد بل هي أيضاً مضرة: هي تزيد من ضغط الدم قليلاً وتزيد نشاط إنزيم الرينين وترفع من مستويات الألدوستيرون.[137] وجدت هذه الدراسة أن تناول 4.6 جرام من الصوديوم يومياً ينتج عنه ضغط دم أقل. هذه الكمية أكبر بضعفين من تلك التي أوصت بها الأكاديمية.

تصر وسائل إعلام الصحة العامة على إخبارنا بأنصاف الحقائق: يرفع الصوديوم من ضغط الدم. هل يفعل؟ لا يوجد إجابة مثل "نعم" أو "لا" في هذا السؤال. يعتمد الأمر بشكل كبير على الشخص والظروف. تقترح نفس الدراسة أن 60% من السكان ليس لديهم حساسية للصوديوم؛ حتى إن تناولوا كميات كبيرة من الملح، يمكن أن يكون ضغط دمهم طبيعياً. لنأخذ اليابانيين كمثال، يستخدم اليابانيون ملحاً أكثر ولكنهم أقل إصابة بضغط الدم ويعيشون حياة أطول من معظم الناس في الدول المختلفة. عند الأشخاص الأصحاء، تناول كمية كبيرة من الملح ليس له أضرار صحية لأن الصوديوم الفائض يتم التخلص منه في البول. إن نظاماً غذائياً قليل الملح سيحفز نشاط الرينين ويزيد من مستويات الألدوستيرون. يسبب كل من الرينين والألدوستيرون ضغط الدم وهما يلعبان دوراً مهماً في تنظيمه. بأخذ المخاطر والفوائد في عين الاعتبار، فإن حمية قليلة الصوديوم ليست موصى بها للأشخاص صغار السن والأصحاء. بناء على الدليل العلمي الذي تم عرضه، فإن الحالة المثالية لضغط الدم، مستويات الألدوستيرون، ونشاط إنزيم الرينين مرتبطة بتناول كمية متوسطة من الصوديوم تتراوح من 2.3 إلى 4.6 جرام في اليوم. هذا يعادل 6 إلى 12 جرام من الملح، أي ملعقة كبيرة أو ملعقتين. لا يجب عليك عدّ الجرامات، لكن تجنب المأكولات المالحة بشكل مفرط، مثل الأسماك المحفوظة بالتمليح. في الناحية الأخرى فإن كبار السن الذين يعانون من ضغط الدم والأفارقة الأمريكيون الذين يقعون ضمن فئة المعرضين لخطر الإصابة بضغط الدم عليهم تقليل ما يتناولون من الملح.

سر الملح المحسّن (المكرّر)

الملح الموجود على مائدتنا مختلف تماماً عن ذلك المستخرج من المنجم. الملح الخام يكون بهيئة قطع، ولونه رمادي يميل للبني، بينما الملح المحسّن (المكرّر) أبيض ناصع وذو بلورات بأحجام متساوية. هناك أمران يحصلان للملح الخام قبل تعبئته: يتم استخراج المعادن المفيدة منه وإضافة المواد الكيميائية. هل فكرت قبل ذلك لماذا تزال هذه الشوائب من الملح؟ هل هي مضرة؟ أبداً. من أجل الحصول على أكبر قدر من الربح، تؤخذ المعادن وتباع بشكل منفصل بسعر أعلى. الملح الطبيعي يحتوي على كمية كبيرة من الكالسيوم، المغنيسيوم، البوتاسيوم، وعناصر أخرى. إذا قمت بالتحويل إلى الملح غير المحسّن (المكرّر)، ستحصل على 100% من حاجتك من المغنيسيوم، و 12% من حاجتك من الكالسيوم. الملح المحسّن (المكرّر)، مجرّد من محتواه من المعادن. من أجل الحصول على بلورات متماثلة ولكي نحصل على ملح يخرج بسهولة من الرجاجة، نحتاج إلى إضافة المواد الكيميائية إلى الملح. تسمى شركات الطعام هذه المواد بالمواد المضادة للتكتل. بعض هذه المركبات غير مضر، بينما بعضها الآخر مضر جداً. تحتوي المواد المضافة إلى الملح أحياناً بعض الألمنيوم، وهو مرتبط بالخرف. المادة الكيميائية المشؤومة الأخرى هي فروسيانيد البوتاسيوم. كما قد يوضح الاسم، فإن هذا المركب يحتوي على مجموعة السيانيد ($C \equiv N$). بسبب قوة ارتباط مجموعة السيانيد بالحديد، فإن سمّية هذه المركب ليست عالية جداً. يأكل المستهلك العادي يومياً 1/200,000 فقط من الجرعة القاتلة. ماذا عن نتائج التعرض طويل الأمد؟ الجواب هو، نحن لا نعلم. لم يدرس أحد الآثار الصحية لتناول فروسيانيد البوتاسيوم طول العمر. أود الإشارة إلى موقف شركات الطعام الكبيرة: إذا لم تمت من منتجاتهم خلال 30 يوماً، هم لا يهتمون أبداً. يجب أن أنوه أن مجموعة السيانيد ($C \equiv N$) نفسها يمكن أن نجدها في الأميغدالين، والذي استخدم بنجاح في علاج مرضى السرطان في نهاية مرضهم والذين ليس ليهم أي شيء ليخسروه، حتى قامت إدارة الغذاء والدواء بحظره. على الجانب الآخر، صرحت إدارة الغذاء والدواء بفروسيانيد البوتاسيوم للاستخدام اليومي للأشخاص الأصحاء فقط لجعل الملح أكثر انسيابية. ازدواجية إدارة الغذاء والدواء قد تؤثر بشكل كبير على صحة الملايين من الناس.

الملح المدعم باليود

اليود أساسي لصحة جيدة. تستخدم الغدة الدرقية اليود لإنتاج هرموناتها. تزيد هرمونات الغدة الدرقية من معدل الأيض الأساسي، تؤثر أيضاً على صناعة البروتين، النمو، ونمو العصبونات، ولها أيضاً العديد من الوظائف الحيوية الأخرى. بجانب هرمونات الغدة الدرقية، اليود مضاد أكسدة، يحفز جهاز المناعة، ويمنع الإصابة بالسرطان بالأخص سرطان الثدي، المبايض، والبروستات.

هناك خرافة مشهورة تقول أن ملح البحر غير المحسّن (المكرّر) يحتوي على كل حاجتنا من اليود. للأسف، هذا غير صحيح. محتوى اليود في الملح غير المحسّن (المكرّر) يشكل جزءاً بسيطاً من حاجتنا اليومية منه. كما وقد لاحظت، لا تُظهر البطاقات الغذائية محتوى المنتجات من اليود. هل سبق وأن تساءلت لماذا؟ اليود مادة كيميائية سريعة التطاير. عند تعرضه للهواء، يتبخر اليود سريعاً، حتى في درجة حرارة الغرفة. رغم أنه موجود في كل مكان، إلا أن تركيز اليود يختلف من مكان لآخر. توجد أعلى تراكيز اليوم في أجساد الكائنات البحرية والنباتات. في المناطق الساحلية، محتوى التربة من اليود مرتفع. النباتات التي تنمو في تلك المناطق محتواها من اليود عالٍ. بشكل مشابه، إن لحوم الحيوانات التي تتغذى على نباتات غنية باليود هي غنية باليود أيضاً. لكن في المناطق البعيدة عن البحار، إن الطعام المنتج محلياً محتواه من اليود قليل. الدليل على ذلك أنه قبل قرن، كانت المناطق الموجودة حول البحيرات الكبيرة في كندا والولايات المتحدة تسمى "حزام تضخم الغدة الدرقية" بسبب انتشار نقص اليود الحاد. الناس الذين يعيشون في المناطق الساحلية، والذين يأكلون الطعام المحلي فقط، بما فيه الطعام البحري، يحصلون على حاجتهم من اليود. لكن بالنسبة للآخرين، فهم يحتاجون إلى مصادر يود إضافية من أجل تجنب نقص اليود.

على مر القرن الأخير، قامت الحكومات حول العالم بمجهودات ضخمة من أجل تحفيز استخدام الملح المدعم باليود كوسيلة أساسية للوقاية من تضخم الغدة الدرقية، وهو العلامة الأكثر وضوحاً على نقص اليود. رغم أن تضخم الغدة الدرقية هو أمر نادر في الولايات المتحدة، هذا لا يعني أن كل شخص يحصل على كمية كافية من اليود. في بعض الدول، بما فيها الولايات المتحدة، لا يستخدم صانعو الطعام الملح المدعم باليود. كنتيجة لزيادة المبيعات على الطعام المصنع، يحصل الناس على كمية أقل بكثير من اليود مما كان يحصلون عليه قبل عقود. اليود سريع التطاير. يجب أن يحفظ الملح في حاوية محكمة الإغلاق. عندما تفتح الحاوية، يبدأ اليود بالتسامي على الفور. تمت تجربة على أنواع الملح المتعددة، بهدف دراسة الوقت الذي يأخذه اليود ليتطاير بشكل كامل بعد فتح العلبة.[138] كانت النتائج صادمة، إذا كان مستوى الرطوبة النسبية 90%، سيتطاير محتوى اليود خلال شهر. حتى إن حُفظ الملح في أماكن جافة، سيفقد نصف محتوى اليود خلال عدة أيام.

أنا لا أشجع أحداً على شراء الأطعمة التي تحتوي على مواد كيميائية مضافة. يجب أن نحصل على كل ما نحتاجه من مواد غذائية من مصادر طبيعية. عندما يتعلق الأمر بالملح المدعم باليود، يمكننا الاستثناء. إذا لم تستطع الحصول على ما تحتاجه من المصادر الطبيعية التي تحتوي اليود، يجب أن تضيف الملح المدعم باليود إلى نظامك الغذائي. كالعادة، اقرأ البطاقات الغذائية. تأكد من أنه لا يوجد أي مواد مضافة غير أيوديد البوتاسيوم؛ لا مواد مضادة للتكتل أو مواد كيميائية أخرى.

الأعشاب البحرية هي مصدر طبيعي غني جداً باليود والمواد المفيدة الأخرى بما فيها فيتامين (B12). يمكن أن نحصل على حاجتنا اليومية من اليود بتناول 4 جرامات من عشب

النوري البحري المجفف. تناول العشب البحري هو جزء لا يتجزأ من المطبخ الياباني. قبل مئة عام، قبل دخول الطعام الغربي، كان نقص اليود غير موجود في اليابان، رغم أن الملح لم يكن مدعماً باليود. على الجانب الآخر، في "حزام تضخم الغدة الدرقية" في الولايات المتحدة، 26-70% من الأطفال مصابون بتضخم الغدة الدرقية الواضح سريرياً، كان ذلك قبل العشرينيات.

هناك بعض العوامل البيئية والغذائية التي تضعف من التوافر الحيوي لليود. البروم هو الخصم الأساسي لليود. رغم أنه ممنوع في كندا وفي دول الاتحاد الأوروبي، إلا أن الدقيق المعالج بالبروم مازال يستخدم بشكل واسع في الولايات المتحدة. زيت الخضار المعالج بالبروم في العصائر المعلبة هو مصدر آخر للبروم. نحن محاطون بالبروم الذي يمكن أن نجده في طفايات الحريق، البلاستيك، المبيدات الحشرية، والمواد الكيميائية المنزلية. يمكن إضافة البروم إلى مياه المسابح بدلاً من الكلور. التدخين هو عامل خطر آخر للإصابة بنقص اليود. تحتوي بعض الأطعمة النباتية على الغلوكوسينولات، التي حال تناولها بكميات كبيرة، يمكن أن تتضارب مع وظائف الغدة الدرقية. تشمل هذه النباتات، الخس، البروكلي، القرنبيط، الكرنب الساقي، والكرنب الأجعد. أما في غير ذلك، فهذه الأطعمة صحية جداً ولا يجب تجاهلها. عند تناول هذه الخضراوات، يجب علينا أن نتناول كمية أكبر من اليود.

البهارات والأعشاب

تعتبر البهارات والأعشاب علاجاً قوياً للعديد من أمراض الإنسان منذ الأزل. بعض النباتات لها تأثير خافض للجلوكوز في الدم مثل حب الهال، البصل، الثوم، نبات الحلبة، الكركم، الكمون، الزنجبيل، الخردل، أوراق الكاري، الكزبرة، الجنسنغ، القرفة، وحبة البركة. تحفز هذه النباتات خسارة الوزن، ولها العديد من الآثار المفيدة على الصحة بشكل عام.

للأشخاص الأصحاء، اتباع نظام بلاند الغذائي (خالي من البهارات) هو أمر غير مستحسن. الفوائد الصحية للأعشاب والبهارات لا حصر لها. تظهر بعض النباتات خواص مضادة للالتهاب، بينما تساعد أخرى في خفض مستويات الكوليسترول في الدم وتنظيم ضغط الدم. تحتوي البهارات على معادن قيّمة، فيتامينات، ومضادات أكسدة. بعكس الحال مع الملح، يمكنك استخدام البهارات بالقدر الذي تشاء.

دائماً قم بقراءة البطاقات الغذائية. لا تشتر تلك المنتجات التي تحتوي السكر، المواد المضافة، أو أي مادة غير البهار نفسه. تناول البهارات بأقرب ما يمكن لحالتها الطبيعية، وبحد أدنى من المعالجة. من ذلك ألا تستخدم الفلفل المطحون. اشتر الفلفل كاملاً وقم بطحنه مباشرة على وجبتك حسب حاجتك. قم بالطبخ باستخدام الثوم الطازج بدلاً من بودرة الثوم. البهارات والأعشاب المعالجة تفقد الكثير من المواد الغذائية المهمة ولا يمكنك أن تتأكد أبداً من المواد التي تحتويها. فضلاً عن ذلك أن الأعشاب الطازجة ألذ بكثير.

37

خدعة الفيتامينات

صعود صناعة الطعام غير الصحي

نحن قد يكون عندنا تصور أن الطعام غير الصحي اخترعته ماكدونالدز وكي إف سي في الخمسينيات. الحقيقة هي أن تاريخ الطعام غير الصحي يمكن تتبعه لوقت أقدم من ذلك بكثير. الهامبرجر، النقانق، البطاط المقلية، المشروبات المحلّاة، الشوكولاتة، البوظة، والحلوى كانت موجودة في القرن التاسع عشر. لكن الطعام غير الصحي لم يكن جزءاً من النظام الغذائي اليومي. كان تناول أطعمة مثل تلك مقتصراً على المناسبات الخاصة مثل المعارض الزراعية، السيرك، والأحداث الرياضية. ولكن أصل الطعام الغير صحي أقدم من ذلك حتى. في الولايات المتحدة، بدأ غش الأطعمة قبل مئتي عام. مع تطور التكنولوجيا، أصبح بإمكان المطاحن معالجة الحبوب بشكل أسرع، أرخص، وتقليص اليد العاملة باستخدام الأساليب الحديثة. نتيجة للثورة الصناعية، اجتاح الدقيق الرخيص الأسواق في الولايات المتحدة. لكن المستهلك دفع ثمناً كبيراً مقابل هذا الدقيق الرخيص: باستخدام التكنولوجيا الحديثة، تمت إزالة النخالة والنواة من حبات القمح. الجزءان اللذان تمت إزالتهما يحتويان على أكبر قدر من المواد الغذائية القيّمة مثل البروتين، الألياف، المعادن والفيتامينات. قام واعظ أمريكي، اسمه سيلفستر غراهام بإطلاق أول حركة احتجاج ضد الطعام. أشار غراهام إلى الدقيق الأبيض القادم من المطاحن الجديدة على أنه غير صحي وبدأ بمناصرة دقيق حبوب القمح الكاملة المنتج محلياً. للأسف، لم يستمع الناس للنصيحة وعلى مدار القرن التاسع عشر، بدأ استبدال دقيق الحبوب الكاملة بالدقيق الأبيض الرخيص. لم يأت بعد أسوء شيء على الإطلاق. السكر، وقبل إنتاجه بكميات ضخمة، كان متاحاً فقط لطبقة النبلاء التي تستطيع شراءه. مع زيادة الإنتاج انخفضت الأسعار، أصبحت السلعة الغالية سلعة يومية. خلال المائتي سنة الماضية، ازداد متوسط استهلاك المواطن الأمريكي للسكر تسعة أضعاف. تناول كمية كبيرة من الكربوهيدرات المحسّنة (المكرّرة) مرتبط بنمط حياة غير صحي، الأمر الذي مهّد الطريق لوباء أمراض العصر الحديث مثل السمنة، السكري، مرض القلب، التهاب المفاصل، السرطان، وأمراض أخرى.

اكتشاف الفيتامينات

حتى نهاية القرن التاسع عشر، كانت الأربع مواد الغذائية الضرورية هي المعروفة فقط: البروتين، الكربوهيدرات، الدهون، والمعادن. اعتقد العلماء أن كل الأمراض سببها العدوى. حتى الأمراض غير المعدية مثل داء الإسقربوط، مرض البري بري، الكساح، ومرض الحصاف كانت تعتبر أمراض معدية. أصل نظرية الفيتامينات هو الكيميائي الفرنسي جان-باتيست دوما، والذي اكتشف أن الحليب يحتوي على مواد مجهولة مهمة في الحفاظ على الحياة. حتى أن أصغر كمية من هذه المواد لم تكن فقط فعالة، بل ولا غنًى عنها. أول من اخترع كلمة "فيتامين" هو عالم الأحياء الحيوية البولندي كازيمير فانك، والذي وجد أن فيتامينات (B1)، (B2)، (C)، (D) ضرورية لصحة الإنسان. في ورقته البحثية عام 1912، أشار فانك أن العديد من الأمراض التي كانت تعد أمراضاً معدية سببها في الحقيقة نقص الفيتامينات. أدت أعمال كازيمير فانك إلى اكتشاف 13 فيتامين على مر العقود التي تلت.

غش مكملات الفيتامينات

يستخدم نصف السكان الأمريكيين المكملات الغذائية. ثلث الأمريكيين يأخذ حبوب الفيتامينات بشكل متواصل. ربما يسأل القارئون: لماذا الفيتامينات مشهورة جداً؟ "لكل شيء من اسمه نصيب". شهرة الفيتامينات التي لا مثيل لها اليوم لا تفسرها فقط أساليب الدعاية المميزة التي تطلقها شركات الأدوية، بل أيضاً بسبب الاسم (فيتا تعني الحياة، وأمين هو مركب عضوي). إن كازيميز فانك عبقري لاختراعه لكلمة فيتامين. تخيل أن الفيتامينات لم تسمى كذلك، وكان لها اسم أقل تميزاً وأقل رواجاً مثل المركبات العضوية الأساسية (EOC). هل ستبيع بنفس قدر بيع الفيتامينات؟ لا أعتقد. بفضل كازيمير فانك، أدرّت صناعة الفيتامينات ربحاً قدره 12.8 بليون دولار في الولايات المتحدة عام 2017. هذه الكمية من النقود كافية لشراء 85 طناً من الدقيق الذي يطعم 450 مليون إنسان لسنة كاملة. حسب منظمة الأغذية والزراعة، هناك أكثر من 800 مليون إنسان يعانون من نقص الطعام حول العالم. بكلمات أخرى، وحده المال الذي ينفقه الأمريكيون على مكملات الفيتامينات يمكنه تغطية نصف تكلفة محو الجوع عن وجه الأرض.

هل تعمل مكملات الفيتامينات حقاً؟ الجواب القصير هو لا. إن لم تكن مصاباً بنقص فيتامين ما، فهذه المكملات لا فائدة منها إطلاقاً. إذا كنت مصاباً بمرض الحصاف، يمكن لفيتامين (B3) أن ينقذ حياتك. أما في غير ذلك، فأخذ الفيتامين ليس ضرورياً. تستغل صناعة المكملات سذاجة الناس. هل حقاً تعتقد أنك ستبقى بصحة جيدة فقط بتناول مكملات الفيتامينات بشكل معتاد مع تناول الطعام غير الصحي وعيش نمط حياة قليل النشاط؟

هل تتذكر أنسيل كيز؟ أود أن أسميه أب هستيريا الكوليسترول. بسببه، خرج البحث العلمي عن مساره لعقود وتم تجاهل تأثير الكربوهيدرات المحسّنة (المكرّرة) في التسبب في السمنة ووُضع اللوم على الدهون في التسبب في مرض القلب التاجي. عدا ذلك، قام أنسيل كيز باكتشاف عظيم: في عام 1942، هو أثبت بالتجربة أن مكملات الفيتامينات لا فائدة منها.[139] المثير للسخرية هو أن العالم أخذ نصيحة كيز السيئة وترك نصيحته الجيدة.

بطل الفيتامينات لينوس باولنغ، جاء بنظرية غريبة في الستينيات. ادّعى أن مجموعة من الأمراض يمكن الوقاية منها عن طريق أخذ كميات كبيرة جداً من الفيتامينات. هو اقترح أن فيتامين (C) لا يقي فقط من البرد، بل من مرض القلب والسرطان أيضاً. رغم أن لينوس باولنغ هو الشخص الوحيد الذي فاز بجائزتي نوبل دون مشاركة، إلا أنه لا دليل على أن هذه الأمراض يمكن الوقاية منها عن طريق أخذ جرعات كبيرة من الفيتامينات. الحقيقة هي أن بعض الدراسات وجدت أن مكملات الفيتامينات ليست فقط بلا فائدة، بل حتى مضرة.

في عام 2018، نشرت مجلة الكلية الأمريكية لأمراض القلب تحليلاً شمولياً لعدد 179 تجربة سريرية.[140] قام الأطباء بتحليل تأثير وقاية القلب لفيتامينات (A، B1، B2، B3، B6، B9، C، D، E) وحبوب متعدد الفيتامينات ومكملات المعادن. لم تجد الدراسة أي دليل على أن أي من هذه الفيتامينات يمكنه أن يقلل خطر الإصابة بمشاكل القلب. وبشكل مفاجئ، تبين أن فيتامين B9 هو عامل خطر كبير، يزيد خطر الإصابة بمرض القلب التاجي بنسبة 47% ويزيد خطر الوفاة من السكتة الدماغية بنسبة 85%.

ادّعى الحائز على جائزة نوبل لينوس باولنغ أن "75% من السرطانات يمكن الوقاية منها وعلاجها باستخدام فيتامين C فقط". يستعمل مهوسو الفيتامينات الآخرون فيتامينات B لعلاج السرطان. للأسف لا تعمل هذه الأساليب. أظهرت دراسة نرويجية أن المرضى الذين أخذوا علاج فيتامينات B9 وB12 لديهم فرصة أعلى بنسبة 21% لتشخيصهم بالسرطان.[141] تفشل الفيتامينات في الوقاية من السرطان ومرض القلب لسبب واحد: الفيتامينات ومضادات الأكسدة تتداخل مع الجذور الحرة، الأمر الذي يعد مضراً لأنه يسبب ضرراً على المادة الوراثية DNA وعلى البروتينات. لكن الجذور الحرة تلعب دوراً مهماً أيضاً في عملية الموت الخلوي، وموت الخلية المبرمج. القضاء على الجذور الحرة يؤدي إلى نمو خلوي غير متحكم به، مثل ذلك الذي يمكن أن نراه في خلايا السرطان والخلايا العضلية الملساء في جدار الأوعية الدموية المصابة بتصلب الشرايين.

ممثلو شركات الأدوية يقولون أن الطعام لا يحتوي على كمية كافية من الفيتامينات والمعادن؛ للحفاظ على صحتنا نحن نحتاج إلى أخذ المكملات الغذائية باستمرار. أود أن تلاحظ أن هذا فقط أسلوب لزيادة المبيعات. هناك دليل علمي ساحق يقول أنه في معظم الحالات ليس لمكملات الفيتامينات أي فائدة صحية على الإطلاق: هي أحياناً مضرة أيضاً. الحمية الغذائية الصحية تحتوي على جميع المواد الغذائية الضرورية ولا حاجة لأخذ فيتامينات صناعية أو أي مكملات أخرى.

38

جنون الكالسيوم

كم نحتاج من الكالسيوم حقاً؟

"يقول الباحثون أن نصف الأمريكيين لا يحصلون على قدر كافٍ من الكالسيوم." ... "الكالسيوم مهم في بناء عظام قوية والحفاظ عليها." ... "يساعد الكالسيوم العضلات على العمل ويساعد الأعصاب على حمل الإشارات الكهربائية بين الدماغ وباقي أجزاء الجسم."

عند مشاهدة التلفاز، أو قراءة الصحف أو تصفح الإنترنت، تمر علينا شعارات مثل تلك بشكل يومي. إبداع خبراء التسويق الذين توظفهم شركات الأدوية رهيب جداً. من الواضح أن هذه الأساليب ناجحة: في الولايات المتحدة، قرابة نصف البالغين و70% من النساء الكبيرات في السن يأخذون مكملات الكالسيوم. بسبب أساليب البيع الملحة التي تستخدمها شركات الأدوية، أصبح بيع أقراص الحجر الجيري المسحوق وسيترات الكالسيوم للأشخاص الأصحاء تجارة بمليارات الدولارات.

الكالسيوم هو خامس أكثر العناصر الموجودة في أجسامنا. لا يمكن الاستغناء عن الكالسيوم. أنا لا أنكر دور الكالسيوم الفسيولوجي في أجسامنا. لكن هناك ثلاثة أسئلة مهمة يجب علينا الإجابة عليها: كم نحتاج حقاً من الكالسيوم؟ هل مكملات الكالسيوم تحمينا حقاً من كسور وهشاشة العظام؟ ما هي المخاطر والآثار الجانبية طويلة المدى؟

الكمية الموصى بتناولها (RDA) من الكالسيوم هي 1,000-1,200 مليجرام/يوم، تختلف بحسب الفئة العمرية. دعنا نلقي نظرة سريعة على كيف اختيرت هذه التوصيات. طلبت حكومتا الولايات المتحدة وكندا من الأكاديمية الوطنية للطب (IOM) أن تقوم بدراسة شاملة لتحديد الكمية الموصى بتناولها لكل من الكالسيوم وفيتامين (D). أتمت الأكاديمية الوطنية للطب الدراسة وقررت الكميات الموصى بتناولها من الكالسيوم وفيتامين (D). هذه التوصيات تعتبر المعيار الصناعي في أمريكا الشمالية. في عام 2011، نشرت الأكاديمية الوطنية للعلوم كتاباً ذي 1,133 صفحة حول الدراسة مع تفسيرات مفصلة.[142]

قبل الدخول في التفاصيل التقنية، دعني أذكر حقيقة مهمة: وهي أن هناك تضارباً في المصالح لم تكشفه الأكاديمية. تستقبل الأكاديمية الوطنية بشكل مباشر وغير مباشر كميات كبيرة من الدعم المادي من شركات الأدوية.

على سبيل المثال، في التقرير السنوي لعام 2015 للأكاديمية الوطنية للطب، قامت الأكاديمية بتقديم لائحة بشركات الأدوية الممولة بحجم دعم يتراوح بين مليون وخمسة ملايين دولار ومنها: شركة فايزر، ميرك، غلاكسو سميث، أسترازينيكا، ايلاي ليلي. أضافوا إلى اللائحة أيضاً شركتي نوفارتس وسانوفي دون ذكر مقدار الدعم. هذه هي الشركات التي تصنع أدويتك. في الكثير من الحالات، لا تمول شركات الأدوية البحث العلمي بشكل مباشر. هم يقومون بذلك من خلال منظمات "خيرية" و"تطوعية" مثل صندوق ويلكم، ومؤسسة روكفلر. لقد بحثت بشكل سطحي فقط. كلما بحثت بشكل أعمق، ستجد أدلة أكثر على أن نظامنا الصحي تحكمه شركات الأدوية. لا تريد شركات الأدوية الكبرى أن تكون بصحة جيدة. هم يريدون أن نستخدم الدواء طوال حياتنا.

دعنا نبدأ بالسؤال الأول: كم نحتاج من الكالسيوم؟ الجواب الصحيح هو أن لا أحد يعلم. على مر السنوات، قام الباحثون بتطوير عدة أساليب لتحديد حاجتنا من الكالسيوم بناءً على فحص كثافة العظام ومعدلات حدوث الكسور، ودراسات تنظيم الكالسيوم. لدى البالغين، هدفنا هو تحقيق اتزان كالسيوم حيادي. بكلمات أخرى، من أجل تجنب خسارة العظام، يجب أن تكون كمية الكالسيوم التي نتناولها مساوية لتلك الخارجة من أجسامنا. قام هانت وجونسون بسلسلة من تسعة عشر دراسة إطعام تم إجراؤها في وحدة أيضية. حلل الباحثون ما يتناوله المشاركون من كالسيوم وكمية الكالسيوم التي تخرجها أجسامهم في صورة بول أو براز.[143] وجدت الدراسة أن اتزان الكالسيوم المحايد يمكن تحقيقه بتناول 741 مليجرام من الكالسيوم في اليوم. بعد ذلك قامت الأكاديمية الوطنية للطب بتقريب هذا الرقم ووضع هامش احتياطي لتقرر بعد ذلك أن الكمية الموصى بتناولها هي 1,200 مليجرام من الكالسيوم للنساء. هناك فرق كبير: 1,200 مقابل 741 مليجرام. هناك جملة مفتاحية أخرى في التقرير الأصلي لا يذكرها مناصرو الكالسيوم البتة: "اتزان الكالسيوم يقاوم بشدة التغيير في مدخول الكالسيوم" ... "وجد المؤلفون أن الاستتباب الداخلي للكالسيوم يمكن الحفاظ عليه في نطاق واسع من مدخول الكالسيوم يتراوح بين 415-1,740 مليجرام/اليوم دون المعاناة من خسارة في الكالسيوم.

من باب الفضول فقط، بحثت في كمية الكالسيوم التي كان موصى بتناولها قبل قرن. في عام 1928، قرر كتاب التغذية للمؤلف والتر هوليس إدي أن حاجة الذكر البالغ من الكالسيوم هي 450 مليجرام من الكالسيوم في اليوم، مع هامش احتياطي تصبح القيمة 680 مليجرام. هذا قريب من نتائج هانت وجونسون. ربما يفكر القارئون اليوم، بوجود التكنولوجيا الحديثة، فإنه يمكن للباحثين توقع حاجتنا من الكالسيوم بدقة أكثر بكثير من قبل مئة عام. لدي اعتراض. دراسات اتزان الكالسيوم لا تتطلب أي معدات حديثة. كل ما نحتاجه هو قياس كمية الكالسيوم التي تدخل أجسامنا، وكمية الكالسيوم التي تخرج منها. هذا المبدأ صحيح الآن وقبل قرن.

الإجابة على سؤالنا الثاني هو أن أخذ مكملات الكالسيوم بالكاد يمنع من هشاشة العظام، ولا يقلل من حدوث الكسور. درس العلماء تأثير الكالسيوم الذي نتناوله في الوقاية من كسور العظام لعقود. تجربة مبادرة الصحة النسائية هي من أكبر الدراسات. بمشاركة أكثر من 36,000 امرأة في المرحلة العمرية بعد سن اليأس، درس الباحثون تأثيرات مكملات الكالسيوم وفيتامين (D).[144] تناول أقراص الكالسيوم لسنوات لم يظهر تقريباً أي فوائد صحية. من أجل الدقة، ازدادت كثافة عظام الحوض بنسبة واحد بالمئة على مدار تسع سنوات، لكن خطر الإصابة بكسور العظام بقي كما هو في كلا مجموعتي الكالسيوم ومجموعة الدواء الزائف. هذا لم يكن كل شيء. لم يظهر أن مكملات الكالسيوم لا فائدة منها فقط، بل لها أيضاً أثر جانبي مضر. المشاركات التي كن في مجموعة الكالسيوم كان احتمال إصابتهن بحصوات الكلية أعلى.

خلاصة

يمكننا أن نستنتج أن مكملات الكالسيوم لا تمنع الإصابة بهشاشة العظام والكسور. أفضل وسيلة للحفاظ على صحة العظام هي باتباع نمط غذائي صحي والحفاظ على النشاط البدني. للنشاط البدني المعتاد العديد من الفوائد: هو يزيد من حساسية الجسم للإنسولين، يحرق السعرات الحرارية، يزيد من قوة العضلات، ويقوي العظام.

من أجل الحفاظ على عظامك، تجنب الكميات الكبيرة من البروتين الحيواني الموجودة في اللحوم والحليب ومشتقاته. تحاول الإعلانات التجارية إقناعنا أن الحليب هو أكثر الأطعمة فائدةً في العالم. لا شيء أبعد عن الحقيقة من هذا. ناقشنا سابقاً الأضرار الصحية للحليب الذي يباع تجارياً في فصل *الحليب ومشتقاته* من هذا الكتاب. التوصيات الرسمية بتناول منتجات الحليب غير منطقية. مثلاً، لو أردت تغطية كل حاجتك من الكالسيوم عن طريق تناول الحليب فقط، فعليك شرب لتر منه يومياً. هذا كثير من الحليب. رغم أن الحليب غني بالكالسيوم، إلا أن محتوى الحليب من الكازين يفوق فوائده الصحية. بالإضافة إلى ذلك، يؤثر البروتين الحيواني سلباً على اتزان الكالسيوم في الجسم وذلك لأن البروتينات الحيوانية تزيد من الحمل الحامضي. ونتيجة لذلك، يزداد طرح الكالسيوم من العظام. بشكل مثير، الدول التي يشرب فيها الناس أكبر كمية من الحليب، فيها أعلى معدلات إصابة بهشاشة وكسور العظام. يتناول السويديّون منتجات الحليب أكثر باثني عشر مرة من الصينيين ومعدلات حدوث كسور الحوض في السويد أعلى بثماني مرات منها في الصين.[145] بناء على الدليل العلمي المقدم سابقاً في هذا الفصل، تناول الحليب ومكملات الكالسيوم لا يمنع الإصابة بهشاشة وكسور العظام.

39

السعرات الحرارية السالبة

فوائد الخل

الخل مشهور منذ قديم الأزل، حيث شاع استخدامه في الطبخ والأهداف الطبية. كلمة خل أصلها فرنسي وتعني النبيذ الحامض. يمكن صناعة الخل بسهولة في المنزل. بوجود الأكسجين وفي درجة حرارة الغرفة، تقوم البكتيريا بتخمير النبيذ وتدريجياً يتحول محتوى الكحول في النبيذ إلى حمض الخليك وهو المكون الأساسي في الخل. ليس فقط النبيذ، لكن كل الفواكه والحبوب المخمرة يمكن تحويليها إلى خل. هناك عدة أنواع من الخل. أكثر الأنواع استخداماً هي خل الفاكهة، خل البلسميك، خل القصب، وخل الحبوب.

استخدام الخل في المجال الطبي يعود لآلاف السنين. للخل خصائص رهيبة في مقاومة البكتيريا. وصّى أبقراط قبل 2400 عام باستخدام الخل لعلاج القرح والالتهابات. يساعد الخل أيضاً في مقاومة السمنة ويقي من العديد من الأمراض المرتبطة بزيادة الوزن مثل ارتفاع ضغط الدم، ارتفاع سكر الدم، وارتفاع كوليسترول الدم. تم دراسة الآثار الصحية للخل بمشاركة 175 شخص ياباني. بعد نهاية فترة العلاج التي استمرت 12 أسبوعاً، خسر المشاركون الذين تناولوا 30 مليلتر من الخل في اليوم ما متوسطه 2 كجم من الوزن. نقصت الدهون في منطقة البطن بشكل واضح، كذلك تحسنت مستويات الكوليسترول والسكر في الدم بشكل كبير، كم وتحسن ضغط الدم.[146]

الخل أداة قوية جداً لخسارة الوزن، ويجب أن نضيفه إلى نظامنا الغذائي اليومي. كنصيحة عملية، لا يجب عليك أن تشتري أغلى الأنواع أو الفاخرة منها عند الرغبة في شراء الخل. الخل الأبيض البسيط مناسب مثل خل التفاح العضوي. دائماً اقرأ البطاقات الغذائية. انتبه لمحتوى الكربوهيدرات والسكر. يضيف المصنعون السكر أحياناً لجعل طعم الخل أقل حدة. ربما تحتوي بعض الأنواع على ما نسبته 25% من السكر. لا داعي للتذكير مجدداً فهذه المنتجات تقع ضمن فئة الأطعمة غير الصحية. اشتر تلك المنتجات التي محتواها من الكربوهيدرات أقل من واحد بالمئة.

الألياف

للألياف العديد من الفوائد الصحية، تشمل هذه الفوائد تقليل خطر الإصابة ببعض السرطانات، فرط الدهون، ضغط الدم، مرض القلب التاجي، والسكري من النوع الثاني.

تبطئ الألياف من سرعة امتصاص الكربوهيدرات ما يقلل من استجابة الإنسولين بعد تناول الطعام. ونتيجة لمستويات الإنسولين القليلة، سيتحول قدر أقل من الطاقة إلى تراكمات دهون. يمكنك أن تجد معلومات أكثر حول الألياف في فصل *أفضل صديق للإنسان* في هذا الكتاب.

اليود

اليود ضروري لصحة جيدة. تستخدم الغدة الدرقية اليود لإنتاج هرموناتها. تساعد هرمونات الغدة الدرقية في حرق الدهون من خلال رفع معدل الأيض الأساسي. في الدول المتطورة، الملح المدعم باليود هو المصدر الأساسي لليود. رغم أن السلطات الصحية توصي باستخدام الملح المدعم باليود، إلا أنني لا أوافقهم الرأي في ذلك. أولاً، يحتوي الملح المدعم باليود على مواد كيميائية أخرى بجانب اليود. ثانياً، بعد فتح العبوة، يتطاير محتوى الملح من اليود خلال أسابيع، جاعلاً بذلك الملح المدعم باليود بلا فائدة. استخدم الملح غير المحسّن (المكرّر) بدلاً من ذلك. طعمه أفضل بكثير أيضاً. يمكن تغطية حاجة جسمنا من اليود بالكامل من أعشاب النوري البحرية الطبيعية المجففة.

لمعلومات إضافية، قم بزيارة صفحة المؤلف.
افحص الرمز على اليسار باستخدام هاتفك.

40

الدعوى ضد أفران المايكرويف

خدعة المايكرويف

تسخن أفران المايكرويف الطعام بسرعة وبسهولة. معظم المطاعم والمنازل تستخدمها يومياً ويصعب علينا تخيل العالم من دون أفران المايكرويف. هي تجعل حياتنا أكثر سهولة بتسخين بقايا الطعام دون حرقها في المقلاة. يمكنك أيضاً إذابة عشاءك المجمد في المايكرويف في دقائق. رغم أن المايكرويف يستعمل غالباً في تسخين الطعام، يمكنك استخدامه في الطهو أيضاً. هناك العديد من الوصفات وكتب الطبخ بالمايكرويف متوفرة على الإنترنت. لكن ولسبب ما، طعم اللحم المعد بالمايكرويف ليس جيداً مثل ذلك المعد بشكل تقليدي. هناك اعتقاد منتشر وهو أن المايكرويف يطهو الطعام من الداخل إلى الخارج. تبين أن هذه الخرافة غير صحيحة. بعض الناس -بمن فيهم أنا- يقولون أن اللحوم المعدة بالمايكرويف طعمها سيء جداً (كنعل حذاء قديم). عدا عن ذلك، إن المايكرويف جزء لا يمكن الاستغناء عنه من حياتنا، سواء في إعداد الطعام أو تسخينه.

هل سمعت قبل ذلك أن المايكرويف مضر؟ هناك العديد من المواقع الإلكترونية التي تنصحك بأن ترمي فرن المايكرويف خاصتك، مدعية أن الإشعاع الخارج منه قد يسبب الضرر لصحتك، وأن الأطعمة المطهوة أو المسخنة في المايكرويف تسبب السرطان. جوزيف ميركولا، أحد مشاهير الإنترنت، وأكثر مناصري الطب البديل شهرة، كتب مقالاً حول الآثار الضارة للمايكرويف بعنوان كيف يضر فرن المايكرويف بصحتك بطرق مختلفة؟ يخاف الناس بشكل طبيعي من الإشعاع القادم من الأجهزة الكهربائية. بحثت في جوجل عن كلمات مثل "مايكرويف" و "سرطان". أظهر البحث أكثر من 31 مليون نتيجة. لكن يجب التنويه إلى أن محركات البحث على الإنترنت لا تنتمي إلى أذكى أشكال الذكاء الصناعي. عادةً، تُظهر لنا محركات البحث نتائج لا علاقة لها بما نبحث عنه، أو تظهر نفس النتائج مع تكرارها. لكن إذا قبلنا على الأقل بجزء من الواحد وثلاثين مليون نتيجة، فهذا يعني أننا نواجه مشكلة حقيقية هنا ويجب علينا تقصي الأمر. التعرض المباشر لمستوًى معين من أشعة المايكرويف خطير. هذه حقيقة علمية. ماذا عن التعرض غير المباشر؟ ماذا يحدث عندما يتعرض طعامنا للإشعاع؟ يدعي بعض الخبراء أنه لا يجب أن نتعرض لأشعة المايكرويف بشكل مباشر، يمكن أن تصاب بالسرطان من الطعام المطهو أو المسخن باستخدامه. دعنا نرى من أين تأتي هذه الادعاءات. قمت ببعض البحث المتعمق ووجدت

أن كل مقال على الإنترنت حول التأثيرات الضارة للمايكرويف مبني على معلومات يمكن حصرها في أربع مصادر.

المؤلف الأول هو غريب الأطوار ويليام كوب من بورتلاند، أوريغون. أنا لا أصدق وجود سانتا كلوز أو ويليام كوب. إذا بحثت عن هذا الاسم في جوجل، ستظهر النتائج لاعب بوكر شهير، أو طبيب، أو سياسيَّين: واحد من القرن التاسع عشر والآخر من القرن العشرين. صديقنا ليس أياً منهما. تحت اسم ويليام كوب وفي عام 1998 نُشر في مجلة العلوم الطبيعية مقال بعنوان تأثيرات المايكرويف على البشر. في البداية، لا يبدو أن هناك أي خطب في المجلة. اسمها مرموق مثل مجلة ناشيونال جيوغرافيك. أنا أشعر بالندم ولكن مجلة العلوم الطبيعية ليست مجلة علمية حقيقية. هذه الورقة البحثية تنتمي إلى فئة العلم الزائف. بالإضافة إلى ذلك، هناك العديد من المجلات العلمية الحقيقية التي لها اسم مشابه. هذا خداع. التقرير المشؤوم والمتوفر في الإنترنت أيضاً، له عنوان ثانوي هو "وثيقة بحثية للطب الشرعي T061-7R10/10-77F05، أولوية الإصدار: تصنيف R001 1." من الوهلة الأولى، يظهر المقال كأنه خلاصة لورقة بحثية علمية. رغم أن المصطلحات ونمط الكتابة فيه يعطي إيحاءً بأن الكاتب على علم بمصطلحات العلوم الطبيعية، إلا أنه يحتوي على العديد من الحقائق والجمل الخاطئة. من هذه الادعاءات أن المايكرويف صنعه النازيون، وأن الاتحاد السوفيتي حظر أفران المايكرويف عام 1976. الجملة الأخيرة خرافة شهيرة روج لها الناشطون ضد المايكرويف بشكل متعمد. المنطق خلف الإشاعة هو أن المايكرويف مضر جداً لدرجة أن النظام الشيوعي الشيطاني قام بحظره. لكن قوى الضغط الداعمة لوجود المايكرويف تخبئ الدليل ضده بشكل متعمد. هذه الإشاعات غير صحيحة، بكل تأكيد. أنا شخصياً أملك صورة لمايكرويف من عام 1980 صُنع في الاتحاد السوفيتي. هنا تأتي الخدعة: يدّعي كوب ما يلي حول المايكرويف " يتسبب المايكرويف في تكوين مادة تسمى "d-nitrosodiethanolamine " وهي مادة معروفة بتسببها في السرطان." قمت ببعض البحث. ثلاثة محركات بحث متخصصة في الكيمياء: "ChemSpider، Pubchem، ChEBI" لا تظهر أي وجود للمركب المذكور آنفاً. نتائج البحث الأقرب هي "N-nitrosodiethanolamine " و "nitrosodiethanolamine"، وهي بكل تأكيد مسببة للسرطان، ولكنها ليست نفس المركب الذي يدّعي كوب وجوده. يجب أن نبقي في أذهاننا أن هذه الورقة البحثية كتبت في عام 1998 وحينها كان الإنترنت في مرحلة الطفولة. في تلك الأيام، لم يكن كل شيء متوفراً على الإنترنت. كان يتطلب الأمر الذهاب إلى مكتبة الجامعة للتأكد من الاسم الصحيح للمركب، لذلك فإن المؤلف اعتمد على خياله بدلاً من ذلك. إذا بحثت عن "d-nitrosodiethanolamine" في محرك بحث غير علمي مثل جوجل، ستظهر 6,900 نتيجة للمركب المشكوك في أمره، معظم هذه النتائج هي مواقع نسخت ببساطة مقالة كوب. حتى أن بعض الصفحات اقتبست عبارة "مادة معروفة بتسببها في السرطان" كما هي من المقال الأصلي. هذا ليس كل شيء. في نهاية مقال كوب، أدرج

المحرر في الحاشية أن قوى ضغط دعم المايكرويف أجبرت ويليام كوب على تغيير اسمه والاختفاء. عند هذه النقطة، لا شك أن هذا كله مجرد خدعة. ما يدعو إلى السخرية هو أن القصة المكذوبة انتشرت بنجاح، حتى أن أحدهم دحضها. المستند "البحثي" ذو الورقة الواحدة هذا منتشر في الإنترنت أكثر من الورقة البحثية الأصلية. النسخة التي تم دحضها من القصة الزائفة مليئة بالأخطاء والتناقضات. منها أن باحث أوريغون المزعوم استخدم اللغة الإنجليزية البريطانية واستبدل الأصفار في رقم الملف بأحرف (O) كبيرة. بالإضافة لذلك، الاستخدام الضعيف للكلمات يظهر بوضوح أن المؤلف ليس بعالم.

الخدعة الثالثة هي الأكثر غرابة. ابحث في جوجل عن "الماء الموضوع في المايكرويف – ماذا يفعل في النبات." المستند مجهول الاسم يظهر صوراً لنبتتين سقيت إحداهما بماء نقي والأخرى بماء موضوع في المايكرويف. في اليوم التاسع لم يتبق شيء من النبتة التي سقيت من الماء الموضوع في المايكرويف. هل ماتت النبتة من الماء الذي تعرض للإشعاع؟ لا. إذا قمت بتكبير الصورة، سيظهر بشكل واضح أن الأوراق تم قصها. قام المهندس السويسري هانز أولريش هيرتيل بدراسة عام 1991. تمت دراسة ثمانية مشاركين في منتجع صحي لمدة شهرين. تم وضع المشاركين تحت نظام غذائي يحتوي على طعام مطهو بشكل تقليدي وآخر مطهو في المايكرويف. وجد هيرتيل أن تناول الأطعمة المطهوة في المايكرويف يؤثر بشكل كبير على عدد خلايا الدم ومستويات الكوليسترول. لكن الدراسة لم يقم أحد باستنساخها ولم تنشر النتائج في مجلات علمية بمراجعات أقران. بكلمات أخرى، لم يتم قبول نتائج هيرتيل على أنها نتائج علمية.

هل طعام المايكرويف آمن؟

الجواب القصير هو أنه آمن، لكننا لسنا متأكدين. فقط لأن السلطات الصحية قررت أن المايكرويف آمن، لا يعني بالضرورة أنه ليس هناك أي آثار بعيدة المدى. من ناحية أخرى، أظن أن هناك العديد من الأشياء التي نحن متأكدون من ضررها في حياتنا مثل الكربوهيدرات المحسّنة (المكرّرة)، عادة إبقاء أفواهنا مشغولة، تناول الكثير من الطعام أو نمط الحياة قليل النشاط. لا يجب أن نقلق كثيراً حيال النظرية الغير مثبتة للأضرار الصحية للطعام المطهو في الميكرويف.

برأيي، يجب التعامل مع أفران المايكرويف بنفس الطريقة التي نتعامل فيها مع البلاستيك: استخدمها إن لم يكن هناك أي بديل. أنا أنصح باستخدام المايكرويف لتسخين بقايا الطعام فقط، وليس لطهو الطعام أو إذابة الطعام المجمد. أخرج طعامك من المجمد قبل نصف يوم من طهوه، دعه يذوب في درجة حرارة الغرفة. قم بوضعه في المايكرويف لمدة قصيرة قبل أن تتناوله.

الجزء

الخامس

كيف تخسر الوزن بشكل دائم

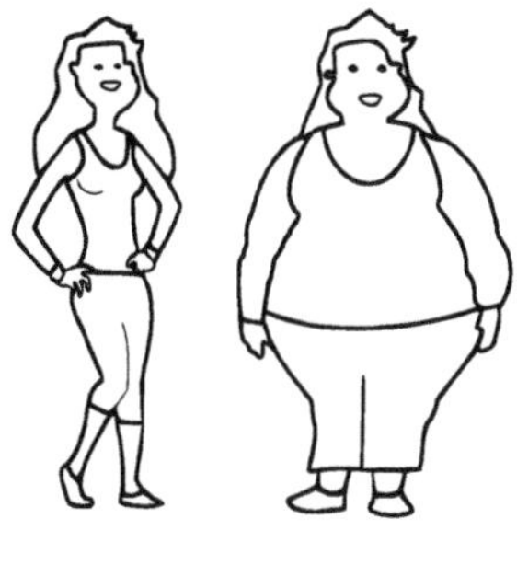

41

الأعمدة الخمسة الأساسية لصحة جيدة

أمراض الشعوب المتحضرة

مرض القلب، السرطان، أمراض الجهاز التنفسي، السكتة الدماغية، مرض ألزهايمر، السكري، هذه هي أكثر ستة أمراض مميتة، تحصد مليوناً وسبعمئة وستة وعشرين ألف حياة سنوياً في الولايات المتحدة.[147] ما هو الشائع بين هذه الأمراض؟ جميعها أمراض متأثرة بنمط الحياة، أي أنها يمكن أن ترتبط ارتباطاً مباشراً بالطريقة التي يعيش بها الناس حياتهم. السكري، مرض القلب، السكتة الدماغية، السرطان، والخرف هي أمراض معروفة من العهود القديمة، على الرغم من ذلك فقد كانت نادرة للغاية. على سبيل المثال، أوديسة هوميروس كتبت قبل 2800 سنة وذكر فيها أن الملك ليرتيس، والد أوديسيوس، كان يعاني من الخرف. حسب القصة، ليرتيس كان يلبس ملابس بالية ويعيش في سقيفة عنزة. كيف يمكن له ألّا يتعرف على ابنه أوديسيوس، بعدما عاد من حرب طروادة. كان السكري أيضاً معروفاً لدى الإغريق القدماء. يصف أريتايوس المرض كأنه "ذوبان لحم الأطراف إلى بول". تم وصف السكتة الدماغية لأول مرة في عهد أبقراط قبل أكثر من 2400 سنة. قام الباحثون باكتشاف علامات لوجود السرطان ومرض القلب التاجي في المومياوات المصرية. ذكر الإنجيل أن الملك إجلون كان رجلاً بديناً للغاية. اغتيل الملك بخنجر. ولكنه كان بديناً لدرجة أنه عندما طُعن في بطنه، أغلقت الدهون على النصل وقبضة السلاح. قام الباحثون الأتراك بدراسة الحالة الصحية لستة وثلاثين إمبراطوراً من العائلة العثمانية والذين حكموا بين عام 1258 و1926. أكثر من 80% من السلاطين كانوا بدناء؛ أكثر من نصفهم كان يعاني من اضطرابات القلب والأوعية الدموية غير المميتة وثلثهم كان يعاني من متلازمة التمثيل الغذائي.[148] أنا أستخدم هذه الأمثلة لأبين أنه لا شيء جديد عن الأمراض المتأثرة بنمط الحياة. على الرغم أن هذه الأمراض وجدت منذ زمن بعيد وما زالت موجودة حتى الآن، فإنها أصابت الطبقة الحاكمة وحدها؛ كان من النادر أن يصاب الناس العاديون بهذه الأمراض حتى قبل 200 سنة من الآن.

منذ نهاية القرن الثامن عشر، جلبت الثورة الصناعية تغييرات رئيسية، ليست فقط على صعيد الإنتاج والاقتصاد، بل على صعيد المجتمع بأكمله. بدأ الناس يهاجرون من الأرياف إلى المدن المجاورة وتركوا نمط حياتهم التقليدي. التكنولوجيا الحديثة جعلت من الممكن

إدخال تحسينات لكل من الحبوب والسكر بشكل فعال للغاية. بدأ استبدال دقيق الحبوب الكاملة الصحية بالدقيق الأبيض الرخيص. السكر، قبل إنتاجه بكميات ضخمة جداً، كان فقط متاحاً لطبقة النبلاء الذي كانوا يستطيعون شراءه. وكلما زاد الإنتاج، كانت تقل الأسعار، فأصبحت أثمن سلعة وهي السكر شيئاً يمكنك شراءه كل يوم. خلال المائتي سنة الماضية، ارتفع معدل استهلاك الشخص الأمريكي للسكر تسعة أضعاف. الاستهلاك المتزايد للكربوهيدرات المحسّنة (المكرّرة) المصحوب بنمط حياة أقل نشاطاً وتمرينات بدنية أقل مهّد الطريق نحو وباء العديد من الأمراض الحديثة. بالتزامن مع التحضر والتقدم التكنولوجي، أصبحت مثل هذه الأمراض أكثر شيوعاً. على سبيل المثال، كان طبيب نابليون ستانسلا تانشو يقول عادةً "السرطان، مثله مثل الجنون يزداد مع التقدم الحضاري". بحلول نهاية القرن العشرين، لم تعد الأمراض المتأثرة بنمط الحياة مقتصرة على الأغنياء فقط. الأوبئة العالمية الجديدة وهي السمنة، أمراض القلب، والسرطان، هي أمراض كانت في صعود كبير. هناك حقيقة مثيرة للاهتمام وهي أن ويليام أوسلر ذكر في كتابه الذي صدر عام 1921، مبادئ الطب وممارسته أن مرض القلب مازال نادراً؛ هو يتوقع حالة واحدة في السنة لكل مستشفى، حتى في مناطق العواصم المتحضرة. على العكس تماماً هذه الأيام، مرض القلب هو القاتل الأول في الدول الصناعية.

على مدار المئة عام الماضية، كانت معدلات انتشار العديد من الأمراض المتأثرة بنمط الحياة في ارتفاع سريع. على نحو لافت للنظر، خلال الحرب العالمية الأولى والثانية، كانت هذه الأمراض في انحسار مؤقت، نظراً لنقص الغذاء. بعد ذلك، وبمجرد انتهاء الحرب وعندما أصبح الطعام متوافراً، عادت هذه الأمراض للصعود مرة أخرى.

من خلال هذه الأمثلة، كنت أنوي أن أوضح أن معظم أمراض الشعوب المتحضرة في يومنا هذا هي نتيجة مباشرة لنمط حياتنا الغير صحي. رغم أن الأمراض المتأثرة بنمط الحياة هي نموذج لأمراض يمكن الوقاية منها، إلا أن حكوماتنا، علماءنا، وأولئك الذين يوفرون الرعاية الصحية لا يقومون بجهود كافية لمنع هذه الأمراض. السياسات العامة للتعامل مع هذه الأمراض هي محدودة فقط بعلاج الأعراض، تاركةً السبب الكامن وراء هذه الأمراض دون أي تدخل. لماذا يحصل هذا؟

في الولايات المتحدة، قطاع الرعاية الصحية هو صناعة بميزانية تصل إلى ثلاثة تريليون دولار (التريليون هو مليون مليون) ويصل إجمالي مبيعات المواد الغذائية إلى أكثر من خمسة تريليون دولار سنوياً. معظم الخبراء يوافقون أن نظام الرعاية الصحية ملئ بالفساد وغير فعال إلى حد كبير. البحث العلمي في أغلب الأوقات ممول من صناعات المواد الغذائية والأدوية. تقوم صناعات الأدوية بممارسة الضغط والتحكم بكليات الطب. بالاعتماد على المبادئ الفاسدة للاتجاه السائد للعلم، يعطي خبراء الرعاية الصحية نصائح سيئة تجعلنا

نصبح أكثر مرضاً ووزناً فقط. شركات الأدوية الخارجة عن السيطرة لا تريدك أن تكون معافًى، هي في أفضل الأحوال ببقاء الوضع الراهن فقط. في الحقيقة، نظام الرعاية الصحية هذا الذي يحكمه الربح غير مهتم بمنع حدوث هذه الأمراض التي يمكن تجنبها، وشركات الأدوية هذه تريد أن تبقيك في حاجة إلى الدواء طوال حياتك بدلاً من وقايتك من الأمراض. التخفيف من الأعراض باستخدام أدوية باهظة الثمن بدلاً من علاج السبب الكامن وراء هذه الأمراض هي الطريقة النموذجية في الطب الغربي اليوم.

كيف تبقى بصحة جيدة؟

هل تعلم أنه خلال القرن العشرين، أودت أمراض الشعوب المتحضرة بحيوات أكثر من جميع الأمراض الأخرى، والحروب، وأحداث العنف، والدكتاتوريات مجتمعة، بما فيها الحرب العالمية الأولى والثانية، حروب الإبادة الجماعية، الحروب الأهلية، والمجاعات التي من صنع الإنسان والشيوعية؟

لا يجب أن يكون الأمر على هذا الحال، بتغيير نمط حياتنا، نستطيع بشكل جذري أن نقلل خطر معظم أمراض الشعوب المتحضرة الأكثر شيوعاً مثل السمنة، السكري من النوع الثاني، مرض القلب، السكتة الدماغية، السرطان، الخرف، هشاشة العظام، التهاب المفاصل، الربو، الاكتئاب، وغير ذلك من الأمراض أيضاً. الكثير من هذه الحالات الطبية معروف منذ أكثر من ألف سنة، ولكنها كانت نادرة للغاية. بما أننا لا نملك آلة للعودة في الزمن والبقاء أصحاء، ما هي الخيارات الأخرى المتاحة لنا؟

دان بوتنر، الذي يعمل في مجتمع ناشيونال جيوغرافيك، قام بتحديد خمسة أماكن في العالم يعيش فيها الناس أطول الأعمار. هذه الأماكن فيها أكبر عدد من أولئك الذين تصل أعمارهم لمئة عام، والكثير من الناس فيها يكبرون في السن دون الإصابة بأي أمراض مثل السرطان، السمنة، السكري، أو مرض القلب. أكثر الناس صحة والأطول عمراً في العالم يعيشون في سردينيا في إيطاليا، إيكاريا في اليونان، أوكيناوا في اليابان، كوستا ريكا، وبين مجتمعات السبتيين في كاليفورنيا. هذه الأماكن معروفة باسم المناطق الزرقاء.[149] على الرغم من أن لغة، وعادات، وثقافة سكان هذه الأماكن مختلفة إلى حد ما، إلا أن نمط حياتهم يظهر العديد من أوجه التشابه. أكثر الناس صحةً في العالم يعيشون حياة مليئة بالنشاط البدني. الناس في المناطق الزرقاء لا يذهبون إلى الصالات الرياضية حتى يبقوا في مظهر جيد. بدلاً من ذلك، هم يقومون بعمل مجهودات بدنية خفيفة ولمدة طويلة، مثل البستنة والأعمال المنزلية التي تبقيهم مشغولين طوال اليوم. بدلاً من ركوب السيارة، هم يمشون كثيراً. يعيش أكثر الناس صحة والأطول عمراً حياة ذات هدف ومعنى. يضعون عائلاتهم في المرتبة الأولى ومن ثم يشاركون بجد في المناسبات المجتمعية.

على الرغم من عاداتهم المختلفة، حمية الناس الذين يعيشون في المناطق الزرقاء متشابهة جداً. معظم طعامهم نباتي، يحتوي بشكل أساسي الخضراوات والحبوب. يأكلون اللحوم مرة أو مرتين في الإسبوع. يستهلكون الحليب ومشتقاته بشكل محدود. لا يضيفون أي سكر إلى حميتهم اليومية. الحلويات مخصصة فقط للمناسبات المميزة.

الأعمدة الخمسة الأساسية لصحة جيدة

تناول طعاماً صحياً

هناك مثل قديم، منسوب لأبقراط، أبو الطب، يقول فيه "فليكن الطعام دواءك، وليكن شفاؤك بطعامك". هناك ألف سنة من الحكمة مختزلة في هذه العبارة. لسوء الحظ، لا تشكل الوقاية جزءاً أساسياً من الطب الغربي الحديث الذي يحكمه الربح. الطب الغربي يعتمد بشكل أساسي على الأدوية، العمليات الجراحية، والإشعاع ليخفف من أعراض الأمراض، بدلاً من علاج الأسباب الكامنة وراء الأمراض ذاتها. الغالبية العظمى من الأمراض الحديثة المتأثرة بنمط الحياة يمكن الوقاية منها. هذا هو السبب وراء تسميتها أمراضاً متأثرة بنمط الحياة، لأنها تأتي كنتيجة مباشرة للطريقة التي يعيش بها الفرد. سأذهب أبعد من ذلك أيضاً، الحمية الصحية لا تقي من العديد من الأمراض فقط، ولكنها أيضاً قادرة أحياناً على عكس مسار تفاقم الأمراض الخطيرة التي تهدد الحياة والتي تزداد سوءاً بشكل تدريجي لا رجعة فيه.

ها هي أمثلة قوية على ذلك: د.كالدويل إسلستين، جراح قلب مشهور جاء بفكرة ثورية جديدة. بدأ بعلاج مرض القلب عن طريق وضع تدابير غذائية. في عام 1985، قام د.إسلستين بعمل دراسة صغيرة.[150] حيث تم وضع المرضى ذوي الحالات الخطيرة من مرض القلب التاجي على نظام غذائي كامل، قائم على النبات. بعد 12 سنة، سبعة عشر مريضاً من الثمانية عشر الذين كانوا ملتزمين، لم يحصل معهم أي إضرابات في القلب على الإطلاق. واثنا عشر مريضاً منهم أجريت لهم عملية تصوير إشعاعي للقلب لمتابعة حالتهم، أظهر التصوير انعكاساً استثنائياً في مسار تفاقم المرض لأربعة منهم. باقي المجموعة أظهرت تحسناً معتدلاً، ولكن الأهم من ذلك أنه لم يحدث لاحقاً أي اضطرابات في القلب مع أي منهم. هذه النتائج تم تأكيدها من خلال دراسة أخرى، كانت هذه الدراسة أكبر من تلك وشارك فيها 198 مريضاً. يقول د.إسلستين عن مرض القلب أنه "نمر مصنوع من الورق بلا أسنان، لا يجب أن يكون موجوداً على الإطلاق، وإذا وجد، لا يجب أن يتفاقم على الإطلاق".

يعتبر الاتجاه السائد للطب مرض السكري من النوع الثاني مرضاً يمكن الشفاء منه، ولكنه يتفاقم ويصبح أكثر سوءاً مع الوقت. الكثير من الناس، عندما يتم تشخيصهم لأول مرة

بالسكري من النوع الثاني، يأخذون ببساطة أدوية عن طريق الفم للمحافظة على مستوى جلوكوز طبيعي في الدم. مع الوقت، تصبح مقاومة الإنسولين أكثر سوءاً، وعندها لا يمكن التحكم بالمرض بتلك الأدوية فقط. سيبدأ المريض بجرعة صغيرة من الإنسولين، بعد ذلك ينتهي به الأمر بزيادة هذه الجرعة أكثر فأكثر. في الحقيقة، سيزداد المرض سوءاً يوماً بعد يوماً.

على النقيض من ذلك، كان طبيب الكلى الكندي د.جاسون فونج يملك رأياً آخر. يصنف هذا الطبيب مرض السكري بأنه مرض مرتبط بالحمية ويحتاج إلى علاج باتباع نظام غذائي. د.فونج، مؤسس برنامج إدارة الحمية الغذائية المكثف وهو أيضاً متخصص في علاج الأشخاص المصابين بمرض السكري من النوع الثاني ويعانون من بالسمنة. عن طريق إدخال تدابير غذائية شديدة الصرامة وتغييرات في نمط الحياة، اختبر المرضى الذين يعالجهم د.فونج تحسناً واضحاً في كل من نسبة الجلوكوز في الدم وقت الصيام ونتيجة اختبار الهيموغلوبين الغليكوزيلاتي (HbA1c). في كثير من الحالات، تم علاج السكري بالكامل، وبعد الانتهاء من البرنامج، توقف المرضى عن أخذ الدواء.

برهن هذان المثالان أن الطعام الصحي يلعب دوراً أساسياً ليس فقط في الوقاية من المرض، بل أحياناً له القدرة على هزيمة الأمراض الخطيرة التي تهدد الحياة. الحمية الصحية هي أكثر الأعمدة أهمية لصحة جيدة. سواء كنا مرضى أو أصحاء، فإن ذلك يحدده طعامنا في المقام الأول.

كن نشيطاً بدنياً

القيام بالتمارين الرياضية بانتظام هو جزء لا يمكن الاستغناء عنه من الحياة الصحية. التمارين الرياضية تساعدك في الحفاظ على صحة القلب والأوعية الدموية؛ إنها تقوي عظامك وعضلاتك، تقلل من نسبة خطر الإصابة ببعض أنواع السرطان، تزيد حساسية الإنسولين، تحسن لك نومك، وتخفف من التوتر. معظم الأمراض المتأثرة بنمط الحياة مرتبطة ارتباطاً وثيقاً بنمط حياة قليل الحركة، نصف ساعة من التمرينات متوسطة الشدة خمس أو ست مرات أسبوعياً ستكون جيدةً بشكل كافٍ. ممارسة الرياضة البدنية الشاقة أكثر من ساعة يومياً ليس له أي فوائد صحية إضافية.

نل قسطاً كافياً من النوم

يلعب النوم دوراً أساسياً في الحفاظ على صحتك البدنية. عدم حصولك على قدر كافٍ من النوم له عواقب تتعدى إحساسك بالإرهاق. الحرمان من النوم يزيد خطر الإصابة بمجموعة متعددة من الأمراض منها ارتفاع ضغط الدم، مرض القلب، السكتة الدماغية، السكري، والسمنة. يحتاج البالغون على الأقل من7 إلى 8 ساعات من النوم يومياً.

قلل من مستوى إجهادك

الأمراض المتأثرة بنمط الحياة مرتبطة بشكل مباشر أو غير مباشر بنمط حياتنا الحديثة المرهق. التعرض للضغوطات على المدى الطويل لا يجعلك فقط مريضاً، بل يسبب لك زيادة في الوزن. الهرمون المرتبط بالتوتر وهو الكورتيزول هو أحد أهم العوامل المنظمة لتخزين الطاقة على شكل دهون في أجسامنا. مستويات مرتفعة من الكورتيزول تحفز تراكم الدهون، بالأخص حول منطقة البطن. تمهل قليلاً، تجنب المواقف التي تسبب لك التوتر بقدر المستطاع. تأكد من أنك تحصل على قسط كافٍ من النوم. مارس الرياضة بانتظام. ممارسة الأنشطة الرياضية هي أكثر أشكال تخفيف التوتر فاعلية.

عش حياةً ذات هدفٍ ومعنى

كل الناس في المناطق الزرقاء لديهم شيء ما يعيشون من أجله خارج إطار العمل. أن تجد هدفاً لحياتك، قد يضيف بعض السنوات إليها. بعدما قام الباحثون الكنديون بعمل تحليل إحصائي لبيانات أكثر من سبعة آلاف شخص، وجدوا أن عيش حياة ذات هدف هو أحد العوامل الأكثر أهمية في التنبؤ بطول العمر.[151]

42

لماذا الأنظمة الغذائية بلا فائدة؟

عشرات الآلاف من الأنظمة الغذائية

كتب الأنظمة الغذائية مشهورة جداً هذه الأيام. لقد قمت ببحث سريع على موقع أمازون: استخدمت الكلمة المفتاحية "حمية" فكان هناك أكثر من 60,000 نتيجة. البرامج الغذائية تباع بأسماء متعددة. رغم أن كل واحد منها يبدو مختلفاً قليلاً، جميعها لديها الصفات المشتركة ذاتها. كل كتاب نظام غذائي يحتوي على "صنّارة". بعضها يعد بخسارة سريعة في الوزن، بينما تدعي أخرى أنك ستخسر الوزن دون بذل أي مجهود، أو أنك يمكنك أن تأكل كما تريد. على الرغم من ذلك، الصفة المشتركة الأكثر أهمية لكل واحد من هذه الأنظمة الغذائية هو أنها ستفشل في النهاية على المدى البعيد. بلا استثناء.

تصنيف الأنظمة الغذائية الاستهلاكية

الحمية الاستهلاكية أو النظام الغذائي الاستهلاكي، هو مصطلح شائع ومستخدم بكثرة لوصف الأنظمة الغذائية التي لا تنجح على المدى البعيد. هناك أنواع متعددة من الأنظمة الغذائية الاستهلاكية. بنفس الطريقة التي يضع فيها علماء الأحياء الحيوانات في مجموعات مختلفة مثل البرمائيات، الزواحف، الطيور، إلخ. بشكل مشابه، فإننا نفرق بين أنواع الأنظمة الغذائية الثلاثة لخسارة الوزن. هناك الخطير، والنظام الخدعة، والنظام الغذائي الذي يسبب خسارة الوزن بشكل مؤقت. في بداية القرن الواحد والعشرين، أصبحت السمنة وباءً عالمياً خارجاً عن السيطرة. يوماً بعد يوم، ملايين الملتزمين بأنظمة غذائية يحاربون معركة يائسة مع السمنة. رغم أن معظم الأنظمة الغذائية بلا فائدة ولا تسبب أي أذى، بعض تقنيات خسارة الوزن الغريبة قد تضع من يلتزم بها في خطر كبير.

الأنظمة الغذائية الخطيرة

إن إبداع الذين نصّبوا أنفسهم "خبراء" في الأنظمة الغذائية لانهائي. أكثر الأنظمة الغذائية التي سمعت بها غرابةً هي تناول يرقات الدودة الشريطية. الدودة الشريطية هي طفيلي الحيوانات الداجنة، مثل الخراف، والأبقار. بعدما يبتلع الحيوان الذي يرعى طعاماً ملوثاً

بالدودة، فإن يرقات الدودة تخترق من خلال الأمعاء إلى الأوعية الدموية، وتنتشر اليرقات بعدها في جميع أنحاء جسم الحيوان المصاب. عندما تؤكل لحوم حيوانٍ مصاب نيئة أو غير مكتملة النضج، قد يصاب الإنسان بالدودة الشريطية. مع الوقت، قد تنمو الدودة لطول عشرة أمتار في الجهاز الهضمي، ويمكن أن تعيش حتى خمسٍ وعشرين سنة. إنها مثل فيلم رعب، يشبه فيلم عام 1979 "مخلوق فضائي"، لكن هذه هنا حقيقية. أنصار حمية الدودة الشريطية يدّعون أنك ستخسر الوزن لأن الدودة ستأكل المواد المغذية مباشرة من الأمعاء. دعني أسألك سؤالاً: بأي تكلفة؟ أن تربي وحشاً حقيقياً بطول عشرة أمتار في جسمك؟

الأنظمة الغذائية الخدعة

كثير من الأنظمة الغذائية ينتمي إلى هذه المجموعة. الأنظمة الغذائية الخدعة ليست بالتحديد خطيرة على صحتك، لكنها لا تساعدك على خسارة الوزن أيضاً. يقوم المؤلفون بابتكار جملة علمية مزيفة غير مثبتة أو يأخذون الحقائق العلمية ويخرجونها من سياقها. دعني أذكر لك بعض الأنظمة الغذائية الخدعة: حمية فصيلة الدم، حمية الماكروبيوتك، صيام العصير، حمية القمر، حمية الكوكيز. دكتور سانفورد سيجل ابتكر فكرة عبقرية لعمل تجاري عام 1975: قام الطبيب بتشجيع المرضى على تناول الكوكيز (البسكويت) كوجبة خفيفة بين الوجبات الأساسية. على الرغم من نقصان الدليل العلمي والأسعار الخيالية المرتفعة (مئة دولار مقابل كوكيز لشخص واحد فقط) حمية الكوكيز باعت بشكل جيد جداً لدرجة أن سيجل تمكن من بناء إمبراطورية متعددة الملايين تبيع كوكيز خسارة الوزن.

"أكل الشوكولاتة يومياً يمكنه أن يساعدك لتخسر الوزن." هل سمعت هذا الادعاء من قبل؟ في عام 2015، قام فريق من الصحفيين المثيرين للضحك في ألمانيا بخداع العالم أجمع لمدة قصيرة من الوقت. قاموا بنشر ورقة بحثية علمية معتمدة على تجربة سريرية غير حقيقية تظهر أن استهلاك الشوكولاتة يسبب خسارة الوزن. كانت القصة عنوان الأخبار في أكثر من عشرين دولة وبنصف دزّينة من اللغات. التجربة كانت مثالاً جيداً على سذاجة الإنسان.

الأنظمة الغذائية التي تسبب خسارة الوزن بشكل مؤقت

الأنظمة الغذائية التي لا تقع ضمن المجموعة الأولى والثانية، قد تسبب لك خسارة في الوزن على المدى القصير. على الرغم من ذلك، فإن تقنيات خسارة الوزن هذه مضللة. يمكنك أن تخسر 4-5 كجم بسهولة، في أسبوع واحد حتى! على سبيل المثال، يمكن للمبتدئين في اتباع نظام غذائي أن يختبروا ظاهرة خسارة الوزن هذه في الأسبوع الأول من اتباع حمية أتكينز. رغم من أن حجم الخسارة في الوزن قد يكون أقل بكثير، الكيلوجرامات المفقودة في معظمها

تأتي من خسارة السوائل، بعض الجلايكوجين، ولأن هناك كمية أقل من الطعام تمر خلال القناة الهضمية، وليست من الدهون المتراكمة.

دعنا نقول أنك اخترت نظاماً غذائياً يبدو أنه ناجح، وبعد أشهر طويلة من المعاناة، استطعت أخيراً أن تخسر 10 كجم من دهون جسمك. أنت سعيد جداً بخسارتك للوزن. بعد أن حققت هدفك، تقرر أن تتوقف عن تعذيب نفسك وتعود إلى طريقتك العادية في العيش. ماذا تعتقد أن يحصل؟ هل تعتقد أنه سيكون لديك القدرة على الحفاظ على خسارة الوزن هذه لبقية حياتك؟ الحقيقة التعيسة هي أنه مباشرةً بعد التوقف عن اتباع النظام الغذائي، ستستمر الكيلوجرامات في العودة ببطء، إنها فقط مسألة أشهر، أو سنة، وسينتهي بك الأمر بوزنك الذي كنت عليه. وبالرغم من مجهوداتك البطولية، من المحتمل أن يزداد وزنك لأكثر من ذلك الذي بدأت معه نظامك الغذائي. بعد ذلك، تبدأ نظاماً غذائياً جديداً مرة أخرى. بعد أشهر طويلة من المعاناة، ستخسر الوزن مجدداً، وهذا أيضاً لن يستمر لوقت طويل، وهكذا دواليك. هذه الظاهرة تسمى نظام اليويو. قد يبدو أن هناك آليّة خفية تتحكم بوزنك على المدى البعيد، تماماً مثل منظم الحرارة الذي ينظم درجة حرارة منزلك. مهما اختلف البروتوكول الذي تتبعه، فلن يكون هناك أي اختلاف، كل حمية مصيرها الفشل. جميعها تعمل بنفس الطريقة ولا يمكنك تحقيق خسارة دائمة في الوزن من خلال اتباعها.

كتاب د.أتكينز ثورة في الحمية الغذائية بيعت منه أكثر من 15 مليون نسخة، مما يجعله أحد كتب الأنظمة الغذائية الأكثر مبيعاً على الإطلاق. منذ عام 1972، قُدّر أن 20 مليون إنسان حول العالم قاموا بإتباع حمية أتكينز. أين هي نتائج المدى البعيد؟ على سبيل المثال، لم نسمع بأي أحد قام بإتباع حمية أتكينز قبل 10 سنوات، وخسر 25 كجم، وحافظ على خسارة الوزن هذه. كتاب ويليام بانتينج كتيّب عن السمنة فعلها بأن أصبح أول كتاب في الحمية وأكثرها شهرة. على الرغم من أن الكتاب ذاته كان ناجحاً للغاية، بانتينج نفسه لم يكن ناجحاً في خسارة الوزن والحفاظ على خسارة الوزن بشكل دائم. هل تعرف ما هو التشابه بين قصتي د.أتكينز وويليام بانتينج؟ كلا خبراء الحمية هذين قد مات وهو بدين. كيف يمكن أن يكون ذلك ممكناً؟ إما أن كلا أسلوبيهما لم ينجح معهما، أو أنهما لم يتمكنا من الاستمرار في نظاميهما الغذائيين لفترة أطول.

كن حذراً من الخبراء المزيفين

هذه هي نصائحي العملية لكشف الخبراء المزيفين. عندما تقوم بتقييم برنامج خسارة وزن، تأكد من أن المؤلف:

- كان بديناً
- أتم خسارة وزن حقيقية

- بقي نحيلاً لبقية حياته

إذا لم يتحقق أي واحد من هذه الشروط الثلاثة، كن في غاية الحذر. هناك احتمالية كبيرة أن تكون كل الحمية مجرد احتيال.

لماذا مصير الأنظمة الغذائية هو الفشل؟

لقد رأينا حتى اللحظة أن اتباع نظام غذائي هو بلا فائدة. من خلال استغلال سذاجة الناس، من وقت لآخر، يخرج رجال الأعمال بأفكار غريبة مثل حمية القمر، حمية الكوكيز، أو حمية الشوكولاتة. بغض النظر عن هذه البرامج الزائفة، المجموعة التالية هي "الأنظمة الغذائية التي تسبب خسارة في الوزن بشكل مؤقت". الفكرة بأكملها تذكرني بالعشب المؤقت. قبل سنوات، كانت هناك شركة تبيع بذور العشب. كان لديهم إعلان تجاري مذهل يظهر عشباً سليماً، وشديد الخضرة، يمكنه حتى أن ينجو تحت الثلج. على الرغم من ذلك، كان هناك مشكلة خطيرة في المنتج نفسه: لم يُخبر المشترون أنهم كانوا يشترون بذور عشب من نوع سنوي يموت في نهاية الموسم. اتباع حمية هو أمر بلا فائدة كما القيام ببذر عشب مؤقت في فناءك الخلفي: لن يعطي أي منهما نتائج دائمة. حتى إن اخترت حمية تنجح على المدى القصير، واستطعت خسارة الكيلوجرامات الزائدة بنجاح، خسارتك للوزن ستكون مؤقتة. مباشرةً بعد الانتهاء من حميتك، سيعود وزنك ببطء. إنها فقط مسألة أشهر أو سنة، وينتهي بك المطاف بنفس الوزن، رغم جهودك الاستثنائية. هذه الظاهرة تسمى تأثير منظم الحرارة. يدافع جسمك باستماتة عن وزنك السابق، والذي يتم تنظيمه عن طريق "منظم الوزن" الداخلي الخفي. كل الأنظمة الغذائية تعمل بهذه الطريقة. لماذا كل الأنظمة الغذائية مصيرها الفشل؟

هناك صعوبتان يجب علينا تجاوزهما هنا. الأولى، عليك أن تخسر مقداراً محدداً من وزنك. هناك الكثير من تقنيات خسارة الوزن التي قد تعمل معك على المدى القصير. على الرغم من ذلك، خسارة الوزن هي الجزء الأسهل. الحفاظ على خسارة الوزن هذه بشكل دائم، من غير تعذيب نفسك لبقية حياتك هو التحدي الحقيقي. ببساطة، أنت لا يمكنك اتباع حمية للأبد.

السمنة هي نموذج لمرض متأثر بنمط الحياة. إنها النتيجة المباشرة لطريقتنا غير الصحية في العيش. كانت السمنة نادرة للغاية حتى قبل 200 سنة كما أنها غير موجودة الآن في المجتمعات البدائية. من أجل خسارة الوزن والحفاظ على خسارة الكيلوجرامات بشكل دائم، يجب عليك أن تغير نمط حياتك بشكل كامل. كما هو مذكور سابقاً فإن السمنة هي مرض متأثر بنمط الحياة ولا يمكن علاجها بالحمية فقط. الحمية تعمل على وضع حد لأعراض المرض، ولكنها لا تؤثر على السبب الكامن وراء السمنة ذاتها. اتباع حمية هو

مثل علاج سن متسوس باستخدام المسكنات دون زيارة طبيب الأسنان. يجب عليك أن تقوم ببساطة بما هو أكثر من اتباع الحمية: يجب عليك أن تغير نمط حياتك الغير صحي بشكل كامل. بقيامك بهذا، لن تخسر الوزن فقط، بل ستحافظ على خسارة الوزن هذه بشكل دائم وستصبح أكثر صحة بكثير. في فصل *الأعمدة الأساسية لخسارة الوزن*، ستجد دليلاً عملياً حول كيفية تحقيق هذه الأهداف.

43

حدد هدفك

الصحة وطول العمر

كما رأينا سابقاً، يعيش سكان سردينيا، إيكاريا، أوكيناوا، كوستاريكا، والسبتيون في ولاية كاليفورنيا حياة أطول من معظم الناس الآخرين. يوجد في تلك الأماكن العديد من السكان الذين تصل أعمارهم للمئة وكثير منهم يكبرون في السن دون الإصابة بأمراض مثل السكري، السرطان، السمنة، الخرف، أو مرض القلب. لا يجب على هؤلاء الناس أن يقوموا باتخاذ قرار بخسارة الوزن في بداية العام. هم لا يقرؤون كتب الأنظمة الغذائية. لا يذهب الناس في المناطق الزرقاء إلى الصالات الرياضية للحفاظ على مظهرهم. هم فقط يبقون أصحاء حتى نهاية حياتهم.

كثير منا ليس عنده الامتياز ليعيش في أحد سواحل البحر المتوسط المشمسة أو جزر المحيط الهادي. الفوائد الصحية للجو المعتدل، الكثير من أشعة الشمس، ونمط الحياة الهادئ في بيئة طبيعية لا يمكن إنكارها. لكن حتى وبدون الجزيرة الاستوائية يمكنك أن تبني منطقتك الصحية الخاصة حيث تعيش. سر طول العمر، سر الصحة، وسر خسارة الوزن بشكل دائم ليست في الحقيقة أسراراً. المعلومات حول تحقيق هذه الأهداف معروفة منذ آلاف السنين.

هناك أسطورة مشهورة جداً. تعطيك وسائل إعلام الوسائط العلمية إيهاماً أن هذه الأيام، وبفضل التطور التكنولوجي والعلمي وبسبب أنظمتنا الصحية الحديثة، أقصى عمر يمكنه أن يعيشه الإنسان أعلى بكثير من أي وقت مضى في التاريخ البشري. من وقت لآخر، تُنشر أوراق بحثية تدّعي أن متوسط العمر المتوقع للإنسان ازداد للضعف على مدار المائتي عام الماضية. إنها لحقيقة أنه خلال الثورة الصناعية، كان متوسط العمر المتوقع للأشخاص من الطبقة العاملة في بريطانيا منخفضاً جداً بسبب سوء التغذية، وانعدام النظافة، وسوء بيئة العمل والسكن. قبل مائتي عام، يقول بعض المؤلفين أن الرجال قد ماتوا في الأربعينات والثلاثينات من أعمارهم. رغم أن متوسط العمر المتوقع عند الولادة كان ضئيلاً جداً مقارنة باليوم، إلا أن أقصى عمر يمكن أن يعيشه الإنسان لم يتغير بشكل كبير.

ماذا عن العصور القديمة؟ دعنا نأخذ اليونان كمثال. هل مات اليونانيون في الثلاثينات والأربعينات من أعمارهم؟ ليس حقاً. درس العلماء اليونانيون حياة 83 شخص من الذين عاشوا في العصور الذهبية لليونان القديمة بين القرن الرابع والخامس قبل الميلاد. كان

الأشخاص رجالاً مشهورين عاشوا في ذلك الوقت، وبيانات أوقات ولادتهم ووفاتهم تم تأريخها بدقة. وجد الباحثون أن متوسط عمر الرجل اليوناني هو 71.3 سنة.[152] هذا قريب جداً من متوسط العمر المتوقع للرجال هذه الأيام، بعد 2500 سنة.

في المزمار رقم 90 من الكتاب المقدس، والذي كتبه موسى عام 1300 قبل الميلاد، ذُكر أن حياة الإنسان تتراوح بين سبعين وثمانين سنة. هذا ضعف العمر المتوقع في بريطانيا أثناء الثورة الصناعية. يمكننا أن نستنتج أن متوسط عمر الإنسان قد بقي ثابتاً لأكثر من 3300 سنة. حتى في قديم الزمان، عاش أولئك الذين لم يكونوا عبيداً عند أحد حياة مسالمة، كان هناك أيضاً طعام كافٍ، كما ولم يعانوا من الفقر المدقع، وكان متوسط عمرهم المتوقع مشابهاً للناس هذه الأيام.

حدد أهدافك واجعلها تتحقق

خلال الفصول الماضية في الكتاب، لربما لاحظت أنني لا أؤمن باتباع حمية. الحميات هي حل مؤقت فقط، وهي لا تشكل حلاً نهائياً لمشكلة وزنك. السمنة مرض معقد جداً. نموذج السعرات الحرارية الداخلة – السعرات الحرارية المستهلكة الأكثر انتشاراً يبسط أسباب السمنة بشكل فظيع. في فصل *الوصفة الطبية لخسارة الوزن*، رأينا كيف أن سؤال "ما الذي يسبب السمنة؟" معقد أكثر بكثير مما كنا نعتقد. السعرات الحرارية، المواد الغذائية، الصيام، الهرمونات، الجينات، نمط الحياة، وحتى الفترة التي يمضيها الشخص مصاباً بالسمنة لها تأثير كبير على وزنه. ما تتناوله من سعرات حرارية هو واحد من العديد من العوامل الداخلة في المعادلة. إذا قللت ما تتناوله من سعرات حرارية، لن تعالج الأسباب الكامنة وراء السمنة، وستعود الكيلوجرامات ببطء عاجلاً أم آجلاً. مؤلفو الحميات العادية يركزون على تقليل السعرات الحرارية فقط وينسون الصورة الكاملة. هذا هو السبب في أن هذه الطرق لا تنجح على المدى الطويل. بدلاً من الحميات التي لا فائدة منها، عليك أن تقوم بشيء آخر، عليك أن تغير كيف تعيش.

أولاً، حدد أهدافك. معظم الناس يرغبون في أن يكونوا نحيلين، أصحاء، وأن يعيشوا طويلاً. هذه توقعات واقعية. السمنة مرتبطة بالعديد من الأمراض والمشاكل الصحية. بوصولك إلى الوزن المثالي والعيش بنمط حياة نشيط، ستقلل جداً من خطر إصابتك بالعديد من أمراض العصر الحديث مثل السكري من النوع الثاني، مرض القلب، السكتة الدماغية، التهاب المفاصل، وأمراض أخرى. الوصول إلى وزن صحي هو أمر يتجاوز الجماليات. يجب أن ننظر إلى السمنة بشكل مختلف. نتائج البحوث الأخيرة أظهرت أن دهون الجسم هي أكثر من كونها فقط مخزناً للطاقة. الحقيقة هي أن النسيج الدهني هو أكبر غدة صماء في جسمنا. هو ينتج الهرمونات، ومركبات كيميائية أخرى تسمى سايتوكينات. بعض هذه السايتوكينات لها أضرار صحية. هي تبقي الجسم في حالة من الالتهاب منخفض الشدة. معظم الأمراض في عصرنا الحديث مثل السمنة، السكري من النوع الثاني، أمراض القلب

والأوعية الدموية، التهاب المفاصل، والسرطان مرتبطة بحالة مستمرة من الالتهاب منخفض الشدة. إذا عالجت السبب الكامن وراء هذه الأمراض التي تهدد الحياة، ستعيش حياة أطول، وأكثر صحة. لم نسمع أبداً بشخص سمين عمره 100 عام.

فكر بعمق. دعنا نقول أنك كنت نحيلاً عندما كنت صغيراً وأنت ترغب في أن يصبح وزنك مثلما كان عليه في أيام المدرسة الثانوية. لا شيء مستحيل. الأمر يعود لك برمته. ها هي شهادتي. أنا، مؤلف هذا الكتاب، كنت سميناً لوقت طويل، لمدة ربع قرن. خلال تلك السنوات، جربت عدداً من الحميات المعروفة من أجل خسارة الوزن: قللت ما أتناوله من الطعام بشكل كبير، قمت بالتمارين يومياً لتسع سنوات، واستخدمت حبوب خسارة الوزن أيضاً. لم تنجح أي من هذه الطرق معي. كل تلك المحاولات باءت بالفشل أو كان تأثيرها ضئيلاً جداً، أو أن الوزن الذي خسرته عاد بعد عدة شهور. في عام 2016، وصلت لاستنتاج هو أنه من المستحيل أن تخسر الوزن وتحافظ على الخسارة في الوزن لفترة طويلة من الوقت باستخدام الطرق التقليدية. بحثت في النصوص العلمية عن جواب للسؤال الكبير "ما الذي يجعل الأنظمة الغذائية تفشل على المدى الطويل؟" (يشرح فصل *الوصفة الطبية لخسارة الوزن* المبادئ الأساسية من أجل برنامج خسارة وزن ناجح). أدركت أن خسارة الوزن بشكل دائم لا يمكن تحقيقها ببساطة باتباع حمية. السمنة مرض مرتبط بنمط الحياة ويجب علينا أن نغير نمط حياتنا تماماً من أجل محاربة السمنة. بناءً على نموذجي الجديد هذا، بعد 25 سنة من السمنة، استطعت في النهاية أن أخسر ما مجموعه 25 كيلوجراماً. وزني الآن يساوي وزني في الثانوية (هذا حتى ليس وزني عند التخرج ولكنه وزني في الصف العاشر). نقص مؤشر كتلة جسمي من 31 إلى 21. أشعر وكأنني أصغر بخمس وعشرين عاماً. يمكنني الجري مجدداً. تسلق تلة ليس بالأمر الصعب. ما زال أفضل جزء قادماً: لم أخسر فقط 25 كيلوجراماً، بل واستطعت الحفاظ على هذه الخسارة في الوزن منذ عام 2016. هذه هي المرحلة التي تفشل عندها كل الأنظمة الغذائية الأخرى. خسارة قدر معين من الكيلوجرامات هو شيء، والحفاظ على هذه الخسارة في الوزن هو التحدي الأكبر. تابع القراءة. في الفصول القادمة، سأشرح لماذا لا تنجح الأنظمة الغذائية العادية على المدى الطويل وما هي الخطوات التي يجب أن تتبعها من أجل تحقيق خسارة دائمة في الوزن. بصرف النظر إذا كنت تريد العودة لوزنك أيام الثانوية أو أن أنك تريد فقط خسارة بعض الكيلوجرامات، ستكون الفصول القادمة دليلك في رسم خطوات تحقيق أهدافك.

44

الأعمدة الأساسية لخسارة الوزن

لماذا أعطونا النصيحة الخاطئة؟

هل فكرت يوماً لماذا هناك أطباء بدينون؟ على سبيل المثال، د.روبرت أتكينز، أبو حمية أتكينز الشهيرة كان سميناً. رغم أن د.أتكينز ألّف أحد أشهر وأكثر كتب الحمية مبيعاً، فإن الأشخاص الذي كانوا على معرفة شخصية به قد وصفوه بأنه "سمين."

رغم أن حالات السمنة الحادة نادرة الحدوث بين الأطباء، إلا أن ثلثهم يقع ضمن فئة المصابين بزيادة الوزن، تماماً مثل عامة الناس. يعالج الأطباء جميع أنواع الأمراض، هم خبراء بفسيولوجيا أعضاء الجسم. كيف يمكن لهم أن يكونوا مصابين بالسمنة مثلنا جميعاً؟ من أجل التحقيق في هذا السؤال بعمق، دعنا نرى كيف يعالج جمهور الأطباء السمنة اليوم. ما هي النصيحة التي أعطوها لنا؟ هنا أطرح بعض الأمثلة على الاستراتيجيات الأكثر شهرةً في علاجنا للسمنة: تناول طعاماً أقل، وقم بتمارين أكثر. تجنب الدهون، تناول فواكه وخضراوات أكثر. قم بعدّ السعرات الحرارية. اشرب عدداً من أكواب الحليب كل يوم. تناول وجبات خفيفة بين الوجبات الرئيسية. تناول ست وجبات في اليوم. تناول حبوب متعدد الفيتامين ومكملات المعادن. هذه أفضل وصفة للكارثة. يصبح الناس أكثر سمنة عاماً بعد عام.

رغم أن معظم الأخصائيين الصحيين لا يشككون في التعليمات الرسمية، إلا أن هناك أخبار جيدة. أدرك بعض الأطباء أن الطرق التقليدية قد فشلت ونحن بحاجة إلى إعادة النظر في كيفية علاجنا للسمنة. في عام 2018، وقّع 717 طبيب كندي عريضة وأرسلوها لوزارة الصحة، يطلبون فيها مراجعة الدليل الغذائي في كندا. الدليل الحالي مبني على الدليل الغذائي في الولايات المتحدة والذي يعود لأكثر من 40 عاماً مضت. في عام 1977، صاغت لجنة التغذية في الولايات المتحدة ورقة بعنوان الأهداف الغذائية للولايات المتحدة. لأول مرة في التاريخ، أخبرت الحكومة المواطنين أنهم يمكنهم أن يحسنوا صحتهم بتقليل ما يتناولون من دهون وتناول المزيد من الكربوهيدرات. أثرت الورقة المشؤومة سلباً على صحتنا أكثر بكثير من أي دليل غذائي آخر تم نشره. منذ عام 1977، قامت كل الدول تقريباً باتباع توصيات الولايات المتحدة التي لم تتغير منذ أربعة عقود.

المضحك في الأمر أن صدور الدليل الغذائي تزامن مع بداية أكبر وباء سمنة في التاريخ البشري. ناقشنا في الفصول السابقة أن تأثير الكربوهيدرات في التسبب في السمنة معروف

جيداً منذ قرنين. لكن خلال الستينيات والسبعينيات، وبالرغم من نقص الدليل العلمي ونظراً لأسباب سياسية، تم اتهام الدهون على أنها سبب أمراض القلب والأوعية الدموية، وتم تحفيز الناس ليتناولوا كربوهيدرات أكثر. مع زيادة تناولنا للكربوهيدرات، ازدادت مؤشرات كتل أجسامنا وازدادت معدلات الإصابة بأمراض العصر الحديث.

إضافة إلى جعل العالم كله يتبع حمية قليلة الدهون، دعنا نرى ما الخطأ في الطريقة السائدة التي يعالج فيها الطب السمنة. حسب منظمة الصحة العالمية، إن تعريف السمنة هو: "السبب الرئيسي وراء السمنة وزيادة الوزن هو خلل في توازن الطاقة بين السعرات الحرارية التي نتناولها والسعرات الحرارية التي تنفقها أجسامنا." في فصل *السعرات الحرارية الداخلة – السعرات الحرارية المستهلكة*، ناقشنا كيف أن عد السعرات الحرارية لا ينجح على المدى البعيد. نموذج السعرات الحرارية الداخلة – السعرات الحرارية المستهلكة يبسط علمية الأيض في جسم الإنسان بشكل فظيع. بالإضافة إلى السعرات الحرارية، هناك العديد من العوامل التي تلعب دوراً أساسياً في تحديد وزننا مثل: المواد الغذائية، الصيام، الهرمونات، الجينات، نمط الحياة، وحتى الفترة الزمنية التي أصبت فيها بالسمنة. يركز نموذج السعرات الحرارية الداخلة – السعرات الحرارية المستهلكة على واحد من أحد من الأسباب المحتملة للسمنة.

بالإضافة لهذه المشاكل، هناك عادة سيئة أخرى قمنا باكتسابها على مر العقود الأخيرة. إنها "إبقاء أفواهنا مشغولة." في النصف الثاني من القرن العشرين، مع اختراع الوجبات الخفيفة، تغيرت عاداتنا الغذائية بشكل كبير جداً. فإضافة ثلاثة وجبات خفيفة إلى وجباتنا الرئيسية وهي الفطور، الغداء، والعشاء، تغير نمط إفراز الإنسولين بشكل كبير. وكنتيجة لذلك، أصبحنا في حالة متواصلة من الإنسولين المرتفع، والتي بدورها تسبب مقاومة الإنسولين، الأمر الذي يزيد من خطر إصابتنا بالسمنة. هناك تفاصيل أكثر حول ذلك في فصل *ماذا نأكل مقابل متى نأكل*.

يعطيك الفصلان رقم 8 ورقم 15 جواباً مفصلاً للسؤال الأهم: ما الذي يسبب السمنة؟ كل ما أقدمه مدعوم بأدلة علمية وهناك مراجع تشير للنصوص العلمية. من أجل الوصول إلى فهم أعمق للسبب الحقيقي للسمنة، أنصحك بمراجعة الفصل رقم 15، *الوصفة الطبية لخسارة الوزن*، إذا لم تكن قمت بذلك بالفعل.

الأعمدة الأساسية لخسارة الوزن

في الفصول التالية، سنرى كيف يمكننا بناء منطقتنا الصحية. سأعطيك دليلي الشخصي والكثير من النصائح العملية حول كيفية الوصول إلى الوزن المثالي، والحفاظ على خسارة الوزن للأبد، ووقاية نفسك من أمراض العصر الحديث. الأعمدة الأساسية للبرنامج تنقسم إلى أربع مجالات:

- المدى الزمني لتناول الطعام
- الطعام الصحيح
- النشاط البدني
- العوامل الأخرى المتعلقة بخسارة الوزن

45

المدى الزمني لتناول الطعام

أهمية التوقيت

في فصل *ماذا نأكل مقابل متى نأكل* ذكرت أن تأثير الأطعمة في التسبب في السمنة لا يعتمد فقط على الطعام نفسه، بل أيضاً على الوقت الذي نتناول فيه هذا الطعام. بكلمات أخرى، سؤال متى نأكل هو بنفس أهمية سؤال ماذا نأكل. في هذا الفصل، سأقدم بعض تقنيات التوقيت التي ستساعدك على تحديد مواعيد تناولك للطعام خلال اليوم من أجل تقليل تأثيره في التسبب في السمنة. سنغطي المواضيع التالية: كم هو عدد الوجبات التي يجب تناولها يومياً؟ متى يجب أن نتناول أول وآخر وجبة في اليوم؟ ما هو الصيام المتقطع؟ ما هو الفرق الأساسي بين نمط تناول طعام الأشخاص الصباحيين والليليين؟

خرافة الست وجبات في اليوم

هناك نصيحة مشهورة يقدمها الأطباء وأخصائيو التغذية وهي أنه علينا تناول ست وجبات في اليوم. بدلاً من الفطور، الغداء، والعشاء، لقد قيل لنا أنه يجب أن نتناول ست وجبات خلال اليوم. نسخة أخرى من خطة الست وجبات هي إضافة ثلاث وجبات خفيفة بين وجباتنا العادية. مناصرو تناول الطعام المستمر يدّعون أن عادة "إبقاء أفواهنا مشغولة" تساعدنا على خسارة الوزن. يقول بعض الخبراء أن تناول الطعام المتواصل يزيد من حرق الجسم للطاقة بسبب تأثير الطعام في إنتاج الحرارة. حجتهم الثانية هي تناول ست حصص بدلاً من ثلاث وجبات كبيرة يثبط الشعور بالجوع ويزيد من الشبع. رغم أن فكرة الست وجبات شهيرة بين أخصائيي الصحة، إلا أنه ينقصها الدليل العلمي. دعنا نرى من أي أتت هذه الخرافة الشهيرة. كل هذه الفكرة مبنية على التجارب التي تمت على الحيوانات. قبل أكثر من نصف قرن، وجد الباحثون أن الجرذان تتناول ست إلى ثماني وجبات في اليوم، وهي إلى حد ما نحيلة أكثر من الحيوانات الأخرى التي تتناول وجبة واحدة في اليوم. هذا كل شيء. تبع دراسات الحيوانات هذه العديد من الدراسات على البشر والتي كان لها نتائج مثيرة للجدل. معظم هذه الدراسات كان عدد المشاركين فيها ضئيلاً جداً، من 6 إلى 20 مشارك في العادة. بدلاً من التجارب السريرية الدقيقة، بُنيت معظم هذه الدراسات على الاستبيانات أو التقارير الذاتية والتي لا تعد مصادر معتمدة. يمكننا أن نستنتج أنه لا يوجد

هناك أي دليل يثبت الادعاء القائل أن تناول ست وجبات في اليوم يساعدك على خسارة الوزن.

كلما كان مبكراً، كان أفضل

هناك مثل قديم يقول: "تناول فطورك كملك، وغداءك كأمير، وعشاءك كفقير." رغم أن هذا ليس صحيحاً تماماً، إلا أن هناك بعض الحكمة فيه. يشير المثل إلى أهمية التوقيت: يجب أن نتناول جل السعرات الحرارية بين ساعات الصباح والظهيرة. دعنا نلقي نظرة أكثر قرباً على السبب وراء ذلك. إذا تناولت وجبتين متماثلتين، إحداهما في الصباح والأخرى في المساء، فإن تأثيرهما في التسبب في السمنة مختلف. كما قد يجد الكثيرون، الطعام ذاته يسبب زيادة أكبر في الوزن إذا تم تناوله في المساء بدلاً من الصباح. حساسية الجسم للإنسولين أعلى بكثير في ساعات الصباح منها في الأوقات المتأخرة. وجد الباحثون أن هناك زيادة أعلى بنسبة 75% في مستويات السكر في الدم إذا تم تناول الطعام في المساء بدلاً من الصباح.[49] يجب تناول آخر وجبة في اليوم في أبكر وقت ممكن ويجب تجنب تناول الطعام في وقت متأخر.

الصيام وخسارة الوزن

كما ناقشنا سابقاً، زيادة عدد الوجبات، مثل تناول ست وجبات بدلاً من ثلاث وجبات لن يساعدك أبداً في خسارة الوزن. دعنا نلقي نظرة سريعة على فسيولوجيا جسم الإنسان لنرى كيف يسبب تناول الطعام المتواصل السمنة. يزيد تناول وجبات الكربوهيدرات من مستويات الجلوكوز في الدم. يرافق مستويات الجلوكوز المرتفعة زيادة حادة في مستويات الإنسولين. الإنسولين هو المنظم الأساسي لتخزين الدهون في الجسم. مستويات الإنسولين المرتفعة تحوّل المواد الغذائية إلى تراكمات دهون بدلاً من حرقها في أنسجة الجسم غير الدهنية. لكن الباحثين وجدوا أيضاً أن الكربوهيدرات ليست وحدها من تسبب ارتفاعات حادة في مستويات الإنسولين، بل إن البروتينات تسبب ذلك أيضاً.

كلما تناولت الطعام مرات أكثر، ستتحول كمية أكبر من الطاقة إلى دهون. على صعيد الآخر، يحدث العكس تماماً وقت الصيام. يستخدم الجسم تدريجياً مخزونه من الطاقة بدلاً من تخزين المزيد. عندما ينفد الجلوكوز (من الطعام)، يتم تحويل الجلايكوجين في العضلات والكبد إلى جلوكوز. عندما ينفد مخزون الجلايكوجين، الأمر الذي يحدث عادة خلال 16 إلى 20 ساعة، تصبح دهون الجسم المصدر الأساسي للطاقة. كلما طال الصيام، كلما حُرقت دهون أكثر. الأمر بسيط. فكرة خسارة الوزن بعادة "إبقاء أفواهنا مشغولة" هي مجرد هراء. فكرة تناول الطعام بشكل متواصل تتضارب مع المبادئ الفسيولوجية الأساسية في جسمنا.

يجب أن أنوه أننا قديماً اعتدنا على تناول ثلاث وجبات في اليوم، أيام ما كنا نحيلين. لكن في النصف الثاني من القرن العشرين، ومع اختراع الوجبات الخفيفة، تم تحفيزنا لنتناول ثلاث وجبات إضافية بين وجباتنا المعتادة. عندما أصبحت عادة تناول الوجبات الخفيفة جزءاً من نمط حياة آبائنا، أصبحت الأجيال التي تلت أكثر وزناً. اليوم، هناك وجبة أو وجبتان إضافيتان في نظامنا الغذائي، أصبحت السمنة وباءً عالمياً. يمكنك أن تقرأ أكثر عن هذا في الفصل رقم 13 بعنوان *ماذا نأكل مقابل متى نأكل*، حيث أناقش فسيولوجيا الصيام بتفصيل أكثر، مع الاستشهاد بالنصوص العلمية.

المدى الزمني لتناول الطعام

كما رأينا سابقاً، خلال فترات تناول الطعام، يخزن الجسم السعرات الحرارية الفائضة على شكل جلايكوجين ودهون. على النقيض، عند الصيام، يحرق الجسم تدريجياً السعرات المخزنة. لذلك، عندما تكون في مرحلة تناول الطعام، فأنت تكسب الوزن بشكل مستمر. على الناحية الأخرى، خلال الصيام، فأنت تخسر الوزن بشكل مستمر. الأمر منطقي جداً. بكلمات أخرى، من أجل أن تخسر الوزن، يجب عليك أن تضيّق المدى الزمني لتناول الطعام بأكبر قدر ممكن. لكن لا تضع توقعات غير منطقية. اكتسبت حمية الوجبة الواحدة في اليوم العديد من المتابعين هذه الأيام. كما يقترح الاسم، متبعو هذه الحمية يأكلون حمية واحدة في اليوم. تذكر، كل الأنظمة الغذائية تفشل على المدى الطويل. لا استثناءات. دعنا نرى ما الخطأ في هذه الطريقة. تناول وجبة واحدة في اليوم بهدف خسارة الوزن مثالي تقريباً، أنا لا أنفي هذا الجزء. لكن هل أنت مستعد للالتزام بتناول وجبة واحدة في اليوم لباقي حياتك؟ بحقك؟ كم من الوقت ستستطيع الالتزام بحمية التعذيب هذه؟ ستتوقف عاجلاً أم آجلاً.

رأينا حتى اللحظة أن المدى الزمني القصير لتناول الطعام هو أداة قوية جداً في خسارة الوزن، لكن من الصعب الالتزام به لفترة طويلة. يجب أن نبقي في أذهاننا أننا لا نتبع حمية غذائية. جميع الحميات تفشل على المدى الطويل. نحن نغير نمط حياتنا بدلاً من ذلك، من أجل خسارة الوزن، والحفاظ على هذه الخسارة في الوزن للأبد، والبقاء أصحاء لباقي عمرنا. يجب علينا أن نختار خطة مستدامة طويلة المدى. أنصح بمدًى زمني هو ثماني ساعات. على سبيل المثال، يمكنك تناول الفطور الساعة الثامنة صباحاً، والغداء وقت الظهيرة، والعشاء الساعة الرابعة بعد الظهر. باتباع هذه الخطة، وقت تناولك للطعام هو 8 ساعات، بينما تصوم 16 ساعة. إذا كنت تتبع هذه الخطة، فأنت تصوم معظم يومك، ومستويات الإنسولين خلال هذا الوقت تكون منخفضة. كنتيجة لذلك، بدلاً من بناء تراكمات الدهون، سيتم حرق السعرات الحرارية في أنسجة الجسم غير الدهنية.

دعنا نقارن هذه الخطة بحمية الست وجبات في اليوم "إبقاء أفواهنا مشغولة". إذا اتبعت نصائح الأطباء، سيكون جسمك في حالة مستمرة من الإنسولين المرتفع طوال اليوم حتى النصف الثاني من الليل. ونتيجة لمستويات الإنسولين المرتفعة، بدلاً من حرق الدهون،

سيحول جسمك الطاقة إلى تراكمات دهون. يمكنك إيجاد التفاصيل حول ذلك في فصل *ماذا نأكل مقابل متى نأكل*. لأولئك الذين لا يمكنهم الالتزام بمدى تناول طعام مدته 8 ساعات، يمكن زيادته إلى 10 ساعات. لكن في أي حال من الأحوال، لا يجب أن يتخطى المدى الزمني لتناول الطعام الاثني عشر ساعة.

الأشخاص الصباحيون مقابل الأشخاص الليليين

نحن جميعاً مختلفون. يكون أداء بعض الأشخاص في ذروته في الصباح بينما هناك من هم نشيطون في المساء. إلى حد ما، نحن جميعاً قادرون على تغيير نمط حياتنا اليومي. لكن جعل شخص ليلي شخصاً صباحياً ليس بالمهمة السهلة والمرور بمثل هذه التغييرات شبه مستحيل. النظام الصباحي قد لا يكون مناسباً لأولئك الذي يعملون لساعات طويلة أو النشيطين في ساعات الليل. هناك بعض الأشخاص الذين لا يكونون جائعين في الصباح أبداً، ولكن لا يمكنهم النوم ومعدتهم فارغة. إذا كان هذا ينطبق عليك، وباءت محاولاتك في تبني نمط حياة صباحي بالفشل، قم بما هو طبيعي بالنسبة لك: اعتمد نمط الحياة الليلي.

لكن يجب علينا أن نبقي في أذهاننا أن الطعام له تأثير أكبر في التسبب في السمنة إذا تم تناوله في المساء. بكلمات أخرى، كلما كانت وجبتك أبكر، كلما استطعت تناول طعام أكثر من دون أن تصبح بديناً. من أجل تخطي هذه المشكلة، لدي حل لأولئك الذين لا يمكنهم تبني نظام الحياة الصباحي. إذا كنت شخصاً ليليّاً، اتبع هذا النمط: تناول وجبتك الأولى وقت الظهيرة، والوجبة الأخيرة الساعة 8 مساءً. لا يزال يمكنك تعديل نمط تناولك للطعام بالطريقة الأنسب لك، لكن الوقت بين الوجبة الأولى والأخيرة لا يجب أن يكون أكثر من 8 إلى 10 ساعات. تذكر، عند الصيام، يحرق جسمك السعرات الحرارية.

الصيام المتقطع

يكسب الصيام المتقطع متابعين جدد هذه الأيام. مع إدراك الناس لحقيقة أن الحميات المألوفة لا تنجح على المدى الطويل، يتجه الكثيرون إلى الصيام المتقطع بدلاً من الأنظمة الغذائية التي لا فائدة منها. الصيام المتقطع هو أداة ناجعة جداً في التحكم في الوزن وهو القطعة الأساسية في أنظمة إدارة الوزن وخسارته.

تأثير الصيام المتقطع قوي لدرجة أنه في بعض الحالات استطاع عكس آثار السكري من النوع الثاني، والذي قد قالت عنه جمعية السكري الأمريكية أنه مرض متفاقم غير قابل للعلاج. الأمر المشترك بين السكري والسمنة هو أن كليهما مرتبط بمقاومة الإنسولين. يحسن الصيام من حساسية الجسم للإنسولين. بناءً على نفس المبدأ، وقبل مئة عام في عصر الإنسولين، عالج إليوت جوسلين أكثر من 1,300 مريض مصاب بالسكري من خلال الصيام المتقطع. رغم أن طريقة جوسلين استهدفت السبب الكامن وراء السمنة، إلا أنها غير

مستخدمة هذه الأيام. بالنسبة للطب الغربي المحكوم بالربح اليوم، من الأفضل إخفاء الأعراض باستخدام الأدوية الباهظة الثمن، بغض النظر عن العواقب.

دعنا نرى كيف يعمل الصيام المتقطع. كل الفكرة مبنية على دورات متتالية من أيام الصيام وأيام تناول الطعام بشكل عادي. في أي الصيام، كل الطعام ممنوع، ولكن ليس هناك حد على المشروبات التي لا تحتوي أي سعرات حرارية. طول مدة الصيام القياسية هي 24 ساعة. بناءً على قدرة الشخص، يمكن أيضاً الصيام لفترات أطول (36 إلى 48 ساعة). كلما كان الصيام أطول، كلما كانت خسارة الوزن أكثر كفاءة. لا يُنصح بالصيام أكثر من 48 ساعة. الصيام لمدة 24 ساعة يمكنه تحسين حساسية جسمك للإنسولين جداً، وعند معظم الأشخاص، تكون نتيجة ذلك خسارة وزن دائمة وطويلة الأمد. بالإضافة لزيادة حساسية الجسم للإنسولين، يؤدي الصيام إلى توازن طاقة سلبي. خلال الصيام، ليس لجسمك أي مصدر آخر للطاقة غير الدهون. بالإضافة لهذه الفوائد الصحية، الصيام المتقطع طريقة رائعة في إزالة السموم من جسمك. يدفع الناس الكثير من الأموال مقابل المكملات الغذائية وحبوب متعدد الفيتامين والعلاجات التي تزيل السموم بهدف إزالة "المواد السامة" داخل أجسامهم. الصيام يفعل ذلك، هو أمر مضمون.

يمكن ليوم الصيام أن يتبعه يوم صيام آخر أو يوم تناول طعام بشكل عادي. الأمر يعود لك في تحديد عدد الأيام التي يمكنك أن تلتزم بها. يمكن أن يكون ذلك يوماً واحداً في الأسبوع أو سبعة أيام. كلما كانت قدرتك على الالتزام أكبر، كانت النتائج أسرع.

إعادة تعيين منظم الوزن في جسمك

هل اتبعت حمية غذائية ونجحت في خسارة الوزن، ولكن بعد عدة شهور عادت الكيلوجرامات وانتهى بك المطاف تزن مثل ما كنت عليه أو حتى أكثر؟ لماذا حدث هذا؟ على النقيض من الاعتقاد السائد، خسارة الوزن على المدى الطويل ليست عن طريق عدّ السعرات الحرارية. يدافع جسمك باستماتة عن وزنك المحدد مسبقاً. يبدو وكأن هناك آلية خفية تبقي أوزاننا ثابتة على المدى الطويل، تماماً مثل منظم الحرارة الذي ينظم حرارة منزلك. إذا مررت بتأثير اليويو، فربما تعتقد أن وزننا المبرمج مسبقاً لا يمكن تغييره إطلاقاً. يبدو وكأن الوزن المحدد سابقاً "مكتوب في الجينات". لحسن الحظ، الأمر ليس كذلك أبداً. هناك حل ينجح على المدى الطويل. للصيام المتقطع القدرة على إعادة تعيين منظم الوزن في جسمك.

كما ذكرنا سابقاً، تتكون خطتي لخسارة الوزن من عدة أيام صيام وأيام تناول طعام بشكل عادي. الأمر يعود لك في تحديد عدد أيام الصيام التي أنت على استعداد للالتزام بها. أنا أنصح بيوم صيام يتبعه:

- وجبة طعام ويوم صيام آخر

أو

- يوم تناول طعام عادي

في المرحلة المكثفة، عندما تبدأ البرنامج، ستستمتع بفائدتين في وقت واحد: ستسرع من خسارتك للوزن بشكل كبير، وسيعيد الصيام تعيين منظم وزن جسمك. لقد ناقشنا سابقاً أن خسارة الوزن تذهب أبعد من السعرات الحرارية الداخلة – السعرات الحرارية المستهلكة. وزننا محدد بدقة بمستويات الهرمونات، بالأخص هرمون الإنسولين. خلال فترات الصيام، تتحسن حساسية خلايا الجسم للإنسولين بشكل كبير. إذا كررت الصيام يوم بعد آخر، ستدرب جسمك على استخدام الإنسولين بالطريقة الصحيحة: السماح للجلوكوز بالدخول إلى الخلية، واستخدامه كوقود، بدلاً من تحويل السعرات الحرارية إلى تراكمات دهون. من خلال الصيام، ستكسر تدريجياً الحلقة المفرغة من مقاومة الإنسولين، شيئاً فشيئاً، يوماً بعد يوم.

نصائح عملية

الصيام هو أكثر الأسلحة كفاءة في معركتك ضد السمنة. إنه يعمل مثل المحرك الصاروخي في السفينة الفضائية. إطلاق مركبة فضائية يتطلب الكثير من الوقود. لكن المركبات الفضائية الموجودة في المدار حول الأرض لا تستخدم أي وقود. في العادة، تشغل المحركات لفترات قصيرة لتعديل بعض الأخطاء البسيطة في مدار المركبة، ولكن معظم الوقت تكون مطفأة.

كما وقد تستنتج من التشبيه، وزنك المثالي وصحتك هي مثل مركبة فضائية تدور حول كوكبنا. الصيام هو المحرك الصاروخي. في الوقت الذي تدخل فيه "في المدار"، لا يجب عليك الصيام بعدها. لكن هناك بعض الأوقات الخاصة التي تأكل فيها أكثر من المعتاد: يجب أن تصوم بعدها يوماً لتعود "إلى المدار" ثانيةً.

دعنا نرى كيف يمكنك أن تصل إلى الوزن المثالي "المدار". الصيام المتقطع هو محرك صاروخي قوي. من أجل البدء، أنصح باتباع الخطة التالية: صم كل يومين. في أيام الصيام، ابتعد عن تناول الطعام والمشروبات المحلّاة لمدة 24 ساعة. اشرب الماء بالقدر الذي تشاء، ولا حد على المشروبات التي لا تحتوي أي سعرات حرارية. في نهاية يوم الصيام، تناول وجبة: اختر عشاءً من فصل *خطط خسارة الوزن*. في أيام تناول الطعام بشكل عادي، اختر واحدة من القوائم اليومية الاعتيادية. تناول الثلاث وجبات خلال مدة زمنية هي 8 ساعات.

إذا أردت نتائج أسرع، زد عدد أيام الصيام. على سبيل المثال، صيام 24 ساعة تتبعه وجبة، ثم صيام 24 ساعة أخرى، وبعد ذلك يأتي يوم تناول طعام عادي. كرر هذا النمط حتى تصل لوزنك المثالي. حسب همّتك، يمكنك الصيام بعدد الأيام الذي تشاء. على سبيل المثال، لقد اتبعت نمطاً أكثر حدة. صمت ثمانين يوماً متتالياً: صيام 24 ساعة يتبعه وجبة. خلال ذلك الوقت، حققت خسارة مستمرة في الوزن بأكثر من 0.23 كجم في اليوم: 19 كجم

في 80 يوماً (مجموع خسارة الوزن هو 25 كجم). أنا الآن أزن مثلما كنت عليه في الثانوية. أنا لا أحتاج إلى الصيام بشكل معتاد حتى واستطعت الحفاظ على وزني دون معاناة.

الصيام ليس صعباً مثلما يبدو

قبل عشائك مباشرة، قد تشعر بجوع شديد. الكل يعرف هذا الشعور. يمكن أن تطرح سؤالاً: هل الصيام المتقطع مختلف؟ هناك العديد من الخرافات وسوء الفهم حول الصيام المتقطع. عند الثقافات الغربية، ممارسة الصيام أمر غير مألوف. بما أن معظم الناس بمن فيهم العلماء، الأطباء، أخصائيو التغذية لم يجربوا الصيام، فهم لا يعرفون حقاً ما تأثير الصيام على الجسم. يعتقد معظم الناس أنه خلال الصيام، يزداد الجوع سوءاً أكثر فأكثر مع مرور الوقت. لكن أولئك الذين يمارسون الصيام بشكل معتاد يعرفون جيداً أن الجوع يختفي بعد عدة ساعات. خلال أيام، يتكيف الجسم بسهولة مع الصيام المقطع، ويمكنك الاستمرار في أعمالك وحتى القيام بالتمارين البدنية مثل أي يوم آخر. بعض الناس يشعر أنه أكثر نشاطاً في أيام الصيام. عندما ينفد مخزون الجلوكوز والجلايكوجين من الجسم، يتجه جسمك إلى حرق الدهون.

أود أن أؤكد أن الصيام والأنظمة الغذائية التي تعتمد على تحديد السعرات الحرارية هما أمران مختلفان تماماً. إذا قللت ما تتناوله من سعرات حرارية، ستشعر بالجوع دوماً. ستحس بالخمول وستكون كسولاً طوال اليوم. هذا يحدث عندما تقلل ما تتناوله من سعرات حرارية: يتحول جسمك إلى وضع توفير الطاقة. لكن الصيام مختلف جداً.

للصيام أثر صحي آخر أيضاً. حتى بعد يوم صيام واحد، ستتغير الطريقة التي تفكر فيها في الطعام. إذا كنت شخصاً انتقائياً فيما قبل، ستقدّر أي طعام. ميزة أخرى إضافية هي أن الصيام يزيل السموم من الجسم. لا حاجة للمزيد من العلاجات.

في وسائط الإعلام الغربية، من المحتمل أنك سمعت من بعض "خبراء" الحمية عن الآثار طويلة المدى لفترات الجوع الممتدة. أولاً، الصيام المتقطع مختلف تماماً عن الجوع (المجاعة). خلال الصيام المتقطع، أنت لا تزال تتناول وجبةً واحدة في اليوم. يمكنك أيضاً أن تشرب أي قدر من الماء، ولا حد على المشروبات الخالية من السعرات الحرارية. ثانياً، جسم الأشخاص المصابين بزيادة الوزن يخزن كميات كبيرة من الطاقة على شكل دهون، وهو كافٍ لإبقائهم على قيد الحياة لأشهر. حتى الأشخاص النحيلون لديهم كمية كبيرة من الدهون – والتي إذا تم استخدامها كلها – يمكن أن تبقيهم على قيد الحياة من دون طعام لمدة شهر أو شهرين. لن تموت من الجوع خلال 24 ساعة بكل تأكيد. حسب موسوعة غينيس للأرقام القياسية، استمر أطول صيام مسجل ما مدته 382 يوماً.

يقول الخبراء أن الأمر يتطلب ثلاثة أسابيع لبناء عادة ما. حسب خبرتي، سيحدث ذلك في وقت أقصر. حتى لو بدا الصيام صعباً بعض الشيء في البداية، بعد عدة أيام، سيتكيف

جسمك معه. ستتفاجأ أن الصيام المتقطع ليس صعباً لهذه الدرجة. الصيام هو الطريقة المثبتة والتي تم استخدامها لآلاف السنين.

إذا كنت مصاباً بالسكري

إذا كنت مصاباً بالسكري، يجب أن تكون أكثر حذراً. الصيام أداء قوية جداً في تحسين حساسية الإنسولين. استشر طبيبك من أجل تعديل دوائك الخافض للسكر. إذا عارض طبيبك الصيام المتقطع، يمكنك أن تفكر في طلب رأي ثانٍ من طبيب له خبرة مع الصيام المتقطع. كما ذُكر سابقاً، قبل مئة عام، عالج جوسلين أكثر من 1,300 شخص مصاب بالسكري من خلال تدابير غذائية فقط. أما إن لم تكن مصاباً بالسكري، فالصيام المتقطع آمن لك بكل تأكيد.

46

الطعام الصحيح

لقد أعطونا النصيحة الخاطئة

في عام 1977، قامت لجنة التغذية التابعة لمجلس الشيوخ الأمريكي بنشر ورقة بعنوان، أهداف غذائية للولايات المتحدة. لأول مرة في التاريخ الأمريكي، تخبر الحكومة المواطنين أنهم يمكن أن يحسنوا من صحتهم بتناول كربوهيدرات أكثر، ودهون أقل. فعل الأمريكيون ما طلب منهم تماماً: قاموا بتقليل تناول الدهون وتناولوا كربوهيدرات أكثر. تم نسيان الحكمة التي عمرها 150 عاماً والتي تحكي عن تأثير الكربوهيدرات في التسبب في السمنة: أصبحت جميع الأطعمة تسمى صحية طالما احتوت على نسبة قليلة من الدهون. في كتيّب عام 1991، ذكرت جمعية القلب الأمريكية أن الأطعمة التالية هي أطعمة صحية: الخبز الأبيض، الحلوى الصلبة، العلكة، السكر، الشراب، العسل، المربى، الهلام، المرملاد، شراب البنش، والمشروبات الغازية. حتى أن 12 أونصة (0.36 لتر) من الجعة! كان من ضمن الأطعمة الصحية الموصى بها. هذه هي الوصفة المثالية للكارثة. لا عجب أن صدور الدليل الغذائي تزامن مع بداية أكبر وباء للسمنة في التاريخ البشري.

ربما يسأل القارئون، كيف يمكن لهذا أن يحدث؟ لماذا تم تضليلنا حول الكربوهيدرات لمدة نصف قرن؟ ألم يحذرنا العلماء أن الكربوهيدرات المحسّنة (المكرّرة) تسبب السمنة؟ نعم، لقد فعلوا. في الحقيقة، قام العلماء والأطباء بتحذيرنا بشكل متواصل على مدار 200 مضت. على سبيل المثال، أولهم كان بريل-سافارين في بداية القرن التاسع عشر؛ وبعدها د.باسمور عام 1963 ود.أتكينز عام 1972. لكن منذ السبعينيات، أصبحت الحمية قليلة الدهون أمراً سياسياً. مناظرة تقليل الدهون مقابل تقليل الكربوهيدرات ربحها السياسيون، وليس العلماء. رغم قلة الدليل العلمي، إلا أنه تم لوم الدهون في التسبب في مرض القلب وأخبرونا أن نتناول طعاماً خالياً من الدهون ويحتوي على نسبة عالية من الكربوهيدرات. النتائج نعرفها جميعاً.

دعنا نرى لماذا العلم ونظام الرعاية الصحية فاسد بالكامل من صميمه. السبب الأساسي هو أن البحث العلمي تموله شركات الأدوية والطعام. إليك مثالاً واقعياً. تلعب المجلات الطبية دوراً مهماً في التطور المهني للأطباء، خبراء الحمية، وكل من هو في مجتمع البحث العلمي. ما يُنشر في المجلات العلمية الكبرى له تأثير كبير على النصيحة التي يعطيك إياها طبيبك. يستقبل المحررون في هذه المجلات مدفوعات مالية من شركات الأدوية.[64,65] في

المقابل، يتم نشر تلك المقالات التي تثبت فائدة استخدام دواء معين، بينما يتم رفض تلك التي لا تتوافق مع مصالح الداعمين.

بُني الدليل الغذائي اليوم على ما نشرته وزارة الزراعة الأمريكية عام 1992، والذي عُرف بالهرم الغذائي. رغم أن التوصيات تغيرت على مر السنوات، إلا أن الهرم الغذائي ذاته يعاني من مرض النقص منذ ولادته: توصياته لا دليل علمي على صحتها. هذه التوصيات مصدرها الأساسي سياسي، بدلاً من الدليل العلمي. السبب في أن الهرم الغذائي مبني بهذه الطريقة هو لأن السياسيين، أرادوا أن يبقوا كل قسم من صناعات الطعام سعيداً (صناعة الطعام هي عمل تجاري ضخم قيمته 5 تريليون دولار). الأمر يشمل مجموعات ضغط مثل مناصري السكر، مناصري اللحوم، مناصري الحليب ومشتقاته، مناصري الحبوب، وهكذا. يظهر الرسم التوضيحي 46.1 الهرم الغذائي. إذا أخذنا نظرة سريعة، سنرى أن رموز السكر الصغيرة تمثل السكر المضاف. هي موجودة في أربع مجموعات طعام من ستة. تدعونا وزارة الزراعة بشكل واضح لنتناول الأطعمة التي تحتوي سكراً مضافاً (دور قوى ضغط مناصري السكر).

الحبوب تشكل المستوى الأول من الهرم. ينصح المؤلفون بتناول 6 إلى 11 حصة من الخبز، الحبوب، الأرز، والمعكرونة، بما فيها الأطعمة التي تحتوي على سكر مضاف. للأسف، لا يفرق الهرم الغذائي بين الحبوب الكاملة والحبوب المعالجة. فيما إذا كانت الحبوب صحية أم مضرة يعتمد على طريقة المعالجة. يجب أن تتناول الحبوب الكاملة فقط. يجب أن نتجنب تماماً الدقيق الأبيض، الأرز الأبيض، والحبوب المعالجة الأخرى التي تم إزالة النواة والنخالة منها. هذه المنتجات يتم إزالة جزء كبير من محتواها من الألياف، البروتين، والفيتامينات، ليتم بيعه لاحقاً على شكل مكملات غذائية. من دون هذه المواد الغذائية المفيدة، لن يتبقى سوى النشا. من دون تأثير الألياف الوقائي، فإن محتوى النشا في الحبوب المعالجة يتم امتصاصه بسرعة من القناة الهضمية، ما يسبب ارتفاعاً حاداً في مستويات الجلوكوز والإنسولين في الدم، الأمر الذي يسبب تأثير الكربوهيدرات المحسّنة (المكرّرة) في التسبب في السمنة.

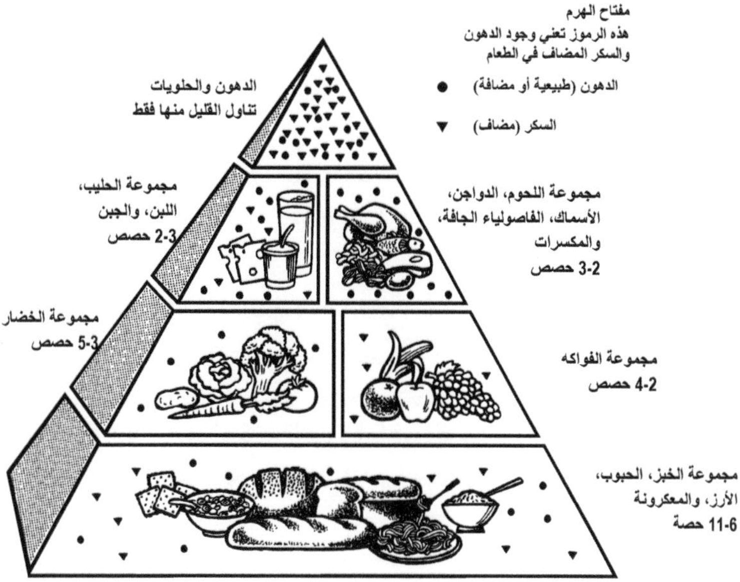

الرسم التوضيحي 46.1. الهرم الغذائي الصادر عن وزارة الزراعة الأمريكية

دعنا نرى مجموعة الفواكه في المستوى التالي. لقد أُخبرنا أن نتناول 2 إلى 4 حصص منها يومياً. هذه كمية كبيرة من الفواكه. كيف نعرف أن كل أنواع الفواكه مفيدة لنا؟ أعتقد أن السبب الأساسي هو أننا تعلمنا منذ الحضانة أن الفواكه طعام صحي. ينظر الجميع إلى الفواكه على أنها رمز خيارات الطعام الصحية ولا أحد يشكك في ذلك. دعنا نقوم ببعض التفكير النقدي. لماذا الفواكه مشهورة؟ ذلك لأنها حلوة. الأكثر شهرة هي العنب الحلو، الأناناس الحلو، الموز الحلو، وهكذا. يطلب المستهلكون الفواكه الحلوة جداً. تلك التي ليست حلوة كفاية لا تُشترى، لذلك هي ليست موجودة في الأسواق. الفواكه ليست سيئة مثل الكعك والبوظة، لكن محتواها العالي من السكر يفوق فوائد مضادات الأكسدة، المعادن، الفيتامينات، والألياف. نصيحتي هي تناول الفواكه من حين لآخر فقط. بدلاً من الفواكه، تناول الخضراوات. هي تحتوي على جميع المواد المفيدة ومحتواها من السكر يمكن إهماله. تناول الخضراوات بالقدر الذي تشاء.

الحليب ومشتقاته: من الموصى به شرب 2 أو 3 حصص في اليوم. لقد مررت بدليل غذائي يقول أنه يجب أن نتناول 4 حصص في اليوم. هذا ليس إلا دعاية. قوى ضغط مناصري الحليب مؤثرة مثل قوى ضغط مناصري السكر. تم شرح الآثار السلبية لتناول الكثير من الحليب في فصل *الحليب ومشتقاته*.

بجانب الحليب ومشتقاته، في نفس الصف، هناك اللحوم، السمك، الفول، البيض، والمكسرات. الأمر المشترك بين هذه المجموعات هو محتواها العالي من البروتين. أما في غير ذلك فلكل منها تأثير مختلف على صحتك. يجب علينا أن نفرق بين هذه الأطعمة؛ معاملتها على أنها من نفس المجموعة هي فكرة سيئة.

الدهون والحلويات هي في أعلى الهرم. يحذرنا المؤلفون من تناولها. لقد ناقشنا هذا الموضوع سابقاً في فصلي *الدهون* و*كن حذراً من السكر*.

ما هي الأطعمة الصحية؟

انس الهرم الغذائي. الفكرة برمتها مبنية على السياسة بدلاً من الحقائق العلمية. السبب في أن الهرم الغذائي مبني بهذه الطريقة هو أن السياسيين أرادوا كل قسم من أقسام صناعة الطعام سعيداً، مثل قوى ضغط السكر، اللحوم، الحليب، الحبوب، وهكذا. بالإضافة لسطوة صناعة الطعام، الفكرة برمتها مبنية على نظرية غير مثبتة: فرضية الدهون وأمراض القلب التي لا دليل علمي على صحتها.

في الجزء الرابع من الكتاب، تعطيك الفصول من 22 إلى 39 دليلاً مفصلاً عن المواد الغذائية؛ كيف تقرأ البطاقات الغذائية، ما الأطعمة المفيدة لك وما الأطعمة التي يجب أن تتجنبها. إذا لم تقرأ فصول دليل الطعام بعد، من الجيد النظر في كل مجموعة غذائية لفهم كيفية تأثير الطعام على الصحة. الطعام الصحي هو بمثابة دواء، والطعام الصناعي هو سم.

الأطعمة الغنية بالكربوهيدرات

يحفزنا الدليل الغذائي الرسمي على تناول المزيد من الكربوهيدرات. على النقيض، تخبرنا حمية أتكينز والحميات المشابهة لها أن نتوقف عن تناول الكربوهيدرات تماماً. كلا الطريقتين خاطئتان: فكلاهما يبسط كثيراً دور الكربوهيدرات المعقد. يجب علينا بكل تأكيد أن نفرق بين الكربوهيدرات الطبيعية والمحسّنة (المكرّرة). الأطعمة التي تحتوي على السكر مضاف والحبوب المعالجة مضرة. دون التأثير الوقائي للألياف، تناول الكربوهيدرات المحسّنة (المكرّرة) يؤدي إلى ارتفاع حاد في مستويات السكر في الدم، ويتبع ذلك إفراز كميات كبيرة من الإنسولين. الإنسولين هو المنظم الأساسي لتخزين الدهون في جسمنا. تحول مستويات الإنسولين المرتفعة المواد الغذائية إلى تراكمات دهون.

لسوء الحظ، معظم الأطعمة التجارية المتوفرة مصنوعة من الكربوهيدرات المحسّنة (المكرّرة). تحتوي الأطعمة الضارة عادةً على كميات كبيرة من الدقيق الأبيض، الحبوب المعالجة، والسكر. السكر موجود في كل نوع طعام تقريباً، حتى في تلك الأطعمة التي لا يمكن أن تتوقع وجوده فيها مثل منتجات اللحوم، الحليب ومشتقاته، والخل. تفضيلنا للطعام الحلو مبرمج في أدمغتنا منذ الطفولة. تذكر، كلنا مدمنو سكر. في المناطق الزرقاء من

العالم، يعيش الناس أول أعمارهم بكامل الصحة، هم لا يستخدمون السكر المضاف أو الكربوهيدرات المحسّنة (المكرّرة). الحلويات متوفرة فقط في الإجازات، والمناسبات الخاصة. يجب أن تفعل نفس الشيء. حاول أن تزيل السكر المضاف من طعامك تماماً. استخدم الأرز البني والحبوب الكاملة. في فصل *وصفات الطعام* من هذا الكتاب، يمكنك أن تجد دليلاً مفصلاً حول كيفية إعداد الطعام الصحي بنفسك.

أود أن أشير إلى أن الخبز المتوفر تجارياً وتلك الأنواع المصنوعة من دقيق حبوب القمح الكاملة الخشن من دون سكر أو إضافات هي أطعمة مختلفة جداً. أنا شخصياً أنصح بتناول حد أقصاه 250 جم (8 أونصة) من الخبز أو أي نوع آخر من المخبوزات الطبيعية يومياً، والتي لا تحتوي على سكر أو مواد مضافة ومصنوعة من دقيق الحبوب الكاملة الخشن. هذا الأمر ينطبق أيضاً على الأشخاص ذوي نمط الحياة قليل الحركة. إذا كنت لا تحب الخبز كثيراً، لا يجب أن تتناول بالضرورة 250 جم منه يومياً. يمكنك استبدال الخبز بالأرز البني، الفول، والخضراوات.

كن حذراً من الفواكه الحلوة جداً. حتى العضوية منها مضرة. تناول الفواكه الطازجة فقط. الفواكه المجففة محتواها من السكر عالٍ فبعضها نسبة السكر فيه 66%.

تجنب المشروبات المحلّاة وعصائر الفاكهة. من أجل جعل هذه العصائر ناجحة تجارياً، يجب أن تحتوي على نسبة 10-12% من السكر، حتى تلك التي عليها علامة "خالية من السكر المضاف". الأطعمة التي تحتوي على كمية كبيرة من السكر مضرة.

رغم أن المحليات الصناعية لا تحتوي نظرياً على أي سعرات حرارية، إلا أنها أسوء من السكر نفسه. الكثير منها يسبب السرطان. كما أن المحليات التي لا تحتوي أي سعرات حرارية تؤدي إلى ارتفاع حاد في مستويات الإنسولين وتأثيرها في التسبب في السمنة مثبت علمياً.

الدهون

كان للورقة المشؤومة التي صدرت عام 1977 بعنوان الأهداف الغذائية للولايات المتحدة تأثير أكثر حدة على صحتنا من أي دليل غذائي آخر تم نشره. لقد أعطونا النصيحة السيئة. كنتيجة لهستيريا الكوليسترول التي ضربت العالم في السبعينيات، تم إجبار الشعوب على اتباع حمية قليلة الدهون وعالية الكربوهيدرات. مع اتباعنا للدليل الغذائي، زاد وزننا أكثر وأكثر.

لا يجب أن تقلق كثيراً حيال تناول الدهون. في فصل *هستيريا الكوليسترول*، ناقشنا بالتفصيل كيف أن الكوليسترول الذي نتناوله، ومستويات الكوليسترول في دمنا هما أمران مستقلان عن بعضهما البعض. غالباً ما يكون هناك خلط بين الكوليسترول والبروتين الدهني قليل الكثافة (LDL). والذي يشار إليه باسم الكوليسترول السيء. رغم أن هناك علاقة طفيفة بين مستويات (LDL) وأمراض القلب والأوعية الدموية، إلا أن العلاقة أضعف

بكثير مما كان يُعتقد. الكوليسترول نفسه ليس مضراً، إنه يقوم بوظائف مهمة وهو موجود في كل خلية من خلايا جسمنا. حرفياً، لا حياة من دون الكوليسترول. كل يوم ينتج جسمنا حوالي 700 مليجرام من الكوليسترول. من ناحية أخرى، إذا تناولت كمية أقل من الكوليسترول، ينتج جسمك كمية أكثر منه.

كنصيحة عملية، تجنب التطرف في تناول الدهون. الحمية قليلة الدهون ليس لها أي فوائد صحية أكثر من الحمية العادية. رغم أن الدليل العلمي الذي يثبت فرضية الدهون وأمراض القلب شحيح، إلا أن هناك علاقة ضعيفة بين تناول كميات كبيرة من الدهون المشبعة والعديد من الأمراض. تجنب الأطعمة التي تحتوي على كميات كبيرة من الدهون.

لا فرق إن تناولت لحوماً عادية، أو تلك الخالية من الدهون. لكن لا تستخدم الدهن الحيواني للطبخ. يقول الكثير من الباحثين أن محتواه من حمض البالميتيك يرفع مستويات (LDL) قليلاً. نتائج الدراسات المختلفة حول تناول الدهن الحيواني مثيرة للجدل. فيما إذا كانت مضرة أو لا، لا يمكنك أن تستفيد من الدهن الحيواني.

الأحماض الدهنية من نوع أوميجا-3 لها تأثير وقائي للقلب، وهي مضادة للالتهاب. من أجل أن تحافظ على صحتك، عليك إضافة الأحماض الدهنية من نوع أوميجا-3 إلى طعامك اليومي. هي تتكسر بسهولة عند تعريضها للحرارة، لذلك أضف الزيوت التي تحتوي على الأحماض الدهنية من نوع أوميجا-3 إلى الأطباق الباردة والسلطات فقط. أفضل مصادر أوميجا-3 هي بذور الشيا، بذور الكتان، والأسماك البحرية.

من أجل أغراض الطبخ العامة، أنصح باستخدام زيت الزيتون البكر الممتاز. يستخدم زيت الزيتون منذ آلاف السنين وهو جزء من النظام الغذائي في منطقة البحر المتوسط. يطبخ الأشخاص في المناطق الزرقاء باستخدام زيت الزيتون أيضاً.

نصيحة أخيرة: لا تستخدم السمن الصناعي (المرجرين) أو أي نوع آخر من الدهن الصناعي، بالأخص الدهون المهدرجة. كلها تقع ضمن فئة الطعام المضر.

البروتين

قديماً، كانت اللحوم تعتبر رمزاً للغنى. عندما تزداد ثروة دولة ما، يزداد استهلاك سكانها للحوم. كلما تناول الناس منتجات حيوانية أكثر، ازداد انتشار أمراض الشعوب المتحضرة بشكل موازٍ لاستهلاك اللحوم. الولايات المتحدة هي أكبر مستهلكي اللحوم في العالم. نتائج الأبحاث الأخيرة أظهرت ارتباطاً بين تناول اللحوم الحمراء والإصابة بأمراض خطيرة مثل متلازمة الأيض[103]، أمراض القلب والأوعية الدموية، السرطان[104] والسكري[105]. تحتوي منتجات اللحوم الحمراء على كميات كبيرة من الحديد بصورة الهيم، والذي تحت ظروف معينة يسبب تكون الجذور الحرة التي تسبب الإجهاد التأكسدي. يسبب الأخير بدوره حالة من الالتهاب المتواصل في الجسم، والتي لها علاقة بالإصابة بالعديد من الأمراض.

تبين أيضاً أن اللحوم المعالجة أكثر ضرراً من اللحوم الحمراء. خلال عملية المعالجة، يتم تعريض اللحوم إلى العديد من المواد الكيميائية مثل النترات، النيتريت، الفوسفات، والدخان.

هل تذكر الأمر المشترك في عادات تناول الطعام بين سكان مناطق سردينيا، إيكاريا، أوكيناوا، وكوستاريكا؟ هم يتناولون في الغالب طعاماً نباتياً ويأكلون اللحوم بين الفينة والأخرى. أنا لست أحاول أن أقنعك أن تصبح نباتياً. لكن إذا كانت اللحوم طعامك الأساسي، فأنت معرض لخطر كبير للإصابة بالعديد من أمراض العصر الحديث. يُقدر متوسط استهلاك اللحوم في الدول الغربية ما بين 90 إلى 113 كجم من اللحوم لكل شخص سنوياً. للحصول على هذا القدر من اللحم، يجب أن تتناول ثلث بقرة، أو 62 دجاجة. هذا قدر كبير من اللحوم. إذا كانت واحداً من "اللاحمين"، يجب عليك أن تفكر في تقليل استهلاكك إلى 0.5 حتى 0.7 كجم في الأسبوع. يمكن تناول هذه الكمية على شكل حصص يومية صغيرة أو 2-3 حصص كبيرة في الأسبوع. اختر الدجاج أو السمك على اللحم الأحمر. يمكن أن تجد التفسيرات العلمية في فصل *البروتينات الحيوانية* من هذا الكتاب.

رغم أن حليب الأم لا يمكن الاستغناء عنه كطعام للمواليد لأنه يحتوي على كل المواد الغذائية والأجسام المضادة الضرورية إلا أن البالغين والأطفال الأكبر سناً لا يحتاجون الحليب على الإطلاق. لكن السلطات الصحية تستمر في إغراقنا برسائلها التي تقول أن علينا شرب 2 إلى 3 أكواب من الحليب يومياً. أود أقول أن شركات الحليب الشريرة هذه ليست إلا دعايةً لقوى ضغط مناصري الحليب. فوائد شرب الحليب بشكل مستمر مبنية على حالات فردية فقط، وينقصها الدليل العلمي. سأذهب بعيداً أكثر من ذلك، الدول التي فيها أعلى معدلات شرب الحليب لكل نسمة، لديها أعلى معدل إصابات بالعديد من أمراض العصر الحديث مثل هشاشة العظام، السرطان، أمراض القلب والأوعية الدموية، السكري، وغيرها. في فصل *الحليب ومشتقاته*، أعطي تفسيراً علمياً مفصلاً. إذا كنت لا تشرب الحليب، لا تفعل أبداً. إذا كنت لا تستطيع العيش دون الحليب ومشتقاته، قلل ما تتناوله إلى حد حصة أو حصتين في الأسبوع.

بفضل وباء هستيريا الكوليسترول العالمي، تناقص معدل تناول البيض في الولايات المتحدة منذ السبعينيات. لا يجب أن نقلق كثيراً حيال الكوليسترول في طعامنا، لأنه له تأثير طفيف فقط على مستويات الكوليسترول (LDL) في الدم. رغم أن البيض نفسه يحتوي على كمية كبيرة من الكوليسترول، إلا أن تناول البيض لا يزيد من مستويات الكوليسترول في الدم. يمكنك تناول البيض وأنت مطمئن، اطهوه كما ترغب.

البروتينات النباتية هي بديل جيد عن اللحوم. جميع الأحماض الأمينية الموجودة في اللحوم يمكن الحصول عليها من الأطعمة النباتية. هناك 20 حمضاً أمينياً موجود بشكل طبيعي، 10 منها هي أحماض أمينية أساسية، ما يعني أن الجسم لا يمكنه صناعتها. هناك فقط أربعة أحماض أمينية مُحدِّدة لها أهمية في صناعة البروتين في الجسم: اللايسين، الميثيونين، الثريونين، والتربتوفان. بتناول الحبوب والبقوليات بشكل مستمر، يمكن أن

نحصل على كامل حاجتنا من الأحماض الأمينية الأساسية. المصادر النباتية الغنية بالبروتين هي الفاصولياء، البازلاء، الحمص، الفستق، الجوز، اللوز، بقلة الماش، بذور الشيا، والعدس. تناولها كلما استطعت.

الألياف

من أجل الدور الذي لا يمكن الاستغناء عنه الذي تلعبه الألياف، قمت بكتابة فصل كامل بعنوان *أفضل صديق للإنسان*. للألياف فوائد عديدة بما فيها تقليل خطر الإصابة بكل من بعض السرطانات، فرط الدهون، ارتفاع ضغط الدم، مرض القلب التاجي، والسكري من النوع الثاني. تبطئ الألياف، من عملية امتصاص الكربوهيدرات ما يقلل من حدة إفراز الإنسولين بعد تناول الوجبة. نتيجة لمستويات الإنسولين المنخفضة، يتم تحويل سعرات أقل إلى تراكمات دهون.

رغم أنني لا أؤيد حمية الطعام النيء، إلا أنني أنصح أن تعد طعامك بالقليل من الطهو فقط. يجب أن تتناول الخضار والفواكه التي يمكن أن تؤكل طازجة كما هي. الخضراوات الورقية هي مصدر ممتاز للألياف. لا تطهوها ولا تضعها في خلاط لتحولها إلى سائل. يزيد الطهو من سرعة الهضم ومن المؤشر الجلايسيمي للخضراوات ويزيل تأثير الألياف الوقائي.

خلاصة

جميعنا يعلم المثل القديم: "أنت ما تأكل". هناك الكثير من الحقيقة في هذا المثل. الطعام الصحي هو دواء، والطعام غير الصحي هو سم. الخيار يعود لك. تناول الطعام الصحيح هو العمود الثاني لبرنامج خسارة وزن ناجح ودائم.

هدف هذا الفصل هو إعطاؤك نظرة عامة عن كيف تختار بحكمة من مجموعات المواد الغذائية المختلفة. الجزء الرابع من الكتاب يعطيك وصفاً أكثر تفصيلاً عن التأثير الصحي للأطعمة المختلفة، ما المفيد لصحتك منها وما المضر الذي يجب أن تتجنبه.

47

التمارين البدنية

خرافة السعرات الحرارية الداخلة – السعرات الحرارية المستهلكة

الوصفة الرسمية لخسارة الوزن تبدو مثل التالي: تناول طعاماً أقل، قم بتمارين أكثر. معظم جمهور العلماء يؤمنون أن السمنة هي مجرد اختلال في التوازن بين السعرات الحرارية الداخلة والسعرات الحرارية المستهلكة. من أجل خسارة قدر معين من الوزن، الشيء الوحيد الذي عليك القيام به هو إما أن تقلل ما تتناوله من سعرات حرارية أو تزيد نشاطك البدني. السعرات الحرارية الناقصة سيتم أخذها تلقائياً من الدهون. خطأ! كثير منا قد حاول بالفعل تقليل الوجبات التي يتناولها أو القيام بنوع ما من أنواع الرياضات. بصدق، هل نجح ذلك؟ إذا كانت طريقة عدّ السعرات الحرارية طريقة فعالة لخسارة الوزن، من المحتمل ألا تقرأ هذا الكتاب.

على النقيض، الكثير من معارضي التمارين يشككون في فائدة الأنشطة البدنية كأداة لخسارة الوزن. هم يقولون أنه لا يمكنك ببساطة أن تخسر الوزن من خلال التمارين فقط، لأن المشاركة فيها ستزيد شهيتك. في نهاية اليوم، بدلاً من حرق الدهون، سيكون لديك توازن طاقة إيجابي (ستكسب الوزن). كلا الطريقتين خاطئتان. دعنا نرى لماذا.

من وجهة نظر فرضية السعرات الحرارية الداخلة – السعرات الحرارية المستهلكة، المشاركة في التمارين البدنية الشديدة هي طريقة لا جدوى منها لخسارة الوزن. على سبيل المثال: قطعة بسكويت بالشوكولاتة وزنها 25 جم تحتوي على 122 سعرة حرارية. من أجل حرق هذا القدر من الطاقة الفائضة، عليك أن تتعرق في الصالة الرياضية مدة 15 دقيقة، أو المشي مدة نصف ساعة. هذا لا يستحق العناء. معارضو التمارين يدّعون أن التمارين البدنية الشديدة أو النشاطات خارج المنزل تؤدي إلى زيادة الشهية. في نهاية اليوم، بدلاً من خسارة الوزن ستكسب وزناً أكثر. أعتقد أن هذه الجملة ليست صحيحة تماماً.

فيما إذا كانت بعض التمارين الرياضية تزيد من الشهية أم لا، الأمر يعتمد على الشخص ونوع التمارين البدنية.

بالإضافة لمشكلة زيادة الشهية، هناك ضرر لممارسة التمارين الرياضية في الصباح أيضاً، وهو أن التمارين تبطئ من معدل الأيض؛ ما سيجعلك خاملاً لباقي اليوم، وستنفق طاقة أقل على النشاطات الأخرى. وكنتيجة لذلك، ستكون محصلة توازن الطاقة لديك

تساوي صفر. بكلمات أخرى، حسب نموذج السعرات الحرارية الداخلة – السعرات الحرارية المستهلكة، لن تخسر الوزن على الإطلاق.

لماذا علينا ممارسة التمارين؟

من وجهة نظر فرضية السعرات الحرارية الداخلة – السعرات الحرارية المستهلكة، للتمارين البدنية تأثير طفيف أو لا تأثير لها على خسارة الوزن. كما استنتجنا، إذا نظرنا على عدد السعرات الحرارية المستهلكة، فإن التمارين البدنية لا تستحق العناء. لكن تبين أن نموذج السعرات الحرارية الداخلة – السعرات الحرارية المستهلكة خاطئ. من أجل تفسير مفصل، انظر إلى فصل أهمية التمارين البدنية. دعنا نركز على السؤال الأهم: هل ممارسة التمارين أمر ضروري؟ لدي بعض الأخبار غير السارة، الجواب بكل تأكيد هو نعم، دعنا نرى لماذا.

كل من السمنة والسكري من النوع الثاني لهما نفس السبب الكامن وراءهما: مقاومة الإنسولين. تحسن التمارين البدنية من حساسية الجسم للإنسولين. انقباض العضلات المستمر يسهل من دخول الجلوكوز إلى الخلايا. كنتيجة لتحسن حساسية الإنسولين، على البنكرياس إنتاج كمية أقل منه. وجود مستويات أقل من الإنسولين يعني اكتساب وزن أقل.

حرق السعرات الحرارية المباشر هو تأثير ثانوي غير مباشر. ممارسة التمارين البدنية بشكل دوري تساعدك على حرق الدهون وبناء نسيج عضلي غير دهني. للنسيج العضلي معدل أيضي أعلى منه للنسيج الدهني. حتى إن لم يتغير وزنك بقدر كبير، ستبقى تحرق كمية أكبر من الطاقة.

نمط الحياة المليء بالنشاط يقلل كثيراً من خطر الإصابة بعدد من الأمراض المهددة للحياة مثل مرض القلب التاجي، السكتة الدماغية، الجلطة، السكري من النوع الثاني، والسرطان. ممارسة التمارين باستمرار تلعب دوراً مهماً في الوقاية من التهاب المفاصل، هشاشة العظام، الخرف، والاكتئاب.

كم نحتاج من التمارين؟

يعيش أكثر الناس صحةً في العالم حياة مليئة بالنشاط. من أجل الحفاظ على مظهرهم، لا يذهب الناس الذين يعيشون في المناطق الزرقاء إلى الصالات الرياضية. ولكنّهم يمارسون نشاطاً بدنياً منخفض الحدة لفترات طويلة، مثل البستنة، أو الأعمال المنزلية اليومية التي تبقيهم مشغولين طوال اليوم. إذا كنت تعمل في الطوب، أو إذا كنت نجاراً، أو عامل أسقف، فأنت غالباً لا تحتاج المزيد من النشاط البدني. لكن بالنسبة لأولئك الذين هم أقل نشاطاً، بالأخص من يعيشون نمط حياة قليل الحركة، يلعب النشاط البدني المعتاد دوراً في الحفاظ على الصحة.

كما ناقشنا سابقاً، تأثير حرق الدهون المباشر للتمارين البدنية يمكن إهماله. لكن ممارسة التمارين البدنية بشكل معتاد تحسن كثيراً حساسية الجسم للإنسولين، ما يجعل النشاط البدني جزءاً لا يتجزأ من صحتك. لا يجب أن تتعرق في الصالة الرياضية لساعات طويلة. بكل تأكيد، يمكنك أن تقوم بما تريد، لكن ذلك ليس ضرورياً. إذا كنت تتبع نمط حياة قليل الحركة، فإن نصف ساعة من التمارين متوسطة الحدة يومياً ستبقي معدل ضربات قلبك عالياً بشكل كافٍ خلال التمرين. التركيز هنا هو على إبقاء معدل ضربات القلب عالياً. كرة القدم لا تحسب إذا كنت حارس المرمى أو إذا كان نشاطك ينخفض خلال التمرين. السباحة هي بكل تأكيد أفضل التمارين. هي تحسن من صحة القلب والأوعية الدموية؛ السباحة تمرّن الجسم بأكمله، تقريباً كل عضلاتك يتم استخدامها خلال السباحة. هي تحسن من شد العضلات، وتحافظ على صحة العظام. السباحة تريح من التعب والإرهاق. أن تكون مصاباً بالسمنة أو زيادة الوزن قد يمنعك من المشاركة في التمارين البدنية. لحسن الحظ، هذا ليس صحيحاً بالنسبة للسباحة. هناك الكثير من الخيارات الأخرى بجانب السباحة، مثل الهرولة، المشي بسرعة، ركوب الدراجة، الزومبا، الرقص، تسلق السلالم، أو جهاز التدويس. أي نوع من التمارين هو جيد لك طالما يبقي معدل ضربات قلبك عالياً بشكل مستمر.

كيف تبدأ

إذا كنت تعاني من أمراض القلب والأوعية الدموية أو كنت مصاباً بأي مرض شديد، يجب عليك أن تراجع طبيبك أولاً. إذا كنت بصحة جيدة، يمكنك أن تبدأ برنامج التمارين. الخطوة الأولى هي اتخاذ القرار. إذا فعلت هذا، فأنت في طريقك لحياة صحية. ثانياً، حدد أهدافك: نصف ساعة من التمارين متوسطة الحدة 5 أو 6 مرات في الأسبوع على الأقل. إذا كان بإمكانك ممارسة الرياضة يومياً، فهذا أفضل. يمكن للمشككين أن يسألوا: هل من الجيد ممارسة الرياضة مرة أو مرتين في الأسبوع؟ دعني أسألك سؤالاً: هل تريد أن تعيش حياة صحية يوماً أو يومين في الأسبوع؟ أم كل يوم؟ يجب أن نبقي في أذهاننا أنه بجانب النظام الغذائي غير الصحي، كل أمراض العصر الحديث مرتبطة ارتباطاً وثيقاً بنمط حياة قليل الحركة.

يجب أن تدخل ممارسة التمارين البدنية بشكل معتاد إلى حياتك اليومية. إذا كان لديك نمط حياة قليل الحركة، فستجد ذلك صعباً في البداية. لكن إذا تمرّنت بجد، ستعتاد على الأمر بعد وقت قصير. يقول الخبراء أن تكوين عادة يأخذ ثلاثة أسابيع. عندما تصبح التمارين جزءاً من حياتك، ستفوتك كل مناسبة إن لم تستطع ممارسة التمارين لسبب ما. يجب عليك فقط أن تلتزم بنصف ساعة كل يوم للحفاظ على صحتك على المدى الطويل.

إذا لم تمارس الرياضة بشكل معتاد قبلاً، خذ النصيحة وابدأ "ببطء وتقدم ببطء" يخطئ بعض المبتدئين بالبدء بقوة. يمكن أن ينتهي بهم المطاف متعبين ومن المحتمل جداً أن ينسحبوا. هدفك الأسمى هو تكوين عادة يمكنها أن تبقى معك طول حياتك. إذا كنت مبتدئاً

للغاية، ابدأ بممارسة التمارين لمدة 10-15 دقيقة. قم بعد ذلك بزيادة حدة ومدة التمارين كل أسبوع. أي زيادة صغيرة في نشاطك البدني ستحسن كثيراً صحتك بالكامل. ربما يأخذ الأمر بعض الأشهر قبل أن تكون عندك الطاقة اللازمة لإتمام نصف ساعة من التمارين متوسطة الحدة يومياً.

كنصيحة عملية، حاول أن تقوم بالتمارين في ساعات الظهيرة المتأخرة، أو ساعات المساء. إذا لم تؤثر التمارين في المساء على نومك، قم بها في وقت متأخر قدر الإمكان. إذا كنت تتمرن في الصباح، من الممكن أن تشعر بالتعب لباقي اليوم. من الممكن أن تبطئ التمارين معدل الأيض لديك وكنتيجة لذلك ستنفق طاقة أقل خلال يومك.

48

عوامل خسارة الوزن الأخرى

قلل من شعورك بالإرهاق

في الفصول السابقة، رأينا أهم ثلاث جوانب لبرنامج خسارة وزن ناجح: متى تأكل، ماذا تأكل، ودور التمارين البدنية. دعنا نرى العوامل الأخرى التي تؤثر على خسارتك للوزن أو اكتسابه.

الأمراض المتأثرة بنمط الحياة مرتبطة بشكل مباشر وغير مباشر بحياتنا العصرية المرهقة. التعرض للإرهاق لفترات طويلة لا يجعلك مريضاً فقط، بل ويسبب اكتساب الوزن. هرمون الإرهاق وهو الكورتيزول هو أحد الهرمونات المنظمة لعملية هضم الدهون. مستويات الكورتيزول المترفعة تسبب تكون تراكمات الدهون، بالأخص في منطقة البطن. إليك بعض النصائح العملية. أهم شيء هو أنك يجب أن تُبطئ قليلاً. تجنب المواقف التي تسبب الضغط النفسي قدر الإمكان. تأكد من حصولك على قسط كافٍ من النوم. قم بالتمارين بشكل معتاد. ممارسة الرياضة هي أفضل وسيلة للاستراحة من الضغط النفسي. يمكنك الاستفادة من ممارسة التمارين بطرق عديدة. أولاً، تزيد التمارين البدنية حساسية الإنسولين بشكل كبير. ثانياً، خلال وقت التمرين، أنت تحرق السعرات الحرارية. ثالثاً، أنت تحسن صحتك بشكل عام. رابعاً، إذا مارست التمارين بشكل معتاد، سيتحسن نومك. خامساً، كما ذكرت قبلاً، تساعدك التمارين على التخلص من القلق اليومي.

إنه لصعب جداً أن تخسر الوزن من دون الحصول على قسط كافٍ من النوم. تزيد قلة النوم من مستويات الكورتيزول. هرمون الكورتيزول هو هرمون مرتبط بالإرهاق طويل المدى. كرد فعل ناتج عن التعرض المستمر للإجهاد، يبني الجسم تراكمات دهون في منطقة البطن. تأكد من حصولك على 7 إلى 8 ساعات من النوم على الأقل.

إنها لحقيقة علمية أن تربية حيوان أليف له العديد من الفوائد الصحية. مقتنو الحيوانات الأليفة أقل عرضة للإصابة بأمراض القلب والأوعية الدموية، الاكتئاب، وضغط الدم. رعاية حيوان آخر هي طريقة عظيمة للتخلص من القلق اليومي. إذا كان عندك حديقة خلفية، جرب البستنة. رعاية النباتات لا تقلل فقط من مستوى الإرهاق، بل وتعد نشاطاً بدنياً، كما يمكنك أن تزرع بعض الخضراوات الطازجة مجاناً. اقضِ الوقت في الأنشطة خارج المنزل قدر الإمكان. اذهب لصيد الأسماك، أو التنزه، أو مراقبة الطيور، أو أي نشاطات تحبها.

بالإضافة لهذه الفوائد الصحية، التعرض للشمس لوقت قصير من 10 إلى 15 دقيقة في اليوم سيغطي حاجتك من فيتامين (D).

افحص وزنك من وقت لآخر

وجد الباحثون أن الأشخاص الذين يزنون أنفسهم يومياً يخسرون وزناً أكثر من أولئك الذين لا يفحصون أوزانهم كثيراً. فحصك لوزنك يومياً قد يكون عاملاً محفزاً جداً لك، فهو يعطيك النتائج بشكل منتظم حول فعالية خطتك لخسارة الوزن.

أولاً، عليك أن تستثمر في شراء ميزان يمكن الاعتماد عليه. الموازين الميكانيكية الطبية القديمة هي الأكثر دقة، لكنها غالية الثمن. إذا لم تكن تريد أن تنفق هذا القدر من المال، فإن الموازين الرقمية ذات دقة 0.2 أو 0.1 كجم هي المناسبة لك. أفضل شيء هو أن تزن نفسك كل يوم في الصباح. قم بتتبع خسارتك للوزن. لا تخسر حماسك إن مررت بفترة بقي فيها وزنك ثابتاً نسبياً خلال برنامج خسارة الوزن خاصتك. كنتيجة لممارسة التمارين الشديدة بشكل معتاد، قد يبقى وزنك ثابتاً، ذلك لأن جسمك يحرق الدهون وفي نفس الوقت يبني كتلة عضلية. إذا كنت تشرب الكثير من المياه أو تأكل طعاماً مالحاً، سيزداد وزنك قليلاً بسبب احتباس الماء. لكن هذا ليس دائماً. قد تكسب النساء بعض الوزن مؤقتاً خلال الدورة الشهرية.

49

خطط خسارة الوزن

أيام خسارة الوزن وأيام الحفاظ على الوزن

كما ناقشنا في فصل *المدى الزمني لتناول الطعام*، يجب أن يحتوي نظامك على أيام صيام (أيام خسارة الوزن) وأيام تناول طعام عادية (أيام الحفاظ على الوزن). في أيام الصيام، ليس مسموحاً تناول أي طعام، ولكن لا قيود على المشروبات الخالية من السعرات الحرارية. طول فترة الصيام المثالي هو 24 ساعة. يمكن أن يتبع الصيام:

- وجبة ويوم صيام آخر

أو

- يوم تناول طعام عادي

برنامجي لخسارة الوزن مرن للغاية: إنه مبني على نظام معياري. الأمر يعود لك في تحديد الأيام التي ستصومها. يمكن أن يكون ذلك يوماً واحداً فقط، أو سبعة أيام. كلما كنت ملتزماً أكثر، كانت النتائج أسرع. في البداية، عندما تبدأ البرنامج، سيكون لديك نسبياً عدد أيام صيام أكثر. لاحقاً، عندما تصل للوزن المرغوب، سيتكون نظامك من أيام حفاظ على الوزن فقط. من ميزات هذه الطريقة أن فيها اكتفاء ذاتي. يمكن أن تمر أشهر من دون أن تصوم يوماً واحداً حتى. لكن في المناسبات الخاصة، عندما تتناول العشاء مع العائلة والأصدقاء، من المتوقع أنك تتناول طعاماً أكثر من المعتاد. هذه الأيام يتبعها دوماً يوم صيام.

في أيام الحفاظ على الوزن ستتناول ثلاث وجبات؛ لا يجب أن يتعدى المدى الزمني بين أول وجبة في اليوم وآخر وجبة 8-10 ساعات.

لأولئك الذين سيبدؤون، أنا أنصح بنمط تناول طعام متبادل: أي إن كل يوم صيام يتبعه يوم حفاظ على الوزن. يمكنك بالتأكيد زيادة عدد أيام الصيام إذا أردت نتائج أسرع. ستجد عينات خطط الوزن لاحقاً في هذا الفصل.

الأطعمة التي ينبغي تجنبها

الكربوهيدرات المحسّنة (المكرّرة) هي السبب الأول لوباء السمنة العالمي اليوم. تجنب كل طعام يحتوي على سكر مضاف، دقيق أبيض، أو أرز أبيض. تجنب الذرة والبطاطا. ابقَ بعيداً عن الفواكه الحلوة للغاية، الفواكه المجففة، المشروبات المحلّاة، الكاتشب، عصائر

الفاكهة والجعة. لا تستخدم أي محليات صناعية. اقرأ لائحة مكونات الطعام جيداً: قد يكون الأمر صعباً بعض الشيء في بعض الدول. قم بمراجعة فصل *كيف تقرأ البطاقة الغذائية*.

قلل من تناولك لهذه الأطعمة

في فصل *البروتينات الحيوانية*، ناقشنا بالتفصيل كيف أن تناول كميات كبيرة من البروتينات الحيوانية مرتبط بالإصابة بالعديد من الأمراض. إلا أن البروتينات من وجهة نظر التغذية ولأهداف خسارة الوزن أفضل من الكربوهيدرات. الإفراط في تناول البروتينات الحيوانية له أضرار على الصحة مع الوقت.

حاول تقليل ما تتناوله من لحوم في الأسبوع إلى حد أقصى هو 0.5 إلى 0.7 كجم. يمكن تناول هذه الكمية على شكل حصص صغيرة يومية أو وجبتين إلى ثلاث وجبات كبيرة. اختر لحم الدجاج والسمك على اللحم الأحمر. قلل ما تتناول من البيض إلى ثلاث بيضات يومياً؛ حضرها بالطريقة التي تحب. إذا كنت لا تتناول الحليب ومشتقاته فهذا جيد. إذا لم تستطع العيش دون الحليب ومشتقاته، قلل ما تتناوله إلى حصة أو حصتين فقط كل أسبوع. لا تتناول الفواكه الحلوة قطعاً. الأنواع متوسطة الحلاوة هي الخيار المستحسن، تناول منها حصتين أو ثلاثة في الأسبوع. تناول الخضراوات بدلاً منها. هي تحتوي على كل المواد الغذائية الموجودة في الفواكه ومحتواها من السكر أقل بكثير. هناك استثناء واحد: أنا أنصح بتناول تفاحة واحدة في اليوم. اختر الأنواع الأقل حلاوة، مثل تفاح مكنتوش.

خيارات الطعام الصحية

يتناول أطول الناس عمراً وأكثرهم صحةً طعاماً نباتياً في معظمه. رغم أنهم ليسوا نباتيين، إلا أنهم يتناولون لحوماً أقل بكثير مما يتناوله الغربيون. يجب أن تتبنى عادات غذائية مشابهة. للخبز والطبخ، استخدم دقيق الحبوب الكاملة الخشن فقط. الأرز البني طويل الحبة هو أكثر الخيارات صحة، مثل أرز بسمتي البني.

بتناول الحبوب الكاملة والبقوليات، يمكننا الحصول على كامل حاجتنا من البروتين. المصادر النباتية الغنية بالبروتين تشمل الفاصولياء، البازلاء، الحمص، الفول السوداني، الجوز، اللوز، فول المنج، الشيا والعدس.

تناول كل أنواع الخضراوات، بالقدر الذي تشاء. إضافة الملفوف إلى وجباتك يعطيك الشعور بالشبع. الكرنب من أكثر الأطعمة المفيدة في العالم. اعتبر الكرنب الأجعد سلاحك السري في معركتك ضد السمنة. أضف 3 إلى 4 أوراق كرنب أجعد إلى نظامك الغذائي اليومي. تناولها طازجة، لا تحولها إلى سائل في الخلاط. حضرها بالطريقة التي تحب.

لا يجب أن تقلل ما تتناوله من دهون. لكن يجب أن تنتبه لأن تتناول الصحية منها. للطبخ، استخدم دوماً زيت الزيتون البكر الممتاز. يجب أيضاً أن تهتم بحصولك على قدر

كافٍ من الأحماض الدهنية من نوع أوميجا-3. يمكن أن تجدها في الأسماك البحرية، بذور الشيا، وزيت بذور الكتان.

استخدم أي بهارات تحب، بالقدر الذي تشاء. فوائدها لا تنضب. الحمية الخالية من الملح ليست جيدة لصحتك. يمكنك إضافة الملح إلى أي طعام تحب، ولكن استخدمه باعتدال. يساعدك الخل في فقدان الوزن. تناول 3 إلى 5 معالق كبيرة من الخل يومياً. اقرأ البطاقات الغذائية دائماً. اشتر أنواع الخل التي لا تحتوي على السكر.

تأكد من أنك دوماً مرتوٍ. اشرب الماء بالقدر الذي تشاء. شرب القهوة والشاي لا بأس به، لكن لا تضف إليهما أي سكر، محليات صناعية، أو حليب.

يلعب اليود دوراً مهماً في الحفاظ على وظائف الغدة الدرقية. الطحالب البحرية هي مصدر طبيعي غني باليود والعديد من المواد الغذائية الأخرى بما فيها فيتامين (B12). على سبيل المثال، يمكن تغطية حاجتنا اليومية من اليود بتناول أربعة جرامات من طحالب النوري المجففة. بدلاً من استخدام الملح المدعم باليود، والذي يحتوي على إضافات كيميائية أخرى، إضافة الطحالب البحرية هي بديل صحي.

لمعلومات إضافية، قم بزيارة صفحة المؤلف. افحص الرمز على اليسار باستخدام هاتفك

خطط الثلاث وجبات في اليوم

تماماً مثل عادات تناول الطعام القديمة، ستتناول ثلاث وجبات في اليوم. لكن الفرق الأساسي هو أنه بدلاً من الفطور الكبير في الصباح الباكر، يجب أن تتناول الفطور متأخراً قدر الإمكان. ويجب أن تتناول الوجبة الأخيرة في اليوم باكراً قدر الإمكان. الهدف الأساسي هو تقليص المدى الزمني لتناول الطعام، أي المدة الزمنية بين الوجبة الأولى والأخيرة في اليوم إلى 8-10 ساعات فقط. لا تتناول الوجبات الخفيفة بين الوجبات الرئيسية. تذكر، وقت الصيام، بدلاً من بناء تراكمات الدهون، يحرق جسمك السعرات الحرارية من مخزونه من الطاقة.

يظهر الجدول 49.1 خطة حفاظ على الوزن لمدة أسبوع. من أجل الحصول على تفاصيل أكثر حول كل طعام، أرجو أن تزور فصل *وصفات الطعام*. القائمة التي في هذه الخطة الأسبوعية ليست إجبارية. هدفها فقط إعطاءك بعض الأفكار. يمكنك استبدال أي وجبة بخياراتك التي تحب. قبل أن تضيف أي عناصر إلى القائمة، راجع الفصول السابقة بتمعن لتعرف الأطعمة الجيدة لك من تلك المضرة. يمكنك أن تجد العديد من المعلومات

المفيدة حول العديد من أنواع الطعام في الفصول من 23 إلى 39. لا تنسَ، الطعام الصحي أقوى من أي نوع من أنواع الدواء.

لا يحدد هذا النظام حجم الحصص. يمكن أن تسأل سؤالاً: كم من الطعام يجب أن آكل، الجواب هو أن الأمر يعتمد على الشخص. أنصحك بقاعدة الثمانين بالمئة. يسمي شعب الأوكيناوا في اليابان وهو من أكثر الشعوب صحة وأطولهم عمراً ذلك باسم هارا هاشي بو، والتي تعني أنك شبعان بنسبة 80 بالمئة. لتتجنب الإغراءات، قدم لنفسك نفس قدر الطعام الذي ترغب في تناوله؛ لا تتناول حصة ثانية.

يظهر الجدول 49.2 خطة خسارة وزن أسبوعية. الفرق الوحيد بين هذه الخطة وخطة الحفاظ على الوزن من الجدول السابق هي أن الفطور والغداء تمت إزالتهما مرة كل يومين. في أيام الصيام، أنت لا تأكل الطعام لمدة 24 ساعة، بعدها تتناول وجبة العشاء، وفي اليوم التالي تتناول الطعام بشكل عادي (خطة 1-1). يكن أن تتناول عشاءك بعد أيام الصيام في أي وقت من اليوم. لا يجب أن يكون في المساء طالما قد صمت 24 ساعة على الأقل.

للوصول لنتائج أسرع، يمكنك زيادة عدد أيام الصيام في الأسبوع. يظهر الجدول 43.3 نظام 1-2 (يوم تناول طعام عادي – يوما صيام). كما ذكرنا سابقاً، إن الخطط مبنية في نظام معياري، الأمر يعود لك في اختيار عدد أيام الصيام التي ستلتزم بها. يمكن أن تكون يوماً واحداً في الأسبوع فقط، أو سبعة أيام. كلما كانت قدرتك على الالتزام أكبر، كانت النتائج أسرع. بغض النظر عن أي خطة تتبع، ستتناول على الأقل وجبة واحدة كل 24 ساعة، ولن تكون في مجاعة. ها هي شهادتي: لقد التزمت بنمط صيام كل الأيام مدته 80 يوماً واستطعت خسارة 19 كجم خلال تلك الفترة. (المجموع النهائي 25 كجم).

اليوم	الفطور	الغداء	العشاء
1	بيض مخفوق خبز خضراوات شاي	سلمون مدخن خبز زيتون جبنة فيتا	شوربة العدس دجاج مشوي أرز بني سلطة مخلوطة
2	عجة بالمشروم خبز شاي	سلطة الحمص بيض مسلوق خبز	شوربة بازلاء خضراء سلمون مقلي أرز بني سلطة مخلوطة
3	موسلي بالموز والإجاص	بيض مقلي خبز خضراوات شاي	شوربة الدجاج دجاج مقلي أرز بني سلطة مخلوطة
4	عجة بالفلفل والطماطم خبز، شاي	مشروم مقلي فول أخضر	شوربة قرع سمك سلمون مرقط مقلي أرز بني سلطة مخلوطة
5	بيض مقلي خبز خضراوات شاي	سردين معلب خبز سلطة طماطم ثوم معمّر	شوربة فاصولياء دجاج هندي أرز بني سلطة مخلوطة
6	موسلي بثمار التوت المخلوطة	سلطة إغريقية بيض مسلوق خبز شاي	سلطة بازلاء مقسومة سمك بلطي مقلي أرز بني سلطة مخلوطة
7	عجة بالخضراوات خبز شاي	بيتزا منزلية الصنع مع الإضافات التي ترغب بها	شوربة مشروم سمك القد المقلي أرز بني سلطة مخلوطة

جدول 49.1. عينة خطة أسبوعية للحفاظ على الوزن

اليوم	الفطور	الغداء	العشاء
1	بيض مخفوق خبز خضراوات شاي	سلمون مدخن خبز زيتون جبنة فيتا	شوربة العدس دجاج مشوي أرز بني سلطة مخلوطة
2	يوم صيام مشروبات فقط	يوم صيام مشروبات فقط	شوربة بازلاء خضراء سلمون مقلي أرز بني سلطة مخلوطة
3	عجة بالفلفل والطماطم خبز، شاي	مشروم مقلي فول أخضر	شوربة الدجاج دجاج مقلي أرز بني سلطة مخلوطة
4	يوم صيام مشروبات فقط	يوم صيام مشروبات فقط	شوربة قرع سمك سلمون مرقط مقلي أرز بني سلطة مخلوطة
5	بيض مقلي خبز خضراوات شاي	سردين معلب خبز سلطة طماطم ثوم معمّر	شوربة فاصولياء دجاج هندي أرز بني سلطة مخلوطة
6	يوم صيام مشروبات فقط	يوم صيام مشروبات فقط	سلطة بازلاء مقسومة سمك بلطي مقلي أرز بني سلطة مخلوطة
7	عجة بالخضراوات خبز شاي	بيتزا منزلية الصنع مع الإضافات التي ترغب بها	شوربة مشروم سمك القد المقلي أرز بني سلطة مخلوطة

جدول 49.2. عينة خطة خسارة الوزن 1-1

اليوم	الفطور	الغداء	العشاء
1	بيض مخفوق خبز خضراوات شاي	سلمون مدخن خبز زيتون جبنة فيتا	شوربة العدس دجاج مشوي أرز بني سلطة مخلوطة
2	يوم صيام مشروبات فقط	يوم صيام مشروبات فقط	شوربة بازلاء خضراء سلمون مقلي أرز بني سلطة مخلوطة
3	يوم صيام مشروبات فقط	يوم صيام مشروبات فقط	شوربة الدجاج دجاج مقلي أرز بني سلطة مخلوطة
4	عجة بالفلفل والطماطم خبز، شاي	مشروم مقلي فول أخضر	شوربة قرع سمك سلمون مرقط مقلي أرز بني سلطة مخلوطة
5	يوم صيام مشروبات فقط	يوم صيام مشروبات فقط	شوربة فاصولياء دجاج هندي أرز بني سلطة مخلوطة
6	يوم صيام مشروبات فقط	يوم صيام مشروبات فقط	سلطة بازلاء مقسومة سمك بلطي مقلي أرز بني سلطة مخلوطة
7	عجة بالخضراوات خبز شاي	بيتزا منزلية الصنع مع الإضافات التي ترغب بها	شوربة مشروم سمك القد المقلي أرز بني سلطة مخلوطة

جدول 49.3. عينة خطة خسارة الوزن 1-2

سلاح الأشخاص الليليين السري

هناك بعض الأشخاص الذين لا يكونون جوعى في الصباح ولكن لا يمكنهم الخلود إلى النوم ومعدتهم فارغة. أنا أسميهم الأشخاص الليليين. كون الشخص ليلياً له ضرر: تناول الطعام ليلاً يسبب السمنة. ناقشنا سابقاً أن الطعام ذاته له تأثير أقل في التسبب في السمنة عند تناوله في الصباح بدلاً من الوقت المتأخر في الليل. لذلك، يجب أن نتناول آخر وجبة في اليوم باكراً قدر الإمكان. إذا كان نمط تناول الطعام متأخراً في الليل مألوفاً بالنسبة لك، فمن المحتمل أنك أيضاً شخص ليلي. نصيحتي الأولى للأشخاص الليليين هي أنهم يجب أن يقوموا بمجهود معقول لإتباع نمط تناول طعام منتظم ولتجنب تناول الطعام متأخراً في الليل. يمكن لهذا أن ينجح مع بعض الأشخاص، بينما لا يمكن للآخرين تغيير الروتين اليومي ببساطة.

لا يمكن لجمهور علماء التغذية اليوم علاج هذه المشكلة. إجبار الأشخاص الليليين على تناول فطور كبير في الصباح وهم لا يشعرون بالجوع على الإطلاق ليس بالفكرة الجيدة. هذا سيزيد كثيراً من مدى تناولهم للطعام، وكنتيجة لذلك، لن يخسروا الوزن أبداً. أنا لم أذكر ذلك بعد ولكنني شخص ليلي أيضاً. لقد استخدمت النظام التالي منذ عام 2016.

من أجل تجنب إغراء زيارة الثلاجة بعد منتصف الليل، لقد صممت حلاً لمشكلة تناول الطعام ليلاً. في أيام تناول الطعام العادية، تناول الفطور وقت الظهيرة أو الساعة الواحدة ظهراً. تخطّ الغداء. تناول العشاء الساعة الثامنة مساءً. تناول الفطائر المدورة المصنوعة من حبوب القمح الكاملة الساعة العاشرة ليلاً. امضغها ببطء واشرب معها كأساً كبيراً من الماء المثلج، ستعطيك شعوراً مطولاً بالشبع. بالمناسبة، الفطائر المدورة المصنوعة في المنزل من حبوب القمح الكاملة لذيذة. فور انتهائك، تناول تفاحة ليست حلوة. إضافة إلى فوائد الحبوب الكاملة، ومحتوى التفاحة من الألياف الذائبة، ستستفيد من ظاهرة الوجبة الثانية: عندما تتبع وجبة ما بوجبة أخرى خلال ساعات قليلة، سيختفي تأثير الوجبة الثانية في التسبب في السمنة. من أجل شرح مفصل أكثر، انظر فصل *ماذا نأكل مقابل متى نأكل*.

أيام خسارة الوزن للأشخاص الليليين هي نفسها للأشخاص الصباحيين: صيام مدته 24 ساعة يتبعه وجبة.

50

كيف تعد طعامك

قاعدة الثلاثين يوماً

احتفظت الحضارات القديمة بحكمة عمرها آلاف السنين. هناك مثل إغريقي قديم منسوب إلى أبقراط، أبو الطب: "دع الطعام يكون دواءك، وعالج نفسك بطعامك". لسوء الحظ، لا يتم تطبيق هذا المبدأ اليوم. نحن نعيش في بيئة غير صحية ونأكل طعاماً مصنّعاً غير صحي، وتنتجه المصانع بالأطنان. معظم أمراض عصرنا الحديث يمكن الوقاية منها ببساطة عن طريق اتباع نمط حياة صحي. على المدى الطويل، الغذاء هو أهم عنصر يحدد فيما إذا كنت ستصبح مريضاً أم ستبقى بصحتك. لسوء الحظ، صناعة الطعام اليوم تهدف فقط لجني الربح ولا يهمها أمر صحتك. أنا أسمي هذه الظاهرة قاعدة الثلاثين يوماً. الشركات الكبرى القوية ليست تخجل من بيعك أي شيء مضر إذا لم تمت من تناول منتجاتها خلال 30 يوماً.

أمسك زمام الأمور في حياتك

يجب عليك أن تستعيد القدرة على التحكم في حياتك مجدداً من أجل أن تحافظ على صحتك. كخطوة أولى، قم بالتخلص من كل الأطعمة غير الصحية من نظامك الغذائي. معنى الطعام غير الصحي لا يشمل فقط الهوت دوغ، البرجر، البوظة، والمشروبات الغازية المحلّاة. معظم الأطعمة المصنعة التي تشتريها من المطاعم ومن محلات البقالة تدخل في فئة الطعام غير الصحي، أو بكلمات أخرى "القمامة". هذه الأطعمة ليست حقيقية حتى: هي ليست مطهوة في مطبخ، ولكن مصنعة في مصانع كبيرة. وصفات تلك الأطعمة طورها علماء الغذاء الأذكياء الذين يعملون لصالح الشركات بشكل مستمر على مدار عقود. الأطعمة المعدلة والمعالجة ليست صحية ولا تشعرنا بالرضى. لصناعة الطعام الكبيرة هدف واحد فقط: زيادة مبيعاتهم، حتى وإن كلف الأمر المخاطرة بصحتك.

إيجاد الطعام الصحي النقي في المتاجر والمطاعم ليس بالأمر السهل. قليل من الأطعمة سيستوفي شروطنا. بجانب ذلك، الطعام الصحي قد يكون غالي الثمن بعض الشيء، أكثر من ميزانيتك. لماذا لا تحاول صناعة طعامك بنفسك بدلاً من ذلك؟ بفعل ذلك، ستتحكم بنسبة 100% بالأطعمة التي تتناولها. لا يجب أن تقلق حيال السكر المضاف، الدهون التقابلية، المحليات الصناعية، المواد المسرطنة، غلوتامات أحادية الصوديوم، المواد الحافظة، أو أي مواد أخرى مخبأة. بدلاً من الطعام المصنع، يمكنك أن تصنع طعامك الطبيعي بيديك من

مكونات صحية مثل دقيق الحبوب الكاملة، الأرز البني، الخضراوات الطازجة، الفواكه، اللحم، والسمك. لا تقلق إن لم تكن خبيراً في الطهي. سأشرح كل شيء خطوة بخطوة، من الصفر. سأعلمك بعض الحيل لتطهو طعامك الصحي واللذيذ في أسرع وقت. تابع القراءة في هذا الفصل، والفصل القادم سيحمل الوصفات.

بالإضافة إلى الفوائد الصحية والطعم الأفضل للطعام الحقيقي المعد يدوياً، إنه سيكلفك أقل بكثير من تناول الطعام في مطاعم المأكولات غير الصحية. إذا قمت ببعض الحساب السريع، ستجد أن تناول الطعام الصحي سيكلفك في الحقيقة أقل من تكلفة الطعام غير الصحي.

جريمة الكربوهيدرات المحسّنة (المكرّرة)

كل صناعة الطعام الحديث اليوم مبنية على الكربوهيدرات المحسّنة (المكرّرة)، بالأخص السكر والنشا. في فصل *كن حذراً من السكر* قمت بالفعل بمناقشة كيف أن السكر، تماماً مثل الكحول، يسبب الإدمان. صانعو الطعام غير الصحي يعرفون ذلك. من خلال الاستفادة من خاصية السكر في التسبب في الإدمان، هم يضعون السكر على كل طعام. إذا تمعنت في البطاقات الغذائية للأطعمة، ستصدمك كيف أن الأطعمة التي لا تتوقع أن تحتوي السكر مثل منتجات اللحوم، المخبوزات، أو الخل تحتوي على كمية كبيرة من السكر بالفعل. وذلك من أجل جعل هذه الأطعمة أكثر جذباً لمدمني السكر.

الأضرار الصحية للدقيق الأبيض معروفة منذ 200 عام. الواعظ الأمريكي سيلفستر غراهام أطلق أول حركة تظاهر ضد الطعام في أمريكا. أشار غراهام إلى الدقيق الأبيض الذي يأتي من المطاحن على أنه غير صحي، وبدأ يدافع عن تناول دقيق الحبوب الكاملة المصنوع محلياً.

بجانب سهولة الإنتاج، هناك سببان آخران لتفضيل صانعي الطعام للدقيق الأبيض على دقيق الحبوب الكاملة. أولاً، تكلفة إنتاج الدقيق الأبيض أقل (يتم إنتاجه بكميات ضخمة، كما أن النواة والنخالة تقوم المطاحن ببيعها بشكل منفصل). المشكلة الثانية أكبر. دقيق الحبوب الكاملة الخشن والطبيعي هو طعام مشبع جداً. أنت تحتاج لتناول نصف ما تأكله من الدقيق الأبيض لتشعر بنفس القدر من الشبع. هذه مشكلة كبيرة. تخيل إذا خسرت صناعة الطعام 50% من مبيعاتها! شركات الطعام تعرف ذلك جيداً. ومن المحتمل أن ذاك هو السبب في أننا خلال القرنين الأخيرين تم تدريبنا منذ طفولتنا على تفضيل الدقيق الأبيض والطعام المصنوع من السكر.

حان الوقت لبدء حركة احتجاج، كخطوة أولى، أمسك بكيس قمامة كبير. من الممكن أن تحتاج إلى أكثر من واحد. مر على المخزن، البراد، والثلاجة. قم بقراءة البطاقات الغذائية لكل طعام بتمعن. ارمِ كل شيء يحتوي على سكر مضاف، دقيق أبيض، أو أرز أبيض. حالما تنتهي، قد تجد أن المخزن أو الثلاجة قد أصبحا فارغين. إذا لم تقنع عائلتك بعد، ابقَ

بعيداً عن المشاكل، تأكد من عدم وضعك لطعامهم في القمامة. قم بأفضل ما يمكنك فعله لإقناع كل شخص في منزلك أن العيش على نمط حياة غير صحية له تأثيرات شديدة على صحتك في المستقبل. ضع شارة خطر على كل طعام غير صحي لم ينتهي به الأمر في القمامة لسبب ما. يمكنك أن تصمم الشارة الخاصة بك، أو قم بطلبها من موقع المؤلف. (انظر الرسم 50.1).

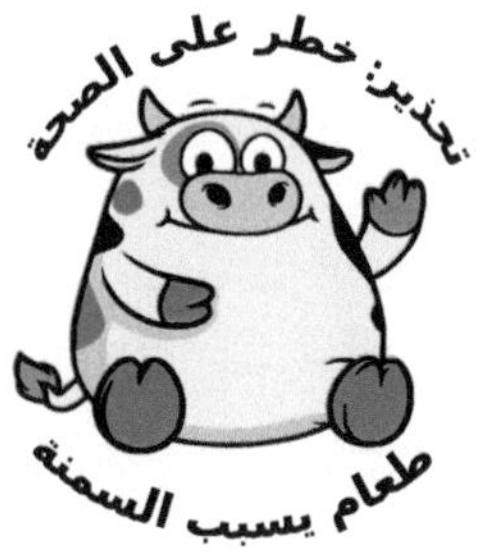

www.weightlossarabia.com

الرسم 50.1. شارة إنذار خطر على الصحة. قم بوضعها على كل طعام غير صحي في منزلك من أجل جعل الجميع ينتبهون إلى حقيقة الأطعمة غير الصحية في التسبب في السمنة.

بمجرد أن تتخلص من الأطعمة الضارة في مبطخك. يحين الوقت للتسوق. من أجل طعام صحي، تحتاج لمواد غذائية صحية.

الحبوب الصحية

أنواع الأرز قد تبدو متشابهة لغير الخبراء. لكن من المهم معرفة أن المؤشر الجلايسيمي للأرز الأبيض أكبر بضعفين من المؤشر الجلايسيمي للأرز البني ذي الحبة الطويلة. أفضل الأنواع هي أرز بسمتي ودوونغارا. أرز بسمتي متوفر في العديد من متاجر الطعام الآسيوي. إذا لم تستطع إيجاده، اختر أي نوع آخر من الأرز البني طويل الحبة.

شراء الدقيق الصحيح هي مهمة أكثر صعوبة. معظم أنواع الدقيق المتوفرة تجارياً مضرة بالصحة. ما المشكلة فيها؟ كل شيء. أولاً، هي مصنوعة من الأنواع الخطأ. ثانياً، خلال عملية الطحن، تتم إزالة النخالة والنواة. ثالثاً، يتم طحن الحبوب بعدها إلى جزيئات صغيرة جداً مثل الغبار، ما يجعل الدقيق طعاماً ذي مؤشر جلايسيمي مرتفع. رابعاً، يتم تبييض الدقيق باستخدام المواد الكيميائية. خامساً، يخلط الخبازون مواد كيميائية إضافية في العجينة. أليس هذا مخيفاً كفاية؟

ما الذي يبدو عليه الطعام المخبوز الصحي؟ تماماً مثلما بدا عليه قبل 200 عام. الدقيق المصنوع من أنواع القمح القديمة مثل القمح ثنائي الحبة (قمح إيمر) والقمح وحيد الحبة كان خشناً ولم يتم تحويله إلى جزيئات صغيرة تشبه الغبار. لم تكن توضع عليه أي إضافات. يجب أن يكون للخبز أربع مكونات فقط: الدقيق، الماء، الخميرة، والملح. لأن صنع مثل هذا الخبز ليس بالأمر المربح، إنه ليس متوفراً في معظم بلدان العالم.

هناك حلّان لكيف تصنع خبزك الطبيعي المفيد. يمكن أن تستخدم دقيق غراهام، وهو دقيق خشن مصنوع من الحبوب الكاملة، أو يمكنك صناعة دقيقك بنفسك. إذا قررت الذهاب مع الخيار الثاني، يجب أن تشتري آلة طحن صغيرة أولاً. من أجل أن تختبر دقيقك، يمكنك أن تستخدم أداة طحن القهوة الكهربائية، لكن للكميات الكبيرة، أنت تحتاج إلى معدات احترافية. تسوق عبر الإنترنت عن آلة طحن باسم "Wondermill". إنها سريعة للغاية ويمكن الاعتماد عليها. استخدمتها لسنوات. من أجل أن تنتج الدقيق المناسب باستخدام Wondermill، قم بتدوير المفتاح على نقطة بين المتوسط والخشن. القمح ثنائي الحبة (قمح إيمر) والقمح وحيد الحبة هما نوعان قديمان من القمح غنيان بالألياف، البروتين، المعادن، والفيتامينات. إنها أنواع ليست متوفرة في متاجر الطعام، لكن بعض المزارع العضوية تبيعها على الإنترنت. الحنطة هي ثالث أنواع القمح التي أنصح بها. إذا لم يكن أي من هذه الأنواع متوفراً في منطقتك، استخدم الجاودار أو الشعير.

من أجل مزيد من المعلومات حول كيفية صناعة الخبز الطبيعي المفيد، قم بقراءة فصل *وصفات الطعام* من هذا الكتاب. رغم أن صناعة خبزك قد تبدو صعبة بعض الشيء، إلا أن الأمر يستحق. بالإضافة للفوائد الصحية العديدة، للخبز الطبيعي طعم لذيذ جداً. إذا جربته مرةً، لن تطلب خبز المتجر بعدها.

الفواكه والخضراوات

أهم شيء، لا تشتر الخضار والفواكه في صورتها المعالجة، على سبيل المثال، الخضراوات المطبوخة، عصائر الفاكهة، المربى، الفواكه المجففة، أو الوجبات الجاهزة. حضر طعامك من الفواكه والخضراوات الطازجة بدلاً من ذلك. الخضراوات التي يمكن تناولها نيئة أو نصف نيئة، كُلْها نيئة أو نصف نيئة. غير ذلك، قم بطهوها بدرجة قليلة من الطهو. رغم أن الفواكه والخضراوات المجمدة ليست الحل الأفضل، إلا أنها مقبولة إن لم تكن معالجة مسبقاً قبل تجميدها. تخلص من السوائل التي تخرج من الفاكهة عند قطعها لأنها تحتوي على نسبة عالية من السكر.

اللحوم والسمك

تجنب تماماً الأنواع المعالجة من اللحوم، الأسماك، ومنتجات الحيوانات. خلال عملية التصنيع، يتم تعريض اللحوم إلى مواد كيميائية ضارة مثل النترات، النتريت، والفوسفات. قم بتحضير لحومك وطعامك البحري بالطريقة التي تحب، ولكن دائماً استخدم مكونات طازجة. هناك استثناء واحد فقط: السمك المعلب. السردين غني بالأحماض الدهنية من نوع أوميجا-3. كقاعدة عامة، تجنب أي نوع من أنواع السمك المعلب باستثناء السردين المحفوظ

في الماء. تخلص من الماء بعد فتح العلبة. أضف ملعقة أو ملعقتين من زيت بذور الكتان، فهو مصدر غني بالأحماض الدهنية من نوع أوميجا-3 أيضاً.

استخدم البهارات بالقدر الذي تشاء

البهارات في الطعام هي بمثابة الألوان للعين: إنها تجعل الحياة أكثر متعة. لا تكن خجولاً: إذا لم تجد الوصفات في هذا الكتاب غنية بالطعم كفاية، أضف بهاراتك بالقدر الذي تشاء. فوائد البهارات والأعشاب لا حصر لها.

نصيحة عملية

صناعة طعامك الصحي أسهل كثيراً مما تعتقد. إذا كنت شخصاً منظماً، لن يأخذ الأمر أكثر من بضع ساعات في الأسبوع. أولاً، لا يجب أن تطهو كل يوم. قم بتحضير 5-10 حصص في كل مرة تحضر فيها شيئاً، وضع الطعام بعدها في علب صغيرة بحجم حصة واحدة وضعها في المجمد. ضع في العلبة نفس القدر من الطعام الذي ترغب في تناوله لوجبة واحدة. قبل نصف يوم من حاجتك لها، أخرج العلبة من البراد ودعها تذوب في درجة حرارة الغرفة. قم بتسخين الطعام في المايكرويف في صحن من البورسلان أو الزجاج قبل أن تتناوله. تأكد من عدم وضعك لكمية طعام أكبر من حجم الحصة في العلب. سيمنع هذا الفعل الإغراءات بالإفراط في تناول الطعام، ذلك لأن باقي الطعام مجمد.

إذا جربت طعم ورائحة الخبز الطازج المصنوع في المنزل، لن تشتري أبداً الخبز الرخيص من المتاجر فمذاقه يشبه النشارة. سأخبرك بسر الاستمتاع بجودة الخبز الطازج في أي وقت تريد، من دون صناعة الخبز كل يوم. لحسن الحظ، يمكنك أن تجمد الخبز المصنوع منزلياً دون أن يؤثر ذلك على الطعم أو القيمة الغذائية. الحقيقة المهمة هي أن التجميد يحسن من جودة الخبز. الخبز المجمد له مؤشر جلايسيمي أقل من الخبز الطازج.[153] قم بتقطيع خبزك إلى حصص وجمده. عندما تحتاجه مرة أخرى، خذ قطعة من المجمد ودعها تذوب في درجة حرارة الغرفة لمدة 2-3 ساعة قبل وقت الوجبة. سكون طعمه كما لو أنك أخرجته من الفرن للتو. التجميد هو حل ممتاز للحفاظ على طراوة المخبوزات والفطائر المدوّرة والبيتزا.

كفكرة ختامية، إليك بعض النصائح لتتجنب الإفراط في تناول الطعام. أهم شيء، تناول دائماً حصة بحجم ثابت ولا تعد لتعبئ الصحن مجدداً. إذا كنت تحتفظ بالطعام في علب بحجم حصة في المجمد، أذب علبة واحدة لكل وجبة، لن تكون قادراً على الوصول لطعام آخر غير الحصة العادية. لتحديد حجم الحصة، تناول الطعام حتى تصبح شبعاناً بنسبة 80%: يسمي اليابانيون هذه قاعدة الهارا هاكي.

تناول بعض الملفوف قبل تناول عشاءك يعطيك شعوراً بالشبع وكنتيجة لذلك ستأكل طعاماً أقل. يمكنك أن تتناول مخلل الملفوف، بضع أوراق من الملفوف الطازج أو الملفوف المقلي. الكرنب الأجعد هو أكثر الأطعمة فائدة في العالم. اجعله جزءاً أساسياً من نظامك اليومي. تناول الكرنب الأجعد بالقدر الذي تشاء: تناول بعض أوراق الكرنب الأجعد قبل العشاء أو قم بعمل سلطة كرنب أجعد.

الفصل القادم هو كتاب طهو مختصر فيه مجموعة من الوصفات التي لا تحتاج إلى مهارات خاصة. هذه الأطعمة سهلة التحضير، مفيدة، وطعمها لذيذ.

51

وصفات الطعام

الشاي

اختار/ي نوع الشاي المفضل لديك
استخدم/ي أوراق الشاي بدلاً من أكياس الشاي
اسكب/ي الماء الساخن في الكوب
توضع أوراق الشاي في حاوية صغيرة ومن ثم في الكوب لمدة 2-3 دقيقة
استمتع/ي بشايك من دون سكر، أو محليات أو حليب
يمكنك أن تضيف/ي قطعة ليمون، أو قطعة قرفة أو حب الهال

البيض المقلي

تسخن معلقة كبيرة من زيت الزيتون في المقلاة على نار هادئة
تكسر ثلاث بيضات
يقلى البيض حتى يصبح صلباً كفاية
يضاف الملح والبهارات حسب الرغبة (مثل الفلفل المطحون أو بودرة البابريكا)

البيض المخفوق

تسخن ملعقتان كبيرتان من زيت الزيتون في مقلاة على نار متوسطة
تخفق ثلاث بيضات ورشة من الملح في وعاء صغير
يضاف خليط البيض إلى المقلاة
بينما يبدأ البيض يصبح صلباً، يحرك باستخدام المقلاة لمنع تكون التكتلات
يستمر القلي حتى لا يتبقى بيض سائل

بيض مخفوق مع بصل

تقطع حبة بصل متوسطة إلى مكعبات صغيرة
تخفق ثلاث بيضات ورشة ملح في وعاء

تسخن ثلاث معالق كبيرة من زيت الزيتون على نار متوسطة
تقلى قطع البصل في المقلاة
يضاف خليط البيض إلى المقلاة
بينما يبدأ البيض يصبح صلباً، يحرك باستخدام الملعقة لمنع تكون التكتلات
يستمر القلي حتى لا يتبقى بيض سائل

عجة المشروم

تقطع حبتا مشروم متوسطتا الحجم
تقطع بصلة صغيرة إلى مكعبات صغيرة
تخفق ثلاث بيضات ورشة ملح في وعاء
تسخن ثلاث معالق كبيرة من زيت الزيتون على نار متوسطة
تقلى قطع المشروم مع البصل في المقلاة
يضاف خليط البيض إلى المقلاة
بينما يبدأ البيض يصبح صلباً، يحرك باستخدام الملعقة لمنع تكون التكتلات
يستمر القلي حتى لا يتبقى بيض سائل

عجة الخضار

تقطع حبة بصل صغيرة إلى قطع صغيرة
تخفق ثلاث بيضات ورشة ملح في وعاء
تسخن ثلاث معالق كبيرة من زيت الزيتون على نار متوسطة
يقلى البصل والخضراوات أولاً، يمكنك استخدام أي نوع، مثل الطماطم، الفلفل والسبانخ
يضاف خليط البيض إلى المقلاة
بينما يبدأ البيض يصبح صلباً، يحرك باستخدام الملعقة لمنع تكون التكتلات
يستمر القلي حتى لا يتبقى بيض سائل

موسلي

يصنع حليب جوز الهند أولاً
في مرطبان، تضاف ملعقة من زيت بذور الكتان، أربع معالق كبيرة من جوز الهند المقطع غير المحلى ونصف لتر من الماء
يستخدم الخلاط لجعل المكونات سائلة تشبه الحليب
تحضر الحبوب

تخلط 12 معلقة كبيرة مليئة من حبوب الشوفان المدورة، معلقة كبيرة مليئة من بذور الكتان، معلقة كبيرة من اللوز الطازج، معلقة كبيرة من الجوز وملعقة صغيرة من الزبيب
تضاف بعض الفاكهة
في وعاء، يخلط حليب جوز الهند، خليط الحبوب، والفاكهة
يستخدم كأس صغير من التوت المخلوط أو تقطع حبة موز صغيرة غير ناضجة وحبة كمثرى صغيرة

وصفة الأرز البسيطة

تسخن ملعقتان كبيرتان من زيت الزيتون في مقلاة على نار متوسطة
يطبخ ويحرك الأرز في الزيت الساخن بسرعة لتحميصه
يسكب الماء على خليط الأرز (ضعف كمية الأرز) ويترك ليغلي
تخفض الحرارة، ويطبخ حتى يتم امتصاص الماء، 15-20 دقيقة
يغطى الوعاء وتطفأ النار
سيكون الأرز جاهزاً في 10 دقائق
حجم الحصة نصف كوب، حوالي 100-120 جرام

الخبز

تحرك ملعقة كبيرة من الخميرة وملعقة من الدقيق الأبيض في ربع كوب من الماء الدافئ ويترك الخليط لمدة 20 دقيقة
في وعاء كبير، تخلط المكونات التالية:
خليط الدقيق والخميرة
نصف كجم من دقيق الحبوب الكاملة الخشن
ملعقة كبيرة من الملح
ربع لتر ماء
يحرك حتى يصبح الخليط سميكاً ولزجاً. إذا لم يكن سميكاً كفاية، يضاف بعض الدقيق. إذا كانت العجينة جافة، يضاف بعض الماء. تُجعل العجينة بشكل كرة. يغطى الوعاء بمنشفة مطبخ وتترك العجينة تنتفخ لمدة ساعة. تقطع العجينة إلى 8 قطع متساوية. ترق العجين بسمك قدره 1/2 سم باستخدام مرقاق العجين. يمكن أن يخبز العجين في طنجرة الخبز الكهربائية أو باستخدام مقلاة فوق الفرن. في الوصفة، استخدمنا دقيق الحبوب الكاملة ولم نضف أي سكر. ونتيجة لذلك، سيكون الخبز أقل انتفاخاً ولكنه صحي أكثر من الأنواع التجارية

الخبز على الطريقة الأوروبية

تذاب ملعقتان كبيرتان من الملح في نصف كوب من الماء الدافئ
في وعاء كبير، تخلط المكونات التالية:
الملح المذاب
1 كجم من دقيق الحبوب الكاملة الخشن
ملعقة كبيرة من زيت الزيتون
ملعقتان كبيرتان من الخميرة الفورية
نصف لتر من الماء
يحرك الخليط حتى يصبح سميكاً ولزجاً. إذا لم يكن سميكاً كفاية، يضاف بعض الدقيق. إذا كانت العجينة جافة، يضاف بعض الماء. تجعل العجينة بشكل كرة. يغطى الوعاء بمنشفة مطبخ وتترك العجينة تنتفخ لمدة ثلاث ساعات. تقطع العجينة إلى 6 قطع متساوية. تجعل القطع الستة في شكل كرات.
يسخن الفرن لحرارة 200 درجة مئوية
تخبز العجينة لمدة ساعة
خبز الحبوب الكاملة قوامه مختلف عن خبز الأسواق. إنه سميك وغني، حتى أن قطعة صغيرة منه ستشعرك بالشبع. حجم الحصة 100 جرام.

الفطائر المدورة

تذاب ملعقتان كبيرتان من الملح في نصف كوب من الماء الدافئ
في وعاء كبير، تخلط المكونات التالية:
الملح المذاب
1 كجم من دقيق الحبوب الكاملة
450 جم من الزبدة
ملعقتان كبيرتان من الخميرة الفورية
100 مل من الحليب
250 جم من الكريمة الحامضة (14% دهون)
بيضة كبيرة
يحرك الخليط حتى يصبح سميكاً ولزجاً. إذا لم يكن سميكاً كفاية، يضاف بعض الدقيق. إذا كانت العجينة جافة، يضاف بعض الماء. تجعل العجينة بشكل كرة. يغطى الوعاء بمنشفة مطبخ وتترك العجينة تنتفخ لمدة ساعتين.
تجعل العجينة بسمك 2 سم باستخدام مرقاق العجين
تستخدم قطاعة بسكويت قطرها 5 سم لعمل الفطائر

يسخن الفرن لحرارة 200 درجة مئوية
يخبز لمدة 45 إلى 60 دقيقة، حسب الفرن الخاص بك
تكون الفطائر جاهزة عنما تصبح العجينة صلبة ويصبح وجه العجينة ذهبي
حجم الحصة 100 جم

البيتزا المصنوعة في المنزل

تذاب ملعقة صغيرة ونصف من الملح في نصف كوب من الماء
في وعاء كبير، تخلط المكونات التالية:
الملح المذاب
نصف كجم من دقيق الحبوب الكاملة
ملعقة كبيرة من الخميرة الفورية
5 ملاعق كبيرة من زيت الزيتون
ربع لتر من الماء
يحرك الخليط حتى يصبح سميكاً ولزجاً. إذا لم يكن سميكاً كفاية، يضاف بعض الدقيق. إذا كانت العجينة جافة، يضاف بعض الماء. تجعل العجينة بشكل كرة. يغطى الوعاء بمنشفة مطبخ وتترك العجينة تنتفخ لمدة ساعة. ترق العجينة إلى سمك 1-1.5 سم. تفرد العجينة إلى دائرة ثم توضع في صينية للخبز مع ورقة خبز
تحضر صلصة الطماطم من الطماطم المهروسة. يجب قراءة البطاقات الغذائية دوماً والتأكد من أن محتوى السكر ليس أكثر من 4%. لا يجب استخدام الصلصة الجاهزة أو الكاتشب. تصاف ملعقة من الأوريجانو وتهرس 3 فصوص ثوم في الصلصة. توضع صلصة الطماطم على عجينة البيتزا وتوضع الإضافات المرغوبة كذلك. مثل الجبنة، المشروم، الفلفل الأخضر، الخرشوف، اللحم المفروم، السردين، أو البيض.
يسخن الفرن إلى حرارة 200 درجة مئوية
تخبز لمدة 30 دقيقة
حجم الحصة 300 جرام
استمتعوا بالبيتزا

مناقيش الزعتر

تذاب معلقة صغيرة ونصف من الملح في نصف كوب من الماء
في وعاء كبير، تخلط المكونات التالية:
الملح المذاب
نصف كجم من دقيق الحبوب الكاملة

ملعقة كبيرة من الخميرة
خمس ملاعق كبيرة من زيت الزيتون
نصف لتر من الماء

يحرك الخليط حتى يصبح سميكاً ولزجاً. إذا لم يكن سميكاً كفاية، يضاف بعض الدقيق. إذا كانت العجينة جافة، يضاف بعض الماء. تجعل العجينة بشكل كرة. يغطى الوعاء بمنشفة مطبخ وتترك العجينة تنتفخ لمدة ساعة. تقطع العجينة إلى نصفين وترق القطع إلى سمك 1-1.5 سم باستخدام المرقاق. تفرد العجينة إلى دائرة وتوضع في صينية للخبز مع ورقة خبز.

تخلط ثماني معالق كبيرة من الزعتر مع خمس معالق كبيرة من زيت الزيتون. ينشر المزيج على العجينة.

يسخن الفرن إلى درجة حرارة 200 مئوية
يخبز لمدة 10-15 دقيقة حتى تصبح العجينة بلون بني
تقدم مناقيش الزعتر مع جبنة الماعز والزيتون

الحمص

تصنع الطحينة أولاً. يُحمص نصف كجم من السمسم في مقلاة كبيرة سميكة القاع على نار متوسطة. يحرك السمسم باستمرار حتى يصبح لونه بني مائل للذهبي ونستمر في التحريك. بعدما يتحمص السمسم، يترك ليبرد. يتم خلط السمسم المحمص مع ثلاث معالق كبيرة من زيت الزيتون في ماكينة إعداد الطعام حتى يصبح المزيج يشبه الكريمة. توضع الطحينة في مرطبان في الثلاجة وتحفظ للاستخدام لاحقاً.

ينقع نصف كجم من الحمص في الماء على مدار ليلة. في اليوم التالي، يغسل الحمص ويغلى على حرارة عالية، وثم يترك ليغلي على نار هادئة حتى يصبح طرياً (حوالي ساعة). بعدما يصبح الحمص جاهزاً، يصفى الماء عنه

يوضع الحمص في ماكينة إعداد الطعام ويخلط لمدة دقيقة. تضاف ثلاث معالق كبيرة من الطحينة، ثلاث معالق كبيرة من زيت الزيتون، عصير ليمونة واحدة، ملعقة كبيرة من الملح، فصان من الثوم، ملعقة كبيرة من اللبن، ملعقة صغيرة من بودرة الفلفل (اختيارية). نصف ملعقة صغيرة من بودرة الكمون. تخلط المكونات لمدة 3-4 دقائق حتى تصبح مزيجاً ناعماً. إذا كان المزيج كثيفاً جداً، تضاف ملعقة صغيرة من الماء. يقدم الحمص مع الخبز الطازج.

السلطة الإغريقية

تخلط أوراق الخس المقطعة، فلفل حلو أخضر، فلفل حلو أحمر، الطماطم، الخيار، البصل الأحمر، جبنة الفيتا، والزيتون الأسود المقطع في وعاء كبير. تخلط مع زيت الزيتون، الأوريجانو، عصير الليمون، والفلفل الأسود. توضع الصلصة فوق السلطة

سلطة الحمص

يخلط الفلفل الحلو الأخضر، الطماطم، الخيار، الأفوكادو، بصل أحمر مقطع، البقدونس الطازج، والحمص المعلب. تخلط مع زيت الزيتون، الخل، عصير الليمون، الكمون، الملح والفلفل الأسود. توضع الصلصة على السلطة

السردين مع سلطة الطماطم

تفتح علبة من السردين المعلب في ماء الينابيع ويصفى الماء عن السردين
تضاف معلقتان من زيت بذور الكتان
توضع شرائح الطماطم في صحن، يرش الملح والفلفل والثوم المعمر.

فول أخضر مع ثوم

يوضع الفول الأخضر في مقلاة ويغمر بالماء، ويترك ليغلي.
تخفض الحرارة ويترك الفول ليغلي على نار هادئة حتى يصبح طرياً، حوالي 5 دقائق
بينما يغلي الفول، يسخن الزيت على نار متوسطة في مقلاة أخرى
يضاف الثوم المفروم، الملح، الفلفل، والفلفل الأحمر
تقلى حتى يصبح الثوم فواحاً، حوالي دقيقة
يضاف الفول بعد تصفية الماء عنه ويقلى لمدة 2-3 دقيقة حتى يصبح الفول مخلوطاً بالزيت

الفلافل وصلصة الخيار

ينقع نصف كجم من الحمص لمدة ليلة
تقطع بصلة كبيرة إلى قطع صغيرة
يقطع فصان من الثوم
في ماكينة إعداد الطعام، يخلط الحمص بعد تصفية الماء عنه مع البصل، الثوم، ملعقتان كبيرتان من البقدونس الطازج، قطعة من خبز الحبوب الكاملة، ملعقة صغيرة من الملح، ملعقة صغيرة من بودرة الكمون، ملعقة صغيرة من الكزبرة المطحونة، ملعقة من زيت الزيتون، وملعقة من عصير الليمون.

تخلط المكونات حتى يصبح الخليط خشناً ومتفتتاً – لا يجب أن يخلط المزيج أكثر من اللازم
بعض الوصفات تحتوي على بوردة الخبيز. أنا لا أنصح باستخدامها لأنها مكون صناعي.
باستخدام اليدين، تصنع كرات قطرها 5 سم من الخليط وتوضع في الثلاجة لمدة ساعة
يقلى الفلافل في مقلاة عميقة سميكة القاعدة على نار متوسطة حتى يصبح لونه ذهبي إلى بني
من أجل عمل الصلصة، تخلط نصف خيارة مقشرة، 150 مل من اللبن، ملعقة صغيرة من عين الجرادة، والملح والفلفل في خلاط الطعام.

المشروم المقلي

يقشر المشروم وتزال الجذور
تكسر وتخفق بيضة في وعاء
يضاف الدقيق وفتات الخبز إلى وعاءين منفصلين
يغطى المشروم في الدقيق أولاً ومن ثم في البيض وأخيراً في فتات الخبز
يسخن الزيت في مقلاة عميقة
يقلى المشروم حتى يصبح لونه ذهبي إلى بني
يجفف المشروم على منشفة مطبخ ويرش بالملح

السلطة المخلوطة

تقطع الطماطم، الفلفل الأخضر، الخيار، والفجل
تخلط معاً أربعة أجزاء من الخل، وجزء واحد من زيت بذور الكتان، والفلفل الأسود والملح
تضاف الصلصة على السلطة

شوربة العدس

يوضع نصف كجم من العدس في وعاء ويغطى بالماء
ينقع العدس في الماء لمدة 15 دقيقة ومن ثم يصفى الماء
تسخن 9 معالق كبيرة من زيت الزيتون في طنجرة كبيرة على نار متوسطة
تضاف خمسة فصوص من الثوم المفروم، حبة طماطم مقطعة، جزرتان مقطعتان، وجذر بقدونس مقطع
يطبخ لمدة 5 دقائق، يحرك بين الفينة والأخرى
تضاف ملعقة كبيرة من الملح، ملعقة كبيرة من بودرة البابريكا، ورشة من الفلفل الأسود
يضاف العدس
يضاف لتر ونصف من الماء

يطبخ حتى يصبح العدس طرياً (حوالي 30 دقيقة)

حساء البازلاء المقسومة

يوضع نصف كجم من البازلاء المقسومة في وعاء ويغطى بالماء
ينقع في الماء لمدة 15 دقيقة وتصفى المياه
تسخن 9 ملاعق كبيرة من زيت الزيتون في طنجرة كبيرة على نار متوسطة
تضاف خمسة فصوص من الثوم المفروم، حبة بصل متوسطة مقطعة، حبة طماطم متوسطة مقطعة، جزرة مقطعة، ونصف ملعقة صغيرة من بذور الكمون
يطبخ لمدة خمس دقائق، ويحرك بين الفينة والأخرى
تضاف ملعقة كبيرة من الملح، ملعقة كبيرة من البابريكا، ورقة غار. نصف ملعقة صغيرة من الزعتر ورشة من الملح
تضاف البازلاء
يضاف لتران من الماء
يطبخ حتى تصبح البازلاء طرية (حوالي 30 دقيقة)

شوربة البازلاء الخضراء

تسخن 9 ملاعق من زيت الزيتون في طنجرة كبيرة على نار متوسطة
تضاف بصلة متوسطة مقطعة، 3 جزرات مقطعات، و3 جذور بقدونس مقطعة
تطبخ لمدة 8 دقائق، ويحرك بين الفينة والأخرى
تضاف ملعقة كبيرة من الدقيق
يطبخ لدقيقة أخرى
تضاف 700 جم من البازلاء الخضراء
يضاف لتر ونصف من الماء
تضاف ملعقة كبيرة من الملح، ملعقة كبيرة من بودرة البابريكا، ورشة من الفلفل الأسود
يطبخ حتى تصبح البازلاء طرية (حوالي 30 دقيقة)
تقطع بعض أوراق البقدونس في الشوربة

حساء الفول

يوضع نصف كجم من الفول الجاف في وعاء ويغطى بثلاثة أضعافه من الماء
ينقع لمدة ليلة
تسخن 9 معالق من زيت الزيتون في طنجرة كبيرة على نار متوسطة

تضاف خمس فصوص ثوم مفرومة، بصلة متوسطة مقطعة، جزرتان مقطعتان، جذرا بقدونس مقطعان، نصف جذر كرفس، فلفل أخضر مقطع، حبة طماطم مقطعة، معلقتان كبيرتان من بودرة البابريكا، معلقة كبيرة من الملح، ورشة من الفلفل الأسود

تطبخ لمدة 5 دقائق، يحرك بين الفينة والأخرى

يطبخ حتى يصبح الفول طرياً (حوالي 45 دقيقة)

حساء المشروم

تسخن 9 ملاعق من زيت الزيتون في طنجرة كبيرة على نار متوسطة

تضاف خمس فصوص ثوم مفرومة، بصلة متوسطة مقطعة، جزرتان مقطعتان، جذرا بقدونس مقطعان، نصف جذر كرفس، فلفل أخضر مقطع، حبة طماطم مقطعة، معلقتان كبيرتان من بودرة البابريكا، معلقة كبيرة من الملح، ورشة من الفلفل الأسود

تطبخ لمدة 5 دقائق، يحرك بين الفينة والأخرى

يضاف 1 كجم من المشروم

تضاف ملعقتان كبيرتان من بودرة البابريكا، ملعقة كبيرة من الملح، ورشة من البردقوش، ورشة من الزعتر والفلفل الأسود

يضاف لتران ونصف من الماء

يطبخ لمدة 25 دقيقة

تضاف معلقتان كبيرتان من الكريمة الحامضة، ويغلى لمدة دقيقتين

حساء القرع

تسخن 5 ملاعق من زيت الزيتون في طنجرة كبيرة على نار متوسطة

تضاف خمس فصوص ثوم مفرومة، ملعقة صغيرة من الزنجبيل المبشور، ونصف ملعقة صغيرة من بذور الكمون

تطبخ لمدة دقيقة، تحرك باستمرار

يضاف 1 كجم من القرع المقشر والمقطع

يضاف لتران ونصف من الماء

تضاف ملعقتان كبيرتان من الكركم، ملعقة كبيرة من الجرام ماسالا (خلطة بهارات هندية)، ملعقة صغيرة من الكزبرة المطحونة ورشة من الفلفل الأسود

يغلى حتى يصبح القرع طرياً (حوالي 25 دقيقة)

يرفع عن النار ويستخدم خلاط يدوي حتى يصبح المزيج أملس

يضاف 180 جم من الكريمة

يحرك المزيج لدقيقتين إضافيتين

شوربة الدجاج

توضع الدجاجة كاملة مع خمس جزرات، ثلاث جذور بقدونس، نصف جذر كرفس، بصلتان متوسطتان، فصان من الثوم، حبة طماطم، فلفل أخضر، ملعقتان كبيرتان من الملح، ونصف ملعقة كبيرة من الفلفل الأسود في طنجرة كبيرة وتغمر بالماء البارد. تغطى الطنجرة وتسخن لتطبخ على نار هادئة حتى ينفصل اللحم عن العظم، يأخذ ذلك من ساعة إلى ساعتين. يخرج كل شيء من الطنجرة وتصفى. تنزع اللحوم عن العظم وتقطع الخضراوات ويقدمان سوياً مع المرق.

دجاج الكبسة

ينقع ربع كجم من الأرز البني طويل الحبة لمدة 45 دقيقة

تسخن 8 معالق من زيت الزيتون في طنجرة كبيرة على نار متوسطة

تضاف بصلتان كبيرتان ومعلقة صغيرة من الزنجبيل المبشور

تطبخ حتى يصبح البصل بنياً، ويحرك بين الفينة والأخرى

يضاف نصف كجم من الدجاج، ملعقة كبيرة من الملح، نصف ملعقة كبيرة من بشر البرتقال، ملعقة صغيرة من الفلفل الأسود، ملعقة صغيرة من الهال المطحون، ليمونة مجففة، ملعقة صغيرة من بودرة القرفة، نصف ملعقة صغيرة من بودرة القرنفل، نصف كجم من الطماطم المقطعة، تخلط المكونات معاً جيداً

عندما يظهر الزيت على السطح، يضاف لتر من الماء. تغطى الطنجرة وتترك على نار متوسطة لمدة 25 دقيقة

في مقلاة على نار متوسطة، يوضع 80 جراماً من اللوز المقطع في معلقتين من زيت الزيتون. يرفع اللوز من المقلاة ويوضع على ورقة تنشيف

في مقلاة على نار متوسطة، تقلى ملعقة كبيرة من الزبيب في ملعقة كبيرة من زيت الزيتون. يرفع بعد ذلك من المقلاة ويوضع على ورقة تنشيف

عندما ينضج الدجاج، يخرج اللحم من الطنجرة ويوضع الأرز المغسول والمصفى إليها. يضاف نصف كجم من الجزر المقطع.

تغطى الطنجرة وتخفض الحرارة، وتترك حتى تتشرب المياه، حوالي 15-20 دقيقة.

توضع الدجاجة في مقلاة وعلى درجة حرارة متوسطة، تحمر في الفرن لمدة 5-10 دقائق

عند تقديم الأرز والدجاج، ترش باللوز والزبيب المقلي

صدر دجاج مقلي

يقطع صدر الدجاج إلى شرائح سمكها نصف إنش وترش بالملح والفلفل
تكسر بيضة وتخفق في وعاء
يوضع الدقيق وفتات الخبز في وعاءين منفصلين
يوضع الدجاج في الدقيق أولاً، ثم في البيض، وأخيراً في فتات الخبز
يسخن زيت الزيتون في مقلاة عميقة
يقلى صدر الدجاج على كل الوجهين لمدة 2-3 دقيقة حتى يصبح لونه ذهبي إلى بني
يجفف الدجاج على منشفة مطبخ

الدجاج المشوي

يخلط زيت الزيتون، خردل ديجون، صلصة وسترشير، عصير الليمون، الملح، بودرة البابريكا، الفلفل الأسود، والثوم المفروم في وعاء
تضاف قطع الدجاج وتخلط
يترك بعد ذلك لمدة ساعتين على الأقل حتى يتشرب الدجاج التتبيل
تسخن الشواية على حرارة متوسطة إلى مرتفعة
يوضع الدجاج على الشواية لمدة 3-4 دقائق على كل وجه حتى لا يتبقى أي لون وردي

الدجاج الهندي

تخلط بهارات تندوري مع اللبن وعصير الليمون في وعاء
تضاف قطع الدجاج وتخلط
يترك بعد ذلك لمدة ساعتين على الأقل حتى يتشرب الدجاج التتبيل
يسخن الفرن بعد ذلك على درجة 195 مئوية
توضع قطع الدجاج في المقلاة
تغلف المقلاة بالألومنيوم
تطهى في الفرن لمدة 15 دقيقة ويسكب التتبيل على اللحم باستخدام الملعقة
تقلب الدجاجة ويسكب التتبيل على الوجه الآخر ويطهى لمدة 15 دقيقة أيضاً

سمك القد المقلي المكسو بفتات الخبز

يتبل السمك بالملح والفلفل
تكسر بيضة وتخفق في وعاء
يوضع الدقيق وفتات الخبز في وعاءين مختلفين

يوضع السمك في الدقيق أولاً، ثم في البيض، وأخيراً في فتات الخبز
يسخن زيت الزيتون في مقلاة عميقة
يقلى السمك على كلا الوجهين لمدة دقيقتين حتى يصبح لونه ذهبياً إلى بني
يجفف السمك على منشفة مطبخ

السلمون/ السلمون المرقط/ البلطي المقلي

يتبل السمك بالملح والفلفل وعصير الليمون
يسخن زيت الزيتون في مقلاة عميقة
يقلى السمك على لمدة 4-5 دقائق على كل الوجهين
السلمون المرقط والبلطي يحتاجان إلى 3-4 دقائق من القلي حسب سماكة السمك

52

كيف خسرتُ 19 كجم في 80 يوماً؟

قصة مؤلّف الكتاب

لقد كنت طفلاً بوزن طبيعي حتى أصبحت في الثانوية. على الرغم من أنني لم أكن رياضياً، إلا أنني شاركت بين الفينة والأخرى في نشاطات رياضية متوسطة الشدة تتطلب القدرة على التحمل، مثل السباحة والجري لمسافات طويلة. ولكن الأمور بدأت تتغير حين أصبحت في السابعة عشر من العمر، عندما حصلت على رخصة قيادة السيارة. بدأت أنزلق تدريجياً نحو نظام حياة قليل الحركة وغير صحي. توقفت عن القيام بالتمارين الرياضية الاعتيادية وأصبحت أستخدم السيارة دوماً للذهاب لأي مكان. فعلياً، لم أكن أمشي على الإطلاق، عدا تلك المسافة الصغيرة بين باب المنزل وباب السيارة. كان أفراد عائلتي يمازحونني أحياناً ويقولون "ستقود السيارة إلى الحمام لو كان هذا ممكناً". إلى جانب كسلي الذي لا مثيل له، فقد كنت أقوم بعادة سيئة أخرى: كنت مدمناً على المشروبات والعصائر المحلّاة، بالأخص الكوكاكولا. كنت أشرب الكولا كما لو كانت ماءً: من لتر إلى لترين يومياً. كان نظامي الغذائي يعتمد بشكل أساسي على كميات كبيرة من الكربوهيدرات المحسّنة (المكرّرة): السكر من الكوكاكولا، الخبز الأبيض، المعكرونة، الأرز الأبيض، والبطاطا. لكن قبل انتهاء المدرسة الثانوية، لم ألاحظ أي تغييرات كبيرة وبقي وزني كما كان عليه. خلال السنة الأولى في الجامعة، بدأ وزني يتزايد بشكل ملحوظ. بعمر 19 سنة، اكتسبت 10 كجم. في متوسط العشرينيات من عمري، وبزيادة في الوزن مقدارها 26 كجم، أصبحت أكثر وزناً من أي وقت مضى في حياتي.

عند هذه النقطة، علمت أنني مصاب بالسمنة، ويجب عليّ أن أفعل شيئاً ما حيال هذا الأمر. كانت هذه بداية معركتي البائسة مع السمنة، والتي استمرت حوالي ربع قرن. بالرغم من أنني لم أصب بأي مرض، إلا أنني كنت تعيساً جداً. أصبت بأسوأ نوع من أنواع السمنة: السمنة المتركزة حول منطقة البطن. أصبح لدي بطن كبير للغاية تماماً مثل امرأة حامل في شهرها التاسع. كنت دوماً متعباً، لم أستطع المشي لمسافات طويلة دون الشعور بالإرهاق، وفقدت قدرتي على الجري أو السباحة. كانت سمنتي تشكل مشكلة كبيرة بالنسبة لي لدرجة أنني اتخذت قراراً متطرفاً. بدأت حمية شديدة الصرامة ذات سعرات حرارية محددة. أقلعت عن شرب الكولا وقللت مقدار ما أتناوله من الطعام بصرامة. كنتيجة لنظام التعذيب هذا، وخلال عدة أشهر، استطعت أن أخسر 15 كجم. لم يكن الأمر سهلاً؛ بل كلّف الكثير من

الألم والمعاناة، ولكنني في النهاية فعلتها. كنت فخوراً جداً بنتيجة مجهوداتي الكبيرة. بعمر 25 سنة، كان هذا أحد أعظم إنجازات حياتي.

ربما سمعت بالمثل الذي يقول: "الأمور بخواتيمها". كنت صغيراً وتنقصني الخبرة؛ لم أحسب حساب "الخاتمة". كنت مغفلاً. اعتقدت أنني سأبقى نحيلاً للأبد، وببساطة عدت لحياتي القديمة. على الرغم من أنني قللت استهلاكي للكوكاكولا إلى كأسين يومياً، إلا أنني لم أغير أي شيء آخر في نمط حياتي. ربما ليست مفاجأة، ولكن في ظرف عام أو عامين، بدأت أكتسب الوزن الذي خسرته مجدداً بالتدريج، فيما عدا 2 كجم بسبب تقليل استهلاكي للكوكاكولا.

كان عليّ أن أواجه الحقيقة وهي أن النظام الغذائي الصارم، محدد السعرات الحرارية، والمعذب للبشر يفشل ببساطة على المدى الطويل. هذه المرة، كنت أبحث عن حل سهل. وصف لي طبيب العائلة حبوب أورليستات. الحبوب السحرية هذه نجحت في جعلي أخسر عدة كيلوجرامات، ولكن عندما توقفت عن أخذ هذه الحبوب، عدت واكتسبت الوزن الذي خسرته مجدداً في فترة قصيرة.

حتى متوسط الأربعينيات من عمري، كنت بنفس الوزن. بعد عقدين كاملين من الإصابة بالسمنة، قررت بدء برنامج تمارين بدنية شديدة. قمت بتمارين السباحة بمعدل 2000-3000 متر كل يوم. استطعت خسارة أكثر من 4.5 كجم. ولكن بعد فترة قصيرة، كان من الواضح لي أن تمارين السباحة الشديدة كل يوم لمدة تتراوح من 60 إلى 90 دقيقة ليست هي الحل الأمثل من أجل خسارة الوزن لرجل سمين في متوسط عمره. ولكن منذ اللحظة التي قللت فيها نشاطي البدني إلى أقل من 60 دقيقة يومياً، عدت واكتسبت الوزن الذي خسرته مجدداً. قررت الاستسلام. كان عليّ أن أقبل الحقيقة وهي أنني سأبقى أعاني من السمنة لبقة حياتي.

في ذلك الوقت، لم يكن هناك أي كتب مثل هذا. كان عليّ الاعتماد على النصيحة التي يقدمها الاتجاه السائد في الطب: تناول طعاماً أقل، قم بتمارين رياضية أكثر. لكن أي من هذا لم ينجح، تناول طعام أقل، أو إنفاق سعرات حرارية أكثر من خلال التمارين الرياضية، كل منهما فشل فشلاً ذريعاً على المدى الطويل. لطالما كنت شخصاً محباً للأفكار والحلول المبتكرة والتي تكون خارج الصندوق. أحب التحديات أيضاً، لذلك وضعت لنفسي هدفاً طموحاً وهو العودة لوزني أيام الثانوية بحلول عيد ميلادي الثامن والأربعين. كنت أريد نتائج دائمة، لا مزيد من زيادة الوزن. قمت بدراسة وتحليل النصوص العلمية وكتبت الأساسات لبرنامج خسارة الوزن الجديد هذا.

كنت بنفسي الحالة الأولى تحت الاختبار. كان برنامجي مبنياً على الصيام المتقطع (يشتمل هذا النمط من الصيام على الصوم عن الطعام فقط، مع السماح بشرب المياه). والتوقف تماماً عن تناول الكربوهيدرات المحسّنة (المكرّرة) مثل السكر، الدقيق الأبيض، والأرز الأبيض. كذلك استأنفت النشاط البدني، قمت بتمارين السباحة لمدة 30 دقيقة يومياً.

خلال البرنامج، استطعت تحقيق خسارة ثابتة في الوزن بمقدار 0.23 كجم كل يوم. في اليوم رقم 80، كنت قد خسرت ما مقداره 19 كجم. كان هذا النظام فعّالاً للغاية لدرجة أنني استمريت في خسارة الوزن حتى في الفترة التي أردت فيها أن أحافظ على وزني ثابتاً.

بعد 25 عاماً من السمنة، استطعت أخيراً خسارة ما مجموعه 25 كجم. الآن أنا أزن تماماً مثل ما كنت عليه في الثانوية (هذا ليس حتى الوزن الذي تخرجت به، ولكنه وزني وأنا في الصف العاشر). نقص مؤشر كتلة جسمي من 31 إلى 21. أنا أشعر كأنني بعمر الخامسة والعشرين. يمكنني الجري مجدداً. تسلق تلة ليس أمراً صعباً. أفضل شيء هو ليس فقط أنني خسرت 25 كجم، ولكنني حافظت على خسارة الوزن هذه لسنوات. إذا قمت أنا بفعلها، فأنت بكل تأكيد يمكنك أن تفعلها أيضاً.

53

حان دورك الآن

الحميات العادية لا تنجح على المدى الطويل

إذا كنت قد وصلت إلى هنا، فمن المرجح أنك لاحظت بالفعل أنه على المدى الطويل، لا تنجح الحميات العادية كما هو متوقع. لا يهم ما هي الحمية التي تتبعها أو حجم المجهود الذي تبذله: الوزن الذي تخسره سيعود في غضون أشهر قليلة أو خلال سنة. الفكرة التي ينظر بها الاتجاه السائد للعلم إلى السمنة خاطئة بالكامل. السمنة مرض معقد. النموذج الأكثر شهرة وهو نموذج السعرات الحرارية الداخلة السعرات الحرارية المستهلكة يبسط سبب السمنة بشكل فظيع. في فصل *الوصفة الطبية لخسارة الوزن*، رأينا أن سؤال ما الذي يسبب السمنة؟ أعقد بكثير مما كنا نعتقد. السعرات الحرارية، المواد الغذائية، الصيام، الهرمونات، الجينات، ونمط الحياة، وحتى الوقت الذي مضى وأنت مصاب بالسمنة كلها عوامل تؤثر بشكل كبير على الوزن. مدخول السعرات الحرارية هو واحد من المتغيرات العديدة في معادلة السمنة المعقدة. من خلال تقليل ما تتناول من طعام، أنت لم تحدد السبب الكامن وراء السمنة، وستعود الكيلوجرامات عاجلاً أم آجلاً. مؤلفو الحميات العادية يركزون على ما نتناول من سعرات حرارية فقط، ولكنهم لا يرون الصورة الكاملة. هذا هو السبب في أن هذه الحميات تفشل على المدى الطويل. بدلاً من اتباع الحميات التي لا فائدة منها، يجب عليك أن تفعل أمراً مختلفاً. يجب أن تقوم بتغييرات جذرية في حياتك.

ابدأ حياة جديدة

لا يهم كم هو عمرك، أو كم وزنك حالياً. الأمر لن يكون متأخراً أبداً لبدء حياة جديدة، صحية أكثر. سكان سردينيا، إيكاريا، أوكيناوا، كوستا ريكا، والسبتيون في كاليفورنيا هم أكثر الناس صحة والأطول عمراً في العالم. في هذه الأماكن، تجد أكبر عدد من الناس الذين عمرهم 100 عام والكثير من الناس يكبرون في العمر دون الإصابة بالأمراض مثل السرطان، السمنة، السكري، الخرف، أو مرض القلب. الكثير منهم يبقى بصحة جيدة حتى نهاية حياته. يمكننا أن نتعلم الكثير من هؤلاء الناس. طعامهم الصحي، تناولهم للطعام بشكل متوازن، نمط الحياة البسيط، نشاطهم البدني، وبيئتهم الطبيعية، وحياتهم ذات المعنى، كل هذه العوامل تؤدي إلى صحة ممتازة. رغم أننا نعيش في عالم حديث سريع الخطى، لا يمكننا العودة في الوقت ببساطة ونسخ نمط حياة الناس من المناطق الزرقاء، لكن لا تزال

هناك العديد من العادات الجيدة التي يمكننا أن نضيفها إلى حياتنا. لقد شرحت بالفعل الأعمدة الأساسية لخطة خسارة وزن ناجحة. كفكرة ختامية، دعني ألخص لك الخطوات الثلاثة الأهم التي يجب أن تقوم بها من أجل خسارة الوزن بشكل دائم ولتعيش حياة صحية مليئة بالنشاط.

الخطوة الأولى في بناء منطقتك الصحية هي أنك تحتاج إلى التخلص من الطعام غير الصحي من حياتك. معنى الطعام غير الصحي أبعد من الهوت دوغ، البوظة، والمشروبات الخفيفة المحلاة. يجب أن تتجنب كل نوع من الأطعمة المعالجة، بالأخص التي تحتوي على نسبة عالية من الكربوهيدرات المحسّنة (المكرّرة). ضع كل طعام يحتوي على سكر مضاف، دقيق أبيض، أرز أبيض في القائمة السوداء. الفصول من 22 إلى 39 ستعطيك دليلاً يساعدك على العبور خلال غابة صناعة الأطعمة وسيساعدك على اختيار الأطعمة المفيدة لك وتجنب الأطعمة الضارة. إذا أعددت طعامك بنفسك، ستتحكم في أهم عامل أساسي يحدد صحتك. حتى إن بدا إعداد طعامك بنفسك أمراً صعباً، ضع في الحسبان فوائد الأطعمة التي لا تتعرض للمعالجة. يمكنك أن تجد العديد من النصائح العملية في الفصول 46 و 49 إلى 51.

سؤال متى نأكل هو بأهمية سؤال ماذا نأكل. مع نمو منتجات الطعام غير الصحي، أصبحت عادة تناول الوجبات الخفيفة جزءاً من نظامنا اليومي. بدلاً من اتباع نمط تناول الطعام التقليدي، والذي يشمل الفطور، الغداء، والعشاء. معظمنا يأكل 5 إلى 6 وجبات في اليوم. معظم أخصائيي الرعاية الصحية يدعمون عادة "إبقاء أفواهنا مشغولة". لقد أعطونا نصيحة خاطئة. تناول الطعام بشكل مستمر مضر وليس مفيد. تناول الطعام دون توقف يجعل مستويات السكر والإنسولين مرتفعة بشكل مستمر. مستويات الإنسولين المرتفعة تسبب السمنة. من أجل تحقيق خسارة دائمة في الوزن، يجب عليك أن تقلص المدى الزمني لتناول الطعام، وهو الفترة الزمنية بين أول وجبة في اليوم وآخر وجبة. الفصل 45 يعطيك دليلاً مفصلاً حول كيفية تنظيم وجباتك خلال اليوم.

المشاركة في التمارين البدنية هي الأساس الثالث في الصحة. أكثر الناس صحة وأطولهم عمراً في المناطق الزرقاء نشيطون بدنياً. لكنهم لا يحتاجون إلى الذهاب إلى الصالة الرياضية كل يوم من أجل الحفاظ على أجسامهم. هم يقومون بأعمال بدنية منخفضة الشدة لفترات طويلة بدلاً من ذلك، مثل البستنة، الأعمال المنزلية التي تبقيهم مشغولين طوال اليوم. قلة نشاطنا البدني هي أحد أهم العوامل التي أدت إلى وباء السمنة في القرن الواحد والعشرين. لأولئك الذي يعيشون نمط حياة قليل الحركة، القيام بالتمارين البدنية هو جزء لا يمكن الاستغناء عنه لخسارة الوزن والحفاظ على صحتك. لا يجب أن تكون الرجل الحديدي ولا أن تجري في السباقات، نصف ساعة من النشاط البدني متوسط الشدة في 5 أو 6 أيام من الأسبوع كافية لتحسين صحتك العامة ومساعدتك على خسارة الوزن. يعطيك الفصل 47 نصائح عملية حول التمارين.

حان دورك الآن

إذا كنت أخصائي تغذية، أو مريضاً، أو شخصاً ما يريد التحكم في صحته، أنا أتمنى أن هذا الكتاب قد أعطاك نظرة جديدة حيال الصحة وخسارة الوزن. حان دورك الآن، لا تدع أي شيء يحد من عزيمتك.

لتبقى على اطلاع، قم بزيارة موقع المؤلف الإلكتروني:
www.weightlossarabia.com

شكراً لك على قراءتك، أتمنى أن تعيش حياة طويلة، سعيدة، وصحية

توماس توروك، دكتوراة

المراجع

1 http://www.who.int/news-room/fact-sheets/detail/obesity-and-overweight (accessed on June 12, 2018)

2 wsj.com/articles/SB10001424052748703580104575361281784399058 (accessed on June 13, 2018)

3 Hannah Ritchie and Max Roser (2018) - "Obesity". Published online at OurWorldInData.org

4 Shlomo Melmed. "Williams Textbook of Endocrinology". Elsevier. 2016

5 Hashem B. El-Serag and David Y. Graham. "Contemporary Diagnosis and Management of Upper Gastrointestinal Diseases". Handbooks in Health Care Co. 2009

6 www.arthritis.org (accessed on June 16, 2018)

7 Ashkan Afshin et al. "Health Effects of Overweight and Obesity in 195 Countries over 25 Years". The New England Journal of Medicine 377;1 July 6, 2017

8 https://ourworldindata.org/obesity#adult-obesity-by-region (accessed on June 18, 2018)

9 Amina Khambalia et al. "Prevalence and risk factors of diabetes and impaired fasting glucose in Nauru". BMC Public Health 2011, 11:719.

10 Cynthia L. Ogden et al. "Prevalence of Obesity Among Adults:United States; 2011–2012". NCHS Data Brief No. 131 October 2013.

11 Jennifer L. Harris et al. "Fast Food Facts: Evaluating Fast Food Nutrition and Marketing to Youth". Rudd Center for Food Policy and Obesity, 2010.

12 "Health, United States, 2016: With Chartbook on Long-term Trends in Health". National Center for Health Statistics.

13 "How to Reduce Sugary Drink Consumption among Latino Kids". Salud America! Issue Brief, December 2016

14 Marian L. Fitzgibbon et al. "The Relationship Between Body Image Discrepancy and Body Mass Index Across Ethnic Groups" Obesity Research Vol. 8 No. 8 November 2000

15 James B. Kirby et al. "Race, Place, and Obesity: The Complex Relationships Among Community Racial/Ethnic Composition,

Individual Race/Ethnicity, and Obesity in the United States". American Journal of Public Health, August 2012, Vol 102, No.8

16 Mark S. Tremblay et al. "Obesity, overweight and ethnicity". Health Reports, Vol. 16, No. 4, June 2005

17 Mary Gatineau, Shireen Mathrani. "Obesity and ethnicity". National Obesity Observatory. January 2011

18 Paul T. von Hippel and Ramzi W. Nahhas. "Extending the History of Child Obesity in the United States: The Fels Longitudinal Study, Birth Years 1930 to 1993". Obesity (Silver Spring). 2013 October

19 Gary D. Foster et al. "A School-Based Intervention for Diabetes Risk Reduction". The New England Journal of Medicine 2010;363:443-53.

20 Thomas N. Robinson. "Reducing Children's Television Viewing to Prevent Obesity". JAMA, October 27, 1999-Vol 282, No. 16

21 Cara B. Ebbeling et al. "A Randomized Trial of Sugar-Sweetened Beverages and Adolescent Body Weight". N Engl J Med. 2012 October 11

22 Juhee Kim et al. "Trends in Overweight from 1980 through 2001 among Preschool-Aged Children Enrolled in a Health Maintenance Organization". Obesity Vol. 14 No. 7 July 2006 /

23 www.nbcchicago.com

24 Kathleen C. Reidy et al. "Early Development of Dietary Patterns: Transitions in the Contribution of Food Groups to Total Energy-Feeding Infants and Toddlers Study, 2008". BMC Nutrition (2017) 3:5

25 Ryan W. Walker and Michael I. Goran. "Laboratory Determined Sugar Content and Composition of Commercial Infant Formulas, Baby Foods and Common Grocery Items Targeted to Children". Nutrients 2015, 7, 5850-5867

26 James A. Levine. "Poverty and Obesity in the U.S." Diabetes, Vol. 60, November 2011

27 https://en.wikipedia.org/wiki/Hunger_in_the_United_States (accessed on June 9, 2018)

28 Chicago Magazine. http://www.chicagomag.com (accessed on June 9, 2018)

29 Leslie O. Schulz, Lisa S. Chaudhari. "High-Risk Populations: The Pimas of Arizona and Mexico" . Curr Obes Rep. 2015 March 1; 4(1): 92–98

30 A. M. Kriska et al. "The association of physical activity with obesity, fat distribution and glucose intolerance in Pima Indians". Diabetologia (1993) 36:863-869

31 Jeanne M. Reid et al. "Nutrient intake of Pima Indian women: relationships to diabetes mellitus and gallbladder disease". The American Journal of Clinical Nutrition 24: October 1971, pp. 128 1-1289

32 Frank Russell. "The Pima Indians". Washington Government Printing Office, 1908

33 Amadeo M. Rea. "At the Desert's Green Edge. An Ethnobotany of the Gila River Pima". The University of Arizona Press. 1997

34 Timothy M. Frayling et al. "A Common Variant in the FTO Gene Is Associated with Body Mass Index and Predisposes to Childhood and Adult Obesity". Science. 2007 May 11

35 Lyla M. Hernandez and Dan G. Blazer. "Genes, Behavior, and the Social Environment: Moving Beyond the Nature/Nurture Debate". National Academies Press

36 Hermine H. M. Maes, Michael C. Neale, and Lindon J. Eaves. "Genetic and Environmental Factors in Relative Body Weight and Human Adiposity". Behavior Genetics, Vol. 27. No. 4, 1997

37 Albert J. Stunkard et al. "An Adoption Study of Human Obesity". The New England Journal of Medicine. January 23, 1986

38 Leslie O. Schulz et al. "Effects of Traditional and Western Environments on Prevalence of Type 2 Diabetes in Pima Indians in Mexico and the U.S." Diabetes Care, Volume 29, Number 8, August 2006

39 R. Passmore and Yola E . Swindells. "Observations on the respiratory quotients and weight gain of man after eating large quantities of carbohydrate" British Journal of Nutrition, 1963, 17, 331

40 Alfred W. Pennington. "Treatment of Obesity with Calorically Unrestricted Diets". The Journal of Clinical Nutrition. Volume 1, Number 5 1953

41 M. Hession et al. “Systematic Review of Randomized Controlled Trials Of Low-Carbohydrate vs. Low-Fat/Low-Calorie Diets in the Management of Obesity and Its Comorbidities”. Obesity Reviews 10, 36–50 2008
42 Leah M. Kalm and Richard D. Semba. “They Starved So That Others Be Better Fed: Remembering Ancel Keys and the Minnesota Experiment”. American Society for Nutritional Sciences, 2005
43 Barbara V. Howard et al. “Low-Fat Dietary Pattern and Weight Change Over 7 Years The Women’s Health Initiative Dietary Modification Trial” JAMA, January 4, 2006—Vol 295, No. 1
44 Elham Moghaddam et al. “The Effects of Fat and Protein on Glycemic Responses in Nondiabetic Humans Vary with Waist Circumference, Fasting Plasma Insulin, and Dietary Fiber Intake”. The Journal of Nutrition 136, 2006
45 W. C. Willett. “Dietary fat plays a major role in obesity: no”. Obesity Reviews 3, 59–68. 2002.
46 Francesco P. Cappuccio et al. “Meta-Analysis of Short Sleep Duration and Obesity in Children and Adults”. Sleep, Vol. 31, No. 5, 2008
47 Gilberto Paz-Filho et al. “Leptin treatment: Facts and expectations” Metabolism Clinical and Experimental 64 (2015)/
48 Hiromasa Yamada et al. “Ghrelin Production, Action Mechanisms and Physiological Effects”. Nova Science Publishers, Inc. 2012
49 Ahmed Saad et al. “Diurnal Pattern to Insulin Secretion and Insulin Action in Healthy Individuals”. Diabetes, Vol. 61, November 2012
50 K. A. Varady. “Intermittent Versus Daily Calorie Restriction: Which Diet Regimen is More Effective for Weight Loss?” Obesity Reviews 2011,12 51
51 Carmen Piernas and Barry M. Popkin. “Snacking Increased among U.S. Adults between 1977 and 2006”. The Journal of Nutrition . Dec. 2, 2009
52 Jason Fung. “The Diabetes Code. Prevent and Reverse Type 2 Diabetes Naturally”. Greystone Books. 2018
53 KR Sonneville and SL Gortmaker. “Total Energy Intake, Adolescent Discretionary Behaviors and the Energy Gap”. International Journal of Obesity (2008) 32, S19–S27

54 James F Sallis et al. “Education Program (SPARK) on Physical Activity and Fitness in Elementary School Students”. American Joumal of Public Health, August 1997, Vol. 87, No. 8

55 Erik O Diaz et al. “Metabolic Response to Experimental Overfeeding in Lean and Overweight Healthy Volunteers”. Am J Clin Nutr 1992;56:641-55.

56 David S. Ludwig and Cara B. Ebbeling. “The Carbohydrate-Insulin Model of Obesity Beyond Calories In, Calories Out”. JAMA Intern Med. July 2, 2018.

57 John W. Erdman. “Soy Protein and Cardiovascular Disease. A Statement for Healthcare Professionals From the Nutrition Committee of the AHA”. Circulation. 2000; 102:2555-2559 /

58 John T. Flynn. “God's Gold. The Story of Rockefeller and His Times.” 1932C.

59 Martha May Tevis. “Philanthropy at Its Best: The General Education Board’s Contributions to Education, 1902–1964”. Journal of Philosophy & History of Education vol. 64, no. 1, 2014, pp. 63–72

60 Big Bucks, Big Pharma: Marketing Disease and Pushing Drugs. Documentary Film, 2006 Producer & Editor: Ronit Ridberg

61 National Institute on Drug Abuse. (accessed on July 27, 2018) www.drugabuse.gov/related-topics/trends-statistics/overdose-death-rates

62 NBC News. (accessed on July 27, 2018) http://www.nbcnews.com/id/14944098/ns/nbc_nightly_news_with_brian_willi ams/t/cancer-docs-profit-chemotherapy-drugs/#.VYG0X_lVhHw

63 CBS News. (accessed on July 27, 2018) https://www.cbsnews.com/news/probe-pharmaceuticals-in-drinking-water/

64 Richard Horton. “Offline: What is medicine’s 5 sigma?” www.thelancet.com Vol 385 April 11, 2015

65 Ray Moynihan. “Who pays for the pizza? Redefining the relationships between doctors and drug companies. 1: Entanglement” BMJ Volume 326, 31 May 2003

66 Jessica J Liu et al. “Payments by US Pharmaceutical and Medical Device manufacturers to US Medical Journal Editors: Retrospective Observational Study”. BMJ 2017; 359:j4619

67 Richard D Mattes et al. "Nutritively Sweetened Beverage Consumption and Body Weight: A Systematic Review and Meta-Analysis of Randomized Experiments". Obes Rev. 2011 May ; 12(5): 346–365.
68 Pett KD, Kahn J, Willett WC, Katz DL. "Ancel Keys and the Seven Countries Study: An Evidence-based Response to Revisionist Histories" http://www.truehealthinitiative.org
69 Ancel Keys et al. "Diet and Serum Cholesterol in Man: Lack of Effect of Dietary Cholesterol". The Journal of Nutrition. Received for publication November 3, 1955
70 Ancel Keys' letter to the editor. The New England Journal of Medicine. Aug 22, 1991
71 William B. Kannel, Tavia Gordon. "The Framingham Diet Study: Diet and the Regulation of Serum Cholesterol" The Framingham Study, Section 24
72 Katsuhiko Yano et al. "Dietary Intake and the Risk of Coronary Heart Disease in Japanese Men living in Hawaii". The American Journal of Clinical Nutrition 31 : July 1978
73 F. A. Kummerow et al. "The Influence of Egg Consumption on the Serum Cholesterol Level in Human Subjects". The American Journal of Clinical Nutrition 30: May 1977
74 Fred Kern. "Normal Plasma Cholesterol in an 88-year Old Man Who Eats 25 Eggs a Day". The New England Journal of Medicine March 28, 1991
75 William Osler. "The Principles and Practice of Medicine". 1921.
76 Cristin E. Kearns et al. "Sugar Industry Sponsorship of Germ-Free Rodent Studies Linking Sucrose to Hyperlipidemia and Cancer: an Historical Analysis of Internal Documents". PLOS Biology November 21, 2017
77 Yan Jiang et al. "A Sucrose-Enriched Diet Promotes Tumorigenesis in Mammary Gland in Part through the 12-Lipoxygenase Pathway". Cancer Res; 76(1) January 1, 2016
78 Maira Bes-Rastrollo et al. "Financial Conflicts of Interest and Reporting Bias Regarding the Association between Sugar-Sweetened Beverages and Weight Gain: A Systematic Review of Systematic Reviews". PLOS Medicine. December 2013 Volume 10 issue 12

79 Rasha Al-Lamee et al. "Percutaneous Coronary Intervention in Stable Angina (ORBITA): a Double-blind, Randomised Controlled Trial" The Lancet. November 2, 2017.

80 William E. Boden et al. "Optimal Medical Therapy with or without PCI for Stable Coronary Disease". The New England Journal of Medicine April 12, 2007

81 Kathleen Stergiopoulos et al. "Percutaneous Coronary Intervention Outcomes in Patients With Stable Obstructive Coronary Artery Disease and Myocardial Ischemia. A Collaborative Meta-analysis of Contemporary Randomized Clinical Trials". JAMA Intern Med. 2014;174(2):232-240

82 Nicole M. Avena et al. "Evidence for Sugar Addiction: Behavioral and Neurochemical Effects of Intermittent, Excessive Sugar Intake". Neurosci Biobehav Rev. 2008 ; 32(1): 20–39.

83 Jonathan Owen. "A Recent Study That Said Diet Coke Can Help You Lose Weight was Quietly Funded by Coca-Cola". The Independent. 17 Jan. 2016

84 Ameneh Madjd et al. "Effects on Weight Loss in Adults of Replacing Diet Beverages with Water During a Hypoenergetic Diet: a Randomized, 24-wk Clinical Trial". Am J Clin Nutr 2015;102:1305–12.

85 M. Yanina Pepino et al. "Sucralose Affects Glycemic and Hormonal Responses to an Oral Glucose Load". Diabetes Care, Volume 36, Sept. 2013

86 Center For Food Safety. (Accessed on August 19, 2018) https://www.centerforfoodsafety.org/issues/311/ge-foods/about-ge-foods

87 Sumio Kondo et al. "Intake of Kale Suppresses Postprandial Increases in Plasma Glucose: A Randomized, Double-Blind, Placebo-Controlled, Crossover Study". Biomedical Reports 553-558: 0-00, 2016

88 Mohd Faez Bachok et al. "Effectiveness of Traditional Malaysian Vegetables (ulam) in Modulating Blood Glucose Levels". Asia Pac J Clin Nutr 2014;23(3)

89 A Ri Byun et al. "Effects of a Dietary Supplement with Barley Sprout Extract on Blood Cholesterol Metabolism". Hindawi Publishing Corporation Evidence Based Complementary and Alternative Medicine Volume 2015, Article ID 473056,

90 whatsonmyfood.org/food.jsp?food=PO (accessed on August 23, 2018)

91 H. N. Englyst et al. "Classification and Measurement of Nutritionally Important Starch Fractions". European Journal of Clinical Nutrition. November 1992 46 (suppl. 2)

92 Diane F. Birt et al. "Resistant Starch: Promise for Improving Human Health". American Society for Nutrition. Adv. Nutr. 4: 587–601, 2013

93 Jiansong Bao et al. "Prediction of Postprandial Glycemia and Insulinemia in Lean, Young, Healthy Adults: Glycemic Load Compared with Carbohydrate Content Alone". Am J Clin Nutr 2011;93:984–96.

94 John C. LaRosa et al. "The Cholesterol Facts". Circulation Vol 81, No 5, May 1990

95 James D. Neaton et al. "A Case of Data Alteration in the Multiple Risk Factor Intervention Trial (MRFIT)". Controlled Clinical Trials 12:731-740 (1991)

96 Letter to the Editor. Further response from Hoenselaar. British Journal of Nutrition (2012), 108, 939–942

97 Dariush Mozaffarian et al. "Effects on Coronary Heart Disease of Increasing Polyunsaturated Fat in Place of Saturated Fat: A Systematic Review and MetaAnalysis of Randomized Controlled Trials". PLOS Medicine. March 2010 Volume 7 Issue 3

98 Ffion Lloyd-Williams et al. "Estimating the Cardiovascular Mortality Burden Attributable to the European Common Agricultural Policy on Dietary Saturated Fats". Bulletin of the World Health Organization 2008;86:535–541.

99 Ronald P. Mensink et al. "Effect of Dietary trans Fatty Acids on High-Density and Low-Density Lipoprotein Cholesterol Levels in Healthy Subjects". N Engl J Med August 16, 1990 323:439-445

100 C. Gómez Candela et al. "Importance of a Balanced Omega 6/omega 3 Ratio for the Maintenance of Health. Nutritional Recommendations". Nutr Hosp. 2011;26(2):323-329

101 A.K. de Freitas et al. "Nutritional Composition of the Meat of Hereford and Braford Steers Finished on Pastures or in a Feedlot in Southern Brazil". Meat Science 96 (2014) 353–360

102 Eric N Ponnampalam et al. "Effect of Feeding Systems on Omega-3 Fatty Acids, Conjugated Linoleic Acid and Trans Fatty Acids in Australian Beef Cuts: Potential Impact on Human Health". Asia Pac J Clin Nutr 2006;15 (1):21-29
103 N. Babio et al. "Association Between Red Meat Consumption and Metabolic Syndrome in a Mediterranean Population At High Cardiovascular Risk: Cross Sectional and 1-year Follow-up Assessment". Nutrition, Metabolism & Cardiovascular Diseases (2010) xx, 1-8
104 An Pan et al. "Red Meat Consumption and Mortality". Arch Intern Med/Vol 172 (No. 7), Apr 9, 2012 555
105 Yiqing Song et al. "A Prospective Study of Red Meat Consumption and Type 2 Diabetes in Middle-Aged and Elderly Women" Diabetes Care, Volume 27, Number 9, September 2004
106 Joanna Kaluza et a. "Processed and Unprocessed Red Meat Consumption and Risk of Heart Failure Prospective Study of Men". Circ Heart Fail. 2014;7:552-557; originally published online June 12, 2014;
107 Martha W. Porter et al. "Effect of Dietary Egg on Serum Cholesterol and Triglyceride of Human Males". The American Journal of Clinical Nutrition 30: April 1977
108 Diane Feskanich et al. "Milk, Dietary Calcium, and Bone Fractures in Women: A 12-Year Prospective Study". American Journal of Public Health June 1997, Vol. 87, No. 6
109 Constance B Hilliard. "High Osteoporosis Risk Among East Africans Linked to Lactase Persistence Genotype". BoneKEy Reports 5, Article number: 803 (2016)
110 G. Ursin et al. "Milk Consumption and Cancer Incidence: a Norwegian Prospective Study". Br. J. Cancer (1990), 61, 454-459
111 Janet W Rich-Edwards et al. "Milk Consumption and the Prepubertal Somatotropic Axis". Nutrition Journal 2007, 6:28
112 Andreas Daxenberger et al. "Increased Milk Levels of Insulin-Like Growth Factor 1 (IGF-1) for the Identification of Bovine Somatotropin (bST) Treated Cows". Analyst, 1998, 123, 2429–2435.

113 Sung-Woo Park et al. “A Milk Protein, Casein, as a Proliferation Promoting Factor in Prostate Cancer Cells”. World J Mens Health 2014 August 32(2)
114 R.B. Elliott et al. “Type I (Insulin-Dependent) Diabetes Mellitus and Cow Milk: Casein Variant Consumption”. Diabetologia (1999) 42: 292-296
115 Suvi M. Virtanen et al. “Cow’s Milk Consumption, HLA-DQB1 Genotype, and Type 1 Diabetes”. Diabetes, Vol. 49, June 2000
116 R. D. Briggs et al. “Myocardial Infarction in Patients Treated with Sippy and Other High-Milk Diets”. Circulation, Volume XXI, April 1960
117 J. C. Annand. “Hypothesis: Heated Milk Protein and Thrombosis”. J. Atheroscler. Res., 7 (1967) 797-801
118 Heinz Valtin. “Drink at least eight glasses of water a day. Really? Is there scientific evidence for 8 x 8?”. Am J Physiol Regul Integr Comp Physiol 283: R993–R1004, 2002
119 Philip R. N. Sutton. "Fluoridation. Errors and Omissions in Experimental Trials". Melbourne University Press, 1959
120 John A Yiamouyiannis. “Water Fluoridation and Tooth Decay: Results from the 1986- I987 National Survey of U.S. Schoolchildren”. Fluoride Volume 23, No. 2
121 Chun Z. Yang et al. “Most Plastic Products Release Estrogenic Chemicals: A Potential Health Problem that Can Be Solved”. Environmental Health Perspectives Volume 119 number 7 July 2011
122 Neal D. Freedman et al. “Association of Coffee Drinking with Total and Cause-Specific Mortality”. N Engl J Med 366;20 May 17, 2012
123 Xiuqin Shi et al. “Acute Caffeine Ingestion Reduces Insulin Sensitivity in Healthy Subjects: a Systematic Review and Meta-Analysis”. Nutrition Journal (2016) 15:103
124 Nirmala Bhoo-Pathy et al. “Coffee and Tea Consumption and Risk of Preand Postmenopausal Breast Cancer in the European Prospective Investigation into Cancer and Nutrition (EPIC) Cohort Study”. Breast Cancer Research (2015) 17:15
125 Arne Svilaas et al. “Intakes of Antioxidants in Coffee, Wine, and Vegetables Are Correlated with Plasma Carotenoids in Humans”. American Society for Nutritional Sciences, 2004

126 S. van Dieren et al. "Coffee and Tea Consumption and Risk of Type 2 Diabetes". Diabetologia (2009) 52:2561–2569
127 J. E. Enstrom. "Colorectal Cancer and Beer Drinking". Br. J. Cancer (1977) 35, 674
128 Stella G Muthuri et al. "Beer and Wine Consumption and Risk of Knee or Hip Osteoarthritis: a Case Control Study". Arthritis Research & Therapy (2015) 17:23
129 Jiansong Bao et al. "Prediction of Postprandial Glycemia and Insulinemia in Lean, Young, Healthy Adults: Glycemic Load Compared with Carbohydrate Content Alone". Am J Clin Nutr 2011;93:984–96
130 Andreas Gerloff et al. "Beer and its Non-Alcoholic Compounds: Role in Pancreatic Exocrine Secretion, Alcoholic Pancreatitis and Pancreatic Carcinoma". Int. J. Environ. Res. Public Health 2010, 7, 1093-1104
131 https://www.greenpeace.org/archive-international/en/press/releases/2007/ anheuser-busch-using-experimen/ (accessed on September 19, 2018)
132 S. Milligan et al. "Oestrogenic Activity of the Hop Phyto-oestrogen, 8-prenylnaringenin". Reproduction (2002) 123, 235–242
133 www.acs.org/content/acs/en/pressroom/newsreleases/2013/april /widelyused-filtering-material-adds-arsenic-to-beers.html (accessed on 9/19, 2018)
134 "Dietary Reference Intakes for Water, Potassium, Sodium, Chloride, and Sulfate". The National Academies Press. 2005. www.nap.edu.
135 Intersalt Cooperative Research Group. "Intersalt: an International Study of Electrolyte Excretion and Blood Pressure. Results for 24 Hour Urinary Sodium and Potassium Excretion". BMJ Volume 297 30 July 1988
136 Feng J He et al. "Effect of Longer Term Modest Salt Reduction on Blood Pressure: Cochrane Systematic Review and Meta-Analysis of Randomised Trials". BMJ 2013; 346 : f1325
137 Jay M. Sullivan et al. "Hemodynamic Effects of Dietary Sodium in Man. A Preliminary Report". Hypertension Vol 2, No 4, July-August 1980

138 Purnendu K. Dasgupta et al. "Iodine Nutrition: Iodine Content of Iodized Salt in the United States". Environ. Sci. Technol. 2008, 42, 1315–1323
139 Ancel Keys Austin F. Henschel. "Vitamin Supplementation of U. S. Army Rations in Relation to Fatigue and the Ability to do Muscular Work." The Journal of Nutrition, Volume 23, Issue 3, 1 March 1942, Pages 259–269
140 David J.A. Jenkins et al. "Supplemental Vitamins and Minerals for CVD Prevention and Treatment." Journal of the American College of Cardiology Vol. 71 , No. 2 2, 2 0 1 8
141 Marta Ebbing et al. "Cancer Incidence and Mortality After Treatment With Folic Acid and Vitamin B12". JAMA, November 18, 2009-Vol 302, No. 19
142 A. Catharine Ross, Christine L. Taylor, Ann L. Yaktine, Heather B. Del Valle. "Dietary Reference Intakes for Calcium and Vitamin D". The National Academies Press, 2011
143 Curtiss D Hunt, LuAnn K Johnson. "Calcium Requirements: New Estimations for Men and Women by Cross-sectional Statistical Analyses of Calcium Balance Data from Metabolic Studies." Am J Clin Nutr 2007;86:1054–63.
144 Rebecca D. Jackson et al. "Calcium plus Vitamin D Supplementation and the Risk of Fractures". N Engl J Med 2006;354:669-83.
145 Constance B Hilliard. "High Osteoporosis Risk Among East Africans Linked to Lactase Persistence Genotype." BoneKEy Reports 5, Article number: 803
146 Tomoo Kondo et al. "Vinegar Intake Reduces Body Weight, Body Fat Mass, and Serum Triglyceride Levels in Obese Japanese Subjects." Biosci. Biotechnol. Biochem., 73 (8), 1837–1843, 2009
147 National Center for Health Statistics. (Accessed on December 3, 2018) https://www.cdc.gov/nchs/fastats/leading-causes-of-death.htm
148 Selçuk Dağdelen, Tomris Erbaş. "Disease of the Sultans: Metabolic Syndrome in Ottoman Dynasty". Hacettepe University, Ankara , Turkey
149 Dan Buettner. "The Blue Zones Solution". National Geographic Society,2015

150 Caldwell B Esselstyn. “A Plant-Based Diet and Coronary Artery Disease: a Mandate for Effective Therapy”. Journal of Geriatric Cardiology (2017) 14
151 Patrick L. Hill, Nicholas A. Turiano. “Purpose in Life as a Predictor of Mortality across Adulthood”. Psychol Sci. 2014 July ; 25(7): 1482–1486
152 Menelaos L. Batrinos. “The length of life and eugeria in classical Greece” Hormones 2008, 7(1):82-83
153 P Burton, HJ Lightowler. “The Impact of Freezing and Toasting on the glycaemic Response of White Bread”. European Journal of Clinical Nutrition (2008) 62, 594–599.